华西医学大系

解读"华西现象"

讲述华西故事

展示华西成果

# 腹膜透析相关并发症及处理

FUMO TOUXI XIANGGUAN BINGFAZHENG JI CHULI

主 编 钟慧

四川科学技术出版社
·成都·

**图书在版编目（CIP）数据**

腹膜透析相关并发症及处理 / 钟慧主编. -- 成都：

四川科学技术出版社, 2021.6

ISBN 978-7-5727-0152-8

Ⅰ.①腹… Ⅱ.①钟… Ⅲ.①腹膜透析－并发症－防

治 Ⅳ.①R459.5

中国版本图书馆CIP数据核字（2021）第110818号

## 腹膜透析相关并发症及处理

主 编 钟 慧

| | |
|---|---|
| 出 品 人 | 程佳月 |
| 责任编辑 | 李蓉君 |
| 助理编辑 | 王星懿 |
| 封面设计 | 经典记忆 |
| 版式设计 | 大 路 |
| 责任出版 | 欧晓春 |
| 出版发行 | 四川科学技术出版社 |
| 地 址 | 四川省成都市青羊区槐树街2号 邮政编码：610031 |
| 成品尺寸 | 156 mm × 236 mm |
| 印 张 | 22 字 数 300 千 |
| 印 刷 | 成都市火炬印务有限公司 |
| 版 次 | 2021年6月第1版 |
| 印 次 | 2021年6月第1次印刷 |
| 定 价 | 68.00元 |

ISBN 978-7-5727-0152-8

## 《华西医学大系》总序

由四川大学华西临床医学院/华西医院（简称"华西"）与新华文轩出版传媒股份有限公司（简称"新华文轩"）共同策划、精心打造的《华西医学大系》陆续与读者见面了，这是双方强强联合，共同助力健康中国战略、推动文化大繁荣的重要举措。

百年华西，历经120多年的历史与沉淀，华西人在每一个历史时期均辛勤耕耘，全力奉献。改革开放以来，华西励精图治、奋进创新，坚守"关怀、服务"的理念，遵循"厚德精业、求实创新"的院训，为践行中国特色卫生与健康发展道路，全心全意为人民健康服务做出了积极努力和应有贡献，华西也由此成为了全国一流、世界知名的医（学）院。如何继续传承百年华西文化，如何最大化发挥华西优质医疗资源辐射作用？这是处在新时代站位的华西需要积极思考和探索的问题。

新华文轩，作为我国首家"A+H"出版传媒企业、中国出版发行业排头兵，一直都以传承弘扬中华文明、引领产业发展为使命，以坚持导向、服务人民为己任。进入新时代后，新华文轩提出了坚持精准出版、精细出版、精品出版的"三精"出版发展思路，全心全意为推动我国文化发展与繁荣做出了积极努力和应有贡献。如何充分发挥新华文轩的出版和渠道优势，不断满足人民日益增长的美好生活需要？这是新华文轩一直以来积极思考和探索的问题。

基于上述思考，四川大学华西临床医学院/华西医院与新华文轩出版传媒股份有限公司于2018年4月18日共同签署了战略合作协议，启动了《华西医学大系》出版项目并将其作为双方战略合作的重要方面和旗舰项目，共同向承担《华西医学大系》出版工作的四川科学技术出版社授予了"华西医学出版中心"铭牌。

人民健康是民族昌盛和国家富强的重要标志，没有全民健康，就没有全面小康，医疗卫生服务直接关系人民身体健康。医学出版是医药卫生事业发展的重要组成部分，不断总结医学经验，向学界、社会推广医学成果，普及医学知识，对我国医疗水平的整体提高、对国民健康素养的整体提升均具有重要的推动作用。华西与新华文轩作为国内有影响力的大型医学健康机构与大型文化传媒企业，深入贯彻落实健康中国战略、文化强国战略，积极开展跨界合作，联合打造《华西医学大系》，展示了双方共同助力健康中国战略的开阔视野、务实精神和坚定信心。

华西之所以能够成就中国医学界的"华西现象"，既在于党政同心、齐抓共管，又在于华西始终注重临床、教学、科研、管理这四个方面协调发展、齐头并进。教学是基础，科研是动力，医疗是中心，管理是保障，四者有机结合，使华西人才辈出，临床医疗水平不断提高，科研水平不断提升，管理方法不断创新，核心竞争力不断增强。

《华西医学大系》将全面系统深入展示华西医院在学术研究、临床诊疗、人才建设、管理创新、科学普及、社会贡献等方面的发展成就；是华西医院长期积累的医学知识产权与保护的重大项目，是华西医院品牌建设、文化建设的重大项目，也是讲好"华西故事"、展示"华西人"风采、弘扬"华西精神"的重大项目。

《华西医学大系》主要包括以下子系列：

①《学术精品系列》：总结华西医（学）院取得的学术成果，学术影响力强；②《临床实用技术系列》：主要介绍临床各方面的适宜技术、新技术等，针对性、指导性强；③《医学科普系列》：聚焦百姓最关心的、最迫切需要的医学科普知识，以百姓喜闻乐见的方式呈现；④《医院管理创新系列》：展示华西医（学）院管理改革创新的系列成果，体现华西"厚德精业、求实创新"的院训，探索华西医院管理创新成果的产权保护，推广华西优秀的管理理念；⑤《精准医疗扶贫系列》：包括华西特色智力扶贫的相关内容，旨在提高贫困地区基层医院的临床诊疗水平；⑥《名医名家系列》：展示华西人的医学成就、贡献和风采，弘扬华西精神；⑦《百年华西系列》：聚焦百年华西历史，书写百年华西故事。

我们将以精益求精的精神和持之以恒的毅力精心打造《华西医学大系》，将华西的医学成果转化为出版成果，向西部、全国乃至海外传播，提升我国医疗资源均衡化水平，造福更多的患者，推动我国全民健康事业向更高的层次迈进。

《华西医学大系》编委会

2018 年 7 月

# 前　言

我国慢性肾脏病患者约占普通人群的10.8%，其中约20%进展到终末期肾病，需接受肾脏替代治疗。腹膜透析用于临床治疗急、慢性肾功能衰竭已有近80年的历史，其操作简单、血流动力学稳定、无须建立血管通路、对残肾功能影响较小，是终末期肾病主要的替代治疗方法之一，但由于我国终末期肾病治疗仍以血液透析为主，部分临床工作者对于腹膜透析及其并发症的认识尚待进一步提高。

本书的作者结合自己长期腹膜透析临床治疗经验，以及国内外文献、指南，总结了腹膜透析相关并发症及护理要点。本书采用一种较新颖的编撰模式，除了对腹膜透析并发症的理论介绍外，还结合了临床上腹膜透析并发症的相关病例，从实例角度让读者能更深刻地体会到临床中针对腹膜透析相关并发症的诊断及治疗要点，希望可以为腹膜透析的临床工作者带来帮助。

承蒙四川大学华西医院肾脏内科付平主任和刁永书护士长的指导与支持，以及参加编撰的各位同事在百忙之中的鼎力合作，使得这本书能顺利出版，在此表示衷心的感谢。囿于编者水平，书中难免存在疏漏和不当之处，恳请读者及专家不吝赐教，使我们可以不断改进完善。

编　者

# 目 录

## 第三部分　**腹膜透析相关并发症护理要点**

# 第一部分

# 腹膜透析感染性并发症

腹膜透析（peritoneal dialysis，PD）感染性并发症主要包括导管出口处和隧道感染、腹膜炎。其中，腹膜炎是腹膜透析中的一种常见的严重并发症，可显著增加腹膜透析患者的住院率和死亡率。近年来，随着腹膜透析置管及相关技术的逐步改进及护理的加强，虽然腹膜炎的发生率已大幅下降，但腹膜炎这一并发症仍是腹膜透析广泛应用和发展的瓶颈所在。

腹膜炎的发生通常是由于宿主防御机制受损，微生物侵入了原本无菌的腹膜。微生物侵入腹膜和宿主防御机制受损往往与透析操作有关。感染源包括导管内来源（或透析交换过程中的污染），导管周围污染（由出口处或导管隧道感染蔓延而来），由肠漏或罕见阴道漏造成的跨内脏微生物迁移，以及远处感染源的血行播散。

腹膜炎严重时会引起腹膜结构和功能的改变，继而影响腹膜的超滤和透析效能，它是导致腹膜透析患者技术失败、退出腹膜透析永久转为血液透析的主要原因，也是导致约16%的腹膜透析患者死亡的直接或主要原因。

第一章
# 出口处和隧道感染

## 一、定义

出口处感染（exit-site infection，ESI）定义为在导管出口处出现脓性分泌物，伴有或不伴有导管出口周围皮肤红斑。ESI是慢性腹膜透析患者发生腹膜炎的重要危险因素。

隧道感染定义为导管隧道周围皮肤出现红斑、水肿、压痛等临床症状，或超声发现导管隧道周围有积液证据。

导管相关感染是出口处感染和隧道感染的统称。隧道感染与出口处感染可单独发生，也可并存。

## 二、流行病学

ESI的发生率在不同中心的报道差异很大。但随着时间的推移，ESI发生率有下降的趋势。2019年一研究报道，成人ESI发生率为0.19 次/患者年（62.6 患者月/次），而儿童患者ESI发生率更高。我国台湾一中心在2007

年到 2016年9年间，ESI发生率为14.9%（50/336），隧道感染发生率为9.8%（33/336）。尽管连续性非卧床腹膜透析（CAPD）患者的手工操作次数较多，CAPD与自动腹膜透析（APD）患者ESI发生率也基本相似。

不同中心的导管相关感染，病原菌谱差别很大。Diepen等人报告的ESI病原菌培养结果显示葡萄球菌最常见，占36%，假单胞菌占13%，链球菌占6%，克雷伯菌占2.2%，念珠菌占9%，其他菌种占22.5%，培养阴性占11.3%。在常规出口处使用聚维酮碘（而不是抗生素软膏）的另一中心，葡萄球菌ESI占比高达75%。来自台湾的一研究报告中，铜绿假单胞菌是ESI和隧道感染最常见病原菌，在ESI中铜绿假单胞菌占40%，其次为金黄色葡萄球菌（20%）、凝固酶阴性葡萄球菌（10%）、大肠埃希菌（6%）、克雷伯菌属（6%）、阴沟肠杆菌（6%）、其他革兰氏阴性菌（6%）、无细菌生长（4%）和链球菌（2%）；在隧道感染中，革兰氏阳性菌占36.4%（其中金黄色葡萄球菌占24.2%，凝固酶阴性葡萄球菌占6%），革兰氏阴性菌占42.4%（其中铜绿假单胞菌占36.4%，克雷伯菌属占3%），余下未检出。我国一单中心报道导管相关感染革兰氏阳性菌占76.74%，以金黄色葡萄球菌最常见。

ESI是发生腹膜炎的危险因素。即使进行了适当的抗生素治疗，ESI后发生腹膜炎的风险也会增加，特别是金黄色葡萄球菌和凝固酶阴性葡萄球菌ESI。研究发现凝固酶阴性葡萄球菌和金黄色葡萄球菌ESI后腹膜炎的发生风险增加75%。在一回顾性单中心研究中发现，有ESI和没有ESI患者的腹膜炎患病率分别为87.6%和50.7%。

早期的一项研究报道，ESI患者30天内腹膜炎的发生率为22.7%，并多为相同病原菌。与基线相比，ESI之后腹膜炎发生风险高6倍。ESI与之后60天内腹膜炎的出现之间有很强的相关性。即使进行了适当治疗，ESI患者在15天内、45天内和60天内患腹膜炎的风险也明显更高。此风险在早期最大，并且随着时间的推移而降低。在15天时的风险比为11.1（95%CI：4.9～25.1），45天时为5.3（95%CI：2.5～11.3），60天时为4.9（95%CI：2.4～9.9）。

### 三、临床表现和诊断

在ESI患者中，最常见的临床表现为出口处有分泌物。ESI中红斑发生率为55.9%，肿胀为67.3%，疼痛为31.8%，结痂为23.2%。脓性分泌物是诊断ESI的明确证据。国际腹膜透析协会（ISPD）和我国《腹膜透析标准操作规程》也采用皮肤征象评分来诊断ESI，评分的临床内容包括肿胀、结痂、红斑的范围，以及疼痛程度和分泌物性质（见表1-1-1）。近来也有前瞻性多中心的研究发现，采用脓性分泌物为诊断金标准时，使用该评分表诊断ESI并没有提供更多信息和明显优势。无脓性分泌物的管周红斑可以是感染的早期迹象，但也可以是单纯的皮肤反应。这种皮肤反应可以是皮肤过敏，也可在新近插入导管后或是在导管受损后出现。无脓性分泌物时，ESI的诊断有时较为困难。有分泌物时，应观察其性质并做分泌物微生物检测。但要注意，如在出口处外观未见异常时，病原菌培养仍然出现阳性，这种阳性结果通常是细菌移生的标志而不一定是感染。

隧道感染临床上往往表现隐匿，典型的临床表现有皮肤红斑、水肿、导管的皮下段有压痛，隧道感染多与ESI并存，很少单独发生。超声检查可见导管隧道周围有积液。在以下情况时，建议使用超声检查评估导管隧道：有可疑的隧道感染，如隧道周围皮肤肿胀；ESI，特别是由金黄色葡萄球菌或铜绿假单胞菌导致的感染；抗生素治疗后对隧道感染的随访；复发性腹膜炎。

CT也有助于诊断，隧道感染时Tenckhoff导管周围软组织的衰减明显。CT可能较超声更加敏感，小样本研究发现所有隧道感染患者CT均显示导管周围软组织衰减增加，而超声检查仅在形成脓肿的情况下才发现低回声区域。但因CT成本高，不作常规推荐。

病原菌培养和药敏监测对于确定抗生素治疗很重要。病原微生物检查包括涂片镜检、需氧菌和厌氧菌培养。出口处分泌物的革兰氏染色检查和微生物培养结果能够指导初始治疗。

ESI通常是由皮肤菌群引起的。许多病原体都可以导致ESI和隧道感染。常见的导管相关感染的病原体是金黄色葡萄球菌和铜绿假单胞菌，正常存在于皮肤的其他微生物（如棒状杆菌、类白喉菌、厌氧菌、链球菌、非结核分枝杆菌、军团菌、真菌等）也都可以引起感染。金黄色葡萄球菌和铜绿假单胞菌ESI常伴发隧道感染，而且常常复发，并进一步导致腹膜炎。针对这些病原体，需要更积极地治疗和监测。

表 1-1-1　出口处评分标准

| 症状 | 0分 | 1分 | 2分 |
| --- | --- | --- | --- |
| 肿胀 | 无 | 仅限于出口，<0.5 cm | >0.5 cm和/或累及隧道 |
| 结痂 | 无 | <0.5 cm | >0.5 cm |
| 发红 | 无 | <0.5 cm | >0.5 cm |
| 疼痛 | 无 | 轻微 | 严重 |
| 分泌物 | 无 | 浆液性 | 脓性 |

评分标准：总分≥4分表示存在ESI；<4分为可疑感染。只要出现脓性分泌物即可确诊ESI。

## 四、治疗

一旦发生感染可即刻开始经验性抗生素治疗。必要时也可以等待出口处病原菌培养的结果出来指导抗生素的选择。没有脓性分泌物但有皮肤红斑时，常需要通过临床判断来决定是否开始治疗或密切随访。怀疑感染时，建议加强对出口处进行清洁和护理，并局部加用抗菌药，如莫匹罗星或庆大霉素霜剂或软膏。出口处有肉芽组织生长但没有感染的临床表现时，不需要抗生素治疗。

对导管相关感染，一般推荐口服抗生素，已经证实口服抗生素与腹腔内应用抗生素治疗同样有效。但对抗甲氧西林金黄色葡萄球菌（MRSA）感染推荐静脉用药。在感染较轻或感染早期，如无脓性分泌物、触痛、水肿，加强局部护理或局部应用抗生素霜剂可能就足够了。

经验治疗应该覆盖金黄色葡萄球菌。如果患者有铜绿假单胞菌ESI的病史，经验治疗应该参考既往病史选用覆盖铜绿假单胞菌的抗生素。

对革兰氏阳性菌感染应口服抗青霉素酶的广谱青霉素（如阿莫西林或双氯西林）、第一代或第二代头孢菌素（如头孢克洛）。建议避免常规使用万古霉素，以防止由此出现抗药菌株。在使用时，大多数药物的剂量需要调整。ISPD指南推荐的常用口服抗生素剂量见表1-1-2。

表1-1-2　ESI和隧道感染使用的口服抗生素

| 药物名称 | 剂量 |
| --- | --- |
| 阿莫西林 | 250~500 mg b.i.d |
| 阿莫西林/克拉维酸钾 | 875 mg/125 mg b.i.d |
| 环丙沙星 | 250 mg b.i.d或者500 mg q.d |
| 莫西沙星 | 400 mg q.d |
| 氧氟沙星 | 第一天400 mg，然后200 mg q.d |
| 左氧氟沙星 | 300 mg q.d |
| 克拉霉素 | 首剂500 mg，然后250 mg q.d |
| 双氯西林 | 500 mg q.i.d |
| 红霉素 | 250 mg q.i.d |
| 利奈唑胺 | 300~450 mg b.i.d |
| 氟康唑 | 200 mg q.d 2天，然后50~100 mg q.d |
| 氟胞嘧啶 | 0.5~1 g/d，根据血清谷浓度水平（25~50 μg/ml）调整 |
| 异烟肼 | 200~300 mg q.d |
| 甲硝唑 | 400 mg t.i.d |
| 吡嗪酰胺 | 25~35 mg/kg t.i.w |
| 利福平 | <50 kg，450 mg q.d；>50 kg，600 mg q.d |
| SMZ | 80/400 mg q.d~160/800 mg b.i.d |

注：b.i.d，每日2次；q.d，每日1次；t.i.d，每日3次；q.i.d，每日4次；t.i.w，每周3次；SMZ，甲氧苄啶/磺胺甲基异噁唑。

在MRSA感染时需使用万古霉素或利奈唑胺。近年来，由于出口处莫匹罗星和抗生素广泛使用，MRSA导管相关感染发生率增高。ISPD指南指出，在社区获得性MRSA和其他微生物感染时，克林霉素、多亚环素、米诺环素可能有效，可成为其替代方案。这些药物的优点是在终末期肾脏病时无须调整剂量。对严重的金黄色葡萄球菌ESI或疗效缓慢的感染者，可以加用利福平450~600 mg，每日一次，但是不能单独使用利福平。在使用利福平时，应该注意药物间的相互作用。利福平作为CYP450的诱导剂可使药酶活性增强，使其本身或其他药物代谢加快，多数情况下，CYP450的诱导会使药物的血药浓度降低，如降低华法林、他汀类及抗惊厥药等的水平。利奈唑胺也可用于MRSA的口服方案治疗。利奈唑胺是一种噁唑烷酮类合成抗菌药，其机理是与细菌 50S 亚基上核糖体 RNA 的 23S 位点结合，阻止形成70S 始动复合物，从而抑制细菌蛋白质的合成。除MRSA外，利奈唑胺对耐万古霉素的粪肠球菌和屎肠球菌仍有效。利奈唑胺的优点是透析患者无须调整剂量，且因分子量小，组织浓度高，可以口服。但是应注意其导致的骨髓抑制作用，常表现为血小板计数下降，尤其是当血小板低于 $5 \times 10^9/L$ 时应停用。利奈唑胺可抑制单胺氧化酶的活性，该酶分解5-羟色胺，当与5-羟色胺同时使用时，可出现5-羟色胺综合征，表现为坐立不安、多动、记忆障碍、精神改变、肌肉抽搐、协调障碍、出汗过多、发抖或摇头、腹泻、发热等。

对铜绿假单胞菌导致的出口处感染治疗较为困难，通常需要联合应用两种不同机制的抗生素并延长治疗时间。首选口服氟喹诺酮类药物，但不主张单独使用，因为这类药物易迅速导致耐药。应用喹诺酮类药物应注意，多数喹诺酮类药物需要减量使用，否则由于其可蓄积中毒而发生抗生素脑病。如同时使用司维拉姆，多价阳离子（如钙、口服铁剂、锌制剂、硫糖铝、镁—铝抑酸剂）或牛奶，可能因发生螯合作用从而减少喹诺酮类药物的吸收。因此，应用喹诺酮类药物时至少要与上述药物或食物间隔两小时（先用喹诺酮类）。喹诺酮类药物的一种少见副作用是跟腱炎，这在老年人或糖尿病患者中时有报道。如果感染恢复慢，或发生复发性假单胞菌ESI，应加用（但不限于）一种抗假单胞菌的药物，如可以腹腔内应用氨基糖苷类、头孢他啶、头孢吡肟、哌拉西林、亚胺培南、美罗培南等。值得注意的是，虽然喹诺酮类药物是治疗铜绿假单胞菌感染的首选药物，但莫西沙星几乎没有抗假单胞菌活性；在氨基糖苷类中，妥布霉素和阿米卡星的抗假单胞菌活性高于庆大霉素。

抗生素治疗必须持续到出口处表现完全正常。疗程至少需要两周，铜绿假单胞菌导致的ESI需要至少3周。对任何隧道感染，都应使用有效抗生素至少3周。

如果应用适当的抗生素超过3周仍不能控制感染（难治性导管相关感染），则建议在抗生素治疗下拔管。在抗生素治疗下更换腹膜透析管也是一种选择，如果涤纶套（cuff）未被感染侵及，可以对隧道进行修改（改道）。但是改道可能导致导管相关感染复发，以及腹膜炎发生风险增加。一旦发生腹膜炎，必须拔管。

在使用抗生素治疗期间，推荐预防使用抗真菌药物，有较多研究报道预防使用抗真菌药物可降低真菌性腹膜炎风险。推荐口服制霉菌素50万U，每日3~4次。也有研究报道口服氟康唑预防有效。

如果金黄色葡萄球菌或假单胞菌ESI扩散至腹膜炎，则需要拔出腹膜透析导管。对出口处感染和腹膜炎为同一种菌引起者，如为凝固酶阴性葡萄球菌，因其较易被控制，可以尝试继续治疗。但对其他病菌通常需要拔管。及时拔管可避免患者处于迁延的腹膜炎或复发性腹膜炎之中。对难治性ESI，应考虑拔管，拔出以后再考虑置入透析导管，并建立新的出口。拔管后重新置管的时机，推荐为腹膜炎症状完全缓解至少2周后。在导管相关感染情况下，也有观察性研究报道可在抗生素的覆盖下，拔管同时再置管，并建立新出口，也能根除感染。对感染累及外cuff者，可以考虑进行cuff的刮除而不置换导管。但也有报道称，刮除cuff操作时易伤及导管，应小心操作或不作常规推荐。

以下情况应考虑拔管：与腹膜炎同时发生的导管相关感染、导管相关感染进展至腹膜炎以及顽固性或难治性导管相关感染。

### 五、监测

为了明确治疗反应和防止复发，必须对患者进行密切的随访。治疗期间应常规检查导管周围和出口处皮肤的分泌物、红斑、水肿、硬节等变化。使用手机拍摄记录可动态观察病灶变化。通过隧道超声检查评估隧道的感染范围和治疗反应，可有助于决定是否继续抗生素治疗、隧道的修改、更换腹膜透析管或拔管。在抗生素治疗后1~2周应重复进行伤口拭子的细菌培养，以评估风险。

### 六、预后

国内研究报道，导管相关感染的总治愈率为85.37%。金黄色葡萄球菌和铜绿假单胞菌导致的感染预后较差，尤其是铜绿假单胞菌引起的ESI预后更差，拔管率高。

如果经过合适抗生素治疗一个疗程后，在外cuff周围有超过1 mm厚的超声液性暗区且感染蔓延到内cuff，提示临床预后不良。

### 七、总结

导管相关感染是腹膜透析严重的并发症之一，应尽早处置。金黄色葡萄球菌和铜绿假单胞菌是引起ESI和隧道感染最常见的致病菌，预后差，易复发，拔管率高，需积极治疗。发现感染和有可疑诊断时，应加强局部护理和局部使用抗生素乳膏，同时进行分泌物培养。一旦诊断应立即开始治疗，应在加强局部护理的同时，参考药敏结果，首选口服抗生素治疗。难治性ESI或隧道感染应拔除导管。

### 八、指南要点

2017年ISPD发布了导管相关感染建议更新版（ISPD Catheter-Related

Infection Recommendations：2017 Update），在此附上关于导管相关感染处理的部分要点。

1. 建议在ESI期间应每天至少进行一次出口的清洗。

2. 在经验性口服抗生素治疗ESI时，使用能够覆盖金黄色葡萄球菌的适当抗生素，如抗青霉素酶的青霉素类，或第一代头孢菌素，除非患者之前曾有过MRSA或假单胞菌属感染或定植史（这种情况应该分别使用糖肽类抗生素或克林霉素，或者适当的抗假单胞菌药物）。

3. 对ESI，除了假单胞菌引起的感染之外，都应使用有效抗生素至少2周。对假单胞菌引起的ESI和任何隧道感染，都应使用有效抗生素至少3周。

4. 对于难治性ESI或隧道感染但无腹膜炎患者，可以在抗生素治疗下拔管，同时重新置管，并选择新的出口位置。难治的定义是有效抗生素治疗 3 周无反应。

5. ESI同时伴随或进展至腹膜炎，应予拔管。

6. ESI或隧道感染伴发腹膜炎而行拔管的患者，重新置管应在拔管和腹膜炎症状完全缓解至少2周以后。

（钟　慧）

第二章
# 腹膜透析相关腹膜炎

## 一、定义

腹膜透析相关腹膜炎（以下简称"腹膜炎"）是指PD患者在腹膜透析治疗过程中由于污染、肠源性感染、导管感染蔓延及医源性操作等原因导致的致病菌侵入腹腔造成的腹腔内急性感染性炎症。

腹膜炎是腹膜透析患者最常见的并发症，也是最严重的并发症之一，是导致腹膜透析患者转为永久性血液透析的主要原因。约有20%腹膜炎直接导致腹膜透析技术失败，2%~6%腹膜炎导致患者死亡。严重和/或持续性腹膜炎也可能引起腹膜功能衰竭和腹膜硬化。

## 二、流行病学

2016年ISPD指南建议腹膜透析中心应每年监测一次中心的腹膜炎发生率。监测指标包括中心的腹膜炎发生率、特殊菌腹膜炎发生率、无腹膜炎患者的百分比等。

### （一）腹膜炎发生率

腹膜炎发生率的常用计算方法有以下几种：

年发生次数：一段时间内感染的次数除以有感染风险的透析时间（以年为单位），即每年发生感染的次数，表达为 ×次/患者年（episode per patient-year）。2016年ISPD建议各中心统一使用×次/患者年。

月次发生率：用有感染风险的腹膜透析的月数除以腹膜炎发生的次数，用两次腹膜炎事件之间的间隔月来表示，即表达为 ×患者月/次（number of patient-month per episode）。

无腹膜炎生存率：计算一段时间内未发生腹膜炎患者的百分率。

发生率中位数：先计算每个患者的腹膜炎发生率，再得到这些发生率的中位数。

复发性腹膜炎（定义见后）只计算为一次事件。文献建议各中心以患者每年发生次数为腹膜炎发生率的标准报告，2016年ISPD推荐腹膜炎发生率不超过0.5次/患者年，相当于24个月一次。

### （二）中心发生率

随着技术进步和临床实践的改善，腹膜炎发生率在全球范围内呈下降趋势。2011年ISPD关于腹膜透析相关性感染的预防声明中建议，腹膜炎的发生率控制在0.36次/患者年，并且应努力控制在0.06～0.24次/患者年。

不同中心和国家报道的腹膜炎发生率有很大的差异，报告发生率范围为0.06～1.66次/患者年。即使在同一个国家，不同腹膜透析单位的腹膜炎发生率也有很大差异。根据大型研究，1998～2004年美国和加拿大的腹膜炎发病率分别为 0.37次/患者年和0.43次/患者年。2020年Perl等分析7个国家的209个机构在2014～2017年的数据后发现，在美国、加拿大和日本，腹膜炎平均发生率为0.26～0.29次/患者年，在澳大利亚/新西兰、英国和泰国为0.35～0.40次/患者年。近年文献报道我国华北地区为0.27次/患者年，第1

年、第2年和第3年累积无腹膜炎生存率分别为75%、61%和49%；南方一大型三甲医院腹膜炎发生率为60患者月/次（即0.20次/患者年），第1年、第2年和第3年无腹膜炎生存率分别为86.2%、78.1%和71.4%。

总的来说，腹膜炎的发生率随着时间的推移而下降。如韩国一腹膜透析中心的回顾性观察性队列研究报告腹膜炎发生率从1993年的0.57次/患者年下降到2005年的0.29次/患者年。其他地区如巴西、葡萄牙以及我国（台湾和广州）的单中心研究也报告了类似的结果。然而，腹膜炎发生率改善的主要原因是革兰氏阳性菌腹膜炎发生率下降，而革兰氏阴性菌腹膜炎的发生率较为恒定。研究者认为腹膜炎发生率的改善归因于腹膜透析连接系统的改进（如双袋连接系统的引入），使连接过程中皮肤微生物污染风险减少。

（三）常见病原菌发病率

不同中心的各致病菌发病率并不相同，并随时间发生变迁。大多数中心报道在各致病菌中，革兰氏阳性菌是最主要的致病菌。如在加拿大的20个机构中917名腹膜透析患者在2014～2017年间的革兰氏阳性菌腹膜炎发病率（构成比）为0.13次/患者年（45%），其中凝固酶阴性葡萄球菌和金黄色葡萄球菌分别为0.045次/患者年（16%）和0.034次/患者年（12%）；革兰氏阴性菌、多重细菌和酵母菌腹膜炎分别为0.05次/患者年（16%）、0.03次/患者年（9%）和0.01次/患者年（2%）；培养阴性腹膜炎为0.04次/患者年（16%）。国内腹膜炎的病原菌也以革兰氏阳性菌为主，一文献报道革兰氏阳性菌占32%～52.8%，革兰氏阴性菌占17.4%～22.7%，真菌占2.8%～5.8%。

## 三、发病机制

### （一）宿主的防御机制

在腹膜透析患者中，透析交换干扰了腹膜内受严格调控的组织内稳态和免疫细胞群的数量和组成，且非生物相容性特性的透析液（如低pH值、高葡萄糖浓度和高渗透性）对单核吞噬细胞和间皮细胞的活力有较强的抑制作用，导致宿主腹膜局部抗感染的防御能力不足。

单核吞噬细胞（包括巨噬细胞和树突状细胞）在宿主对病原体的反应和适应性免疫反应的发展中起着核心作用。巨噬细胞是宿主防御的第一屏障，在正常情况下，PD透出液中的细胞总数约为850万个/交换，其中90%为活细胞。约50%细胞有腹膜巨噬细胞的特征，并表现出与血液中性粒细胞相同的细菌吞噬活性。但其低浓度太低，仅约10个/毫升，而对金黄色葡萄球菌的有效吞噬需要5万个/毫升。吞噬细胞的防御过程，包括趋化作用和调理作用。调理作用是指抗体和补体与抗原结合形成复合物，通过Fc段、C3b与吞噬细胞表面的Fc受体、C3b受体结合，促进细菌附着到吞噬细胞表面，有利于吞噬细胞对细菌的吞噬和清除。两个最重要的调理素分别是IgG（主要针对革兰氏阳性菌）和C3（主要针对革兰氏阴性菌）。完整的吞噬过程也涉及细胞因子如白细胞介素-1和白细胞介素-2，最终共同途径有γ-干扰素参与。调理活性缺乏与腹膜炎的发病率有显著的相关性。γ-干扰素可以增强腹腔巨噬细胞的抗菌活性。一研究发现腹膜炎发生率高的患者表现出缺乏IgG-Fc受体，且巨噬细胞氧化代谢和杀伤能力降低，这一特征通过体外γ-干扰素共培养而逆转。在腹膜炎患者腹腔内注射γ-干扰素48小时后，腹膜透析透出液中具有抗感染作用的白细胞介素-6、白细胞介素-8、γ-干扰素水平有增加。另一研究发现，给予腹膜炎发生率高的患者IgG每周三次，腹膜炎显著减少，并与PD透出液中γ-干扰素水平的增加有关。

发生腹膜炎时，血单核细胞迅速被招募到腹腔，这可能取决于炎症腹膜产生的趋化因子（如C-C基序趋化因子配体2/单核细胞趋化蛋白-1）的趋化梯度。单核细胞/巨噬细胞在细菌根除效应中起关键作用。浸润的单核细胞将分化为巨噬细胞和/或树突状细胞，这些单核细胞来源的巨噬细胞在到达炎症局部时，可能经历了一个成熟过程（表现为CD206、CD163和HLA-DR的表达增加），最终在局部发挥吞噬和凋亡、清除细胞、呈递抗原和刺激T细胞等效应作用。腹膜炎时产生的炎症介质，如肿瘤坏死因子-α、白细胞介素-1b、白细胞介素-6可能与严重的组织炎症和不良后果有关。

## （二）致病菌入侵途径

### 1.接触污染

大多数病例是患者或其助手不小心污染了导管或其连接导致了接触污染。腹膜透析导管是绝大多数腹膜炎的感染源。导管为病原体提供了进入正常无菌腹腔的入口。最常见的致病菌是凝固酶阴性葡萄球菌（如表皮葡萄球菌），其次是金黄色葡萄球菌，它们通常定植于人类皮肤，多数文献报道葡萄球菌导致的腹膜炎占所有病原菌的50%或以上。

### 2.出口处和隧道感染

出口处和隧道感染也可能进一步导致腹膜炎。病原菌可沿导管或隧道进入腹腔。理论上，单cuff的导管比双cuff的导管更容易因出口处或隧道感染发生腹膜炎。1997年美国和加拿大透析登记系统数据显示双cuff因出口处感染的拔管率低于单cuff，且金黄色葡萄球菌腹膜炎发生率较低。但1997年的另一小型的随机对照试验（RCT）研究结果为阴性。

### 3.腹部疾病

腹部本身的感染可能是致病菌的来源。憩室炎、阑尾炎、胆囊炎或内脏穿孔可能是腹膜炎的病因。在有腹腔感染源的病例中，致病菌通常是革兰氏阴性肠道细菌、链球菌和厌氧菌。

### 4.肠道菌群移生

腹腔内手术、结肠镜检查、宫腔镜检查、侵入性妇科检查、反复便秘、腹泻或结肠炎发作可使肠道菌群转移到腹腔，进一步导致腹膜炎。

### 5.菌血症

菌血症也可能导致腹膜炎。发生脓毒血症时，血中的致病菌可通过血液定植腹膜导致腹膜炎。牙科手术引起的菌血症也被列为腹膜炎的不常见的原因之一。

致病菌进入腹腔后快速繁殖，透析液为致病菌提供了较好的生长环境。腹腔不仅温暖避光，且含有葡萄糖等营养物质。另外，在正常的腹腔中很少有宿主防御细胞，只有少量的腹膜巨噬细胞，很少有免疫球蛋白或补体等宿主防御蛋白。因此致病菌可以无阻碍地快速繁殖。数小时内，细菌产物、革兰氏阳性菌的细胞壁成分和革兰氏阴性菌的内毒素会引起炎症反应。多形核白细胞（PMN）和活化的巨噬细胞进入腹膜并引起炎症，表现为腹痛、发热、外周血白细胞增多和透析液细胞增多而导致透出液浑浊。

## 四、临床表现和诊断

### （一）临床表现

典型的腹膜炎临床表现为透出液浑浊和腹痛。部分患者有发热、腹泻、恶心呕吐、食欲下降等症状。严重时可以出现明显脓毒血症表现。发生腹膜炎时超滤常常减少，可能因此出现水肿和心力衰竭。超滤减少有可能是腹膜炎的首发症状。由于发生腹膜炎时食欲下降，且有更多纤维蛋白经透出液丢失，营养不良较为常见。同时腹膜功能下降，透析不充分，炎症时促红细胞生成素低反应，贫血也常有加重。

#### 1.透出液浑浊

透出液浑浊几乎代表感染性腹膜炎。腹膜炎时产生的大量炎症细胞（如PMN）和纤维蛋白导致透出液浑浊。浑浊的程度常与炎症反应的程度有关。有少数感染患者发生腹膜炎时因透出液浑浊程度不明显而易被忽略。每次交换时都应仔细观察透出液是否清亮透明。发生腹膜炎时大多数患者的透出液会出现浑浊，但并非所有浑浊都归因于感染，当出现浑浊尤其不伴腹痛时，需要注意鉴别诊断。透出液浑浊有以下原因：

#### 1）感染因素

腹膜感染是最常见原因。在大多数情况下，通过常规透出液培养，浑浊透出液可以很容易地确诊。但是，也有一定数量的患者出现培养阴性的浑浊透出液。为进一步诊断，需要做厌氧菌培养和非典型致病菌如分枝杆菌的特殊培养。

2）非感染因素

在排除了常规感染和非典型感染病因后，仍然有多种不同的无菌原因可导致透出液浑浊，在诊断时应注意鉴别（见表1-2-1）。

表1-2-1　透出液浑浊的常见原因

| 分类 | 临床原因 |
| --- | --- |
| 感染原因 | 细菌性腹膜炎 |
|  | 真菌性腹膜炎 |
|  | 非典型致病菌腹膜炎（如结核性腹膜炎） |
| 非感染原因 | 化学性腹膜炎 |
|  | 钙通道阻滞剂 |
|  | 透出液嗜酸性粒细胞增多 |
|  | 腹腔出血 |
|  | 恶性肿瘤 |
|  | 乳糜透析液 |

非感染原因的透出液浑浊可能是由于透析液中细胞或非细胞成分病理性增加所致（见表1-2-2）。导致透出液浑浊的细胞可能是PMN、嗜酸性粒细胞、单核细胞、红细胞或恶性肿瘤细胞。引起透析液无菌性中性粒细胞增多的原因据文献报道有内脏炎症、透出液被内毒素污染和药物引起的化学性腹膜炎。

表1-2-2　透出液浑浊的非感染原因（按透出液成分分类）

| 透出液成分 | 原因 |
| --- | --- |
| 细胞数量增加 | |
| 中性粒细胞 | 腹腔脏器炎症（如胆囊炎、阑尾炎、消化性溃疡） |
|  | 肠缺血或梗阻、疝嵌顿 |
|  | 腹腔附近脏器炎症（如胰腺炎、脓肿等）、脾梗死、肾细胞癌 |
|  | 内毒素污染的透析液 |
|  | 药物或药物杂质相关 |
| 嗜酸性粒细胞 | 对透析系统成分的过敏反应 |
|  | 药物相关（如万古霉素、链霉素等） |
|  | 腹腔内空气导致的腹膜刺激 |
|  | 血液导致的腹膜刺激 |

续表

| 透出液成分 | 原因 |
| --- | --- |
| 单核细胞 | 艾考糊精透析液 |
| | 胃肠炎 |
| | 肾移植排斥反应 |
| 红细胞 | 月经逆行 |
| | 排卵期 |
| | 卵巢囊肿或肝囊肿破裂 |
| | 腹膜粘连形成 |
| | 高渗透析液 |
| | 剧烈运动 |
| | 导管相关创伤 |
| 恶性细胞 | 淋巴瘤 |
| | 肿瘤腹膜转移 |
| 非细胞数量增加 | |
| 甘油三酯 | 急性胰腺炎 |
| | 淋巴瘤 |
| | 药物相关（如二氢吡啶类钙通道阻滞剂） |
| | 导管相关创伤 |
| | 上腔静脉综合征 |
| 纤维蛋白 | 腹膜透析初期 |

（1）细胞成分增加

①PMN。内脏炎症或其他疾病如胆囊炎、疝伴小肠嵌顿、肠缺血或阑尾炎的临床表现与感染性腹膜炎非常相似，可能无法区分。对浑浊透出液的分析显示，来自炎症内脏的PMN可能进入透析液。诊断时需根据相应的临床表现（如伴随的局限性腹痛）并结合影像学检查等综合判断。也有文献报道，既往腹腔内感染形成的无菌性腹腔内脓肿的破裂，也可导致培养阴性的浑浊透出液。

腹膜邻近脏器炎症也可能导致透出液浑浊。在急性胰腺炎中，胰腺与腹腔之间是一层非常薄的腹膜和疏松结缔组织，炎症反应可能从胰腺扩散到邻近的腹膜，导致PMN大量涌入透析液，并由此产生透出液浑浊。肾脏炎症或脾梗死也可能导致无菌浑浊透出液；脾梗死患者透出液中除中性粒细胞外，还可能出现红细胞。也有报道腹壁脓肿患者出现发热、明显腹部压痛和无菌浑浊透出液，与感染性腹膜炎表现极其相似。

使用的透析液内毒素水平超标或灭菌前细菌培养超过1 CFU/ml 可导致患者透出液浑浊。由于透析液的内毒素污染，1977年加拿大两家医院发生了48例次中性粒细胞性增多的无菌性腹膜炎的流行。1998年美国宾夕法尼亚州再次发生了类似的情况。加强了对透析液的无菌要求后，两地均没有出现新增病例。

腹腔内给入某些药物后可导致PMN增多的无菌性腹膜炎。早期文献报道的药物有两性霉素B、万古霉素等，但是更多研究发现这是药物特定剂型中的杂质所致。这种情况的腹膜炎导致PMN大量涌入透出液，细胞计数可高达13 000/mm$^3$。

②嗜酸性粒细胞。1967年报道了第一例透析液嗜酸性粒细胞增多症。透析液嗜酸性粒细胞增多被认为是对PD系统（包括透析液、透析液袋、连接管和/或Tenckhoff导管）中的某些成分如杀菌剂或增塑剂的过敏反应。有人认为继发于嗜酸性粒细胞增多的透出液浑浊并不少见，可高达40%。这种情况常在PD早期开始出现，偶尔伴有外周嗜酸性粒细胞增多，通常在6个月内消退。有人认为早期透析液嗜酸性粒细胞增多，也可能是由于腹膜透析导管放置时引入腹腔内的空气所致。为验证这一假设，研究者在5例PD患者的腹腔注射100~500 ml无菌空气。结果发现，在24小时内的确出现了与嗜酸性粒细胞计数相关的透出液浑浊，透出液中有核细胞计数高峰时为23~335/mm$^3$（平均140/mm$^3$），并持续4天至7周。其中3名患者以嗜酸性粒细胞为主（63%），另外2名以单核细胞为主（80%）。

腹腔注射万古霉素或溶栓剂链激酶后可出现透析液嗜酸性粒细胞升高和透出液浑浊的化学性腹膜炎。其他药物（如庆大霉素、头孢噻吩、头孢唑林、氯霉素和两性霉素）也被认为可能与透析液嗜酸性粒细胞升高有关。另外，少量血液可引起嗜酸性细胞增多的腹膜反应。据此推测，月经逆行会引起透析液嗜酸性粒细胞增多和透析液浑浊度增加。

③单核细胞。在制造过程中因脂环酸芽孢杆菌肽聚糖（alicyclobacillus peptidoglycan）污染了的艾考糊精透析液可导致以单核细胞增多为主的无菌性腹膜炎。病毒性胃肠炎的腹泻患者出现的浑浊透出液可以单核细胞为主，但不能排除这可能是致病菌的跨肠壁迁移而致。有作者发现一例同种异体肾移植的急性排斥反应中，患者出现腹痛和单核细胞占优势的无菌浑浊透出液，移植肾切除后上述症状均消失。

④红细胞。腹腔出血也可能导致透出液浑浊。红细胞来自腹膜、腹腔内器官（被内脏腹膜完全包裹的器官）或者腹膜外结构如子宫（月经）或卵巢（排卵）。轻度血性透出液以及与出血相关的乳白色透出液最常见于女性的卵巢囊肿破裂、月经和排卵。血性透出液的其他原因包括导管引起的创伤、剧烈运动、高渗液交换和腹膜粘连的形成。脾裂伤、肝破裂、多囊肾、肝囊肿破裂、肠系膜血管受损、腹膜外血肿渗漏、胰腺炎、肿瘤侵蚀血管等均可导致不同程度的血性透出液。

⑤恶性肿瘤细胞。浑浊透出液也可能是因为恶性肿瘤细胞的存在。透出液的细胞学表现为有核细胞形态单一，体积大，细胞核明显圆形，核仁明显。已报道的肿瘤包括非霍奇金淋巴瘤、子宫内膜癌腹膜转移等。

（2）非细胞成分增加

非细胞原因造成培养阴性透出液浑浊的原因包括纤维蛋白和甘油三酯。

①纤维蛋白。纤维蛋白常见于正常透出液中，尤其是刚开始腹膜透析时。感染性腹膜炎患者的透出液中纤维蛋白增加更加明显。常表现为透出液不均匀浑浊，当透析液袋放置一段时间后，可出现纤维蛋白的细丝、聚集而成的白色絮状物或凝块。

②甘油三酯。富含甘油三酯和乳糜微粒的透出液通常呈白色。摄入食物中的脂肪含量常与乳白色透出液的色泽有关。乳糜透出液最常见的原因是继发于恶性肿瘤，特别是淋巴瘤导致的淋巴阻塞。急性胰腺炎也可能引

起乳糜透出液，肿胀的胰腺可能直接压迫淋巴管而阻碍淋巴管。上腔静脉综合征可能影响淋巴回流导致乳糜透出液。Tenckhoff导管插入和/或导管移动对淋巴管造成的反复轻微损伤可能导致淋巴漏入腹腔而增加透出液浑浊度。

在使用某些二氢吡啶的钙通道阻滞剂的患者中，由于甘油三酯含量升高导致透出液浑浊也有报道。被报道的药物有马尼地平、贝尼地平、尼索地平、硝苯地平、乐卡地平等。这些药物提高透出液甘油三酯含量的机制尚不清楚。

培养阴性的浑浊透出液源于多种病因。有些病因是良性的，并会自动消失，如与排卵相关的出血或在PD后纤维蛋白增加，有些如腹腔邻近内脏炎症或恶性肿瘤，则需要及时识别和治疗干预。

2.腹痛

腹膜炎的腹痛程度不一。一些患者出现浑浊透出液时，没有或仅有轻微的腹痛，而有些腹痛剧烈难忍，需要使用止痛剂。腹痛程度常与炎症程度有关，也可能与致病菌种类有关。如金黄色葡萄球菌或真菌感染时腹痛常常非常剧烈，甚至有的患者因放入和放出透析液时会加剧腹痛而拒绝透析。

3.体格检查

典型异常体征表现为全腹压痛、肌紧张伴反跳痛。如果疼痛位置局限，应考虑存在其他外科情况。查体时还应仔细检查导管出口处和隧道情况。如有出口处分泌物，应该采集标本进行培养。

4.实验室检查

1）透出液检查

及时将透出液（停留腹腔2小时以上）送检非常重要。没有日间换药的自动腹膜透析（APD）患者白天出现腹痛，可能不能放出透出液。在这种情况下，应注入1 L透析液，停留1~2小时，然后放出以进行实验室检查。对于某些存在可疑感的病例，或者那些透出液清亮但是有全身或腹部症状的患者，应该做第二次透析液交换并留腹至少2小时，再进行送检。

（1）透出液常规检查

透出液白细胞（WBC）＞100/μL，PMN百分比＞50%高度提示腹膜炎。透出液中的白细胞计数（WBC）与透析液停留腹腔时间的长短有关。在不得已行短时留腹时，WBC分类可能比WBC计数更有用。对于接受快速交换治疗的APD患者，临床医生应使用PMN百分比而不是WBC来诊断腹膜炎，即使WBC低于100/μL，PMN高于50%也是腹膜炎的重要证据。

（2）透出液微生物检查

对于腹膜炎的治疗，及时给出病原学诊断意义重大。ISPD指南建议同时做透出液微生物培养和涂片染色。微生物鉴定和药敏谱有助于指导抗生素的选择，微生物的类型通常提示感染的可能来源。

微生物培养标本应该在6小时内送达实验室。如果不能马上将标本送到实验室，接种的血培养瓶应该放置于37℃中进行孵育。透出液致病菌培养首选血培养瓶。取5~10 ml透出液注射到需氧和厌氧培养瓶中，这种方法具有较高的灵敏度，培养阴性率通常为10%~20%。

另外一种培养方法是将50 ml透出液的沉淀物进行培养。具体方法：将50 ml透出液离心15分钟，在离心后的沉淀物中加入3~5 ml无菌生理盐水使之再悬浮，然后将其分别接种到固体培养基和标准的血培养基中，这可增加5~10倍产出。有研究显示这种方法的培养阴性率在5%以下。虽然这种方法被认为是一种确定致病菌的敏感方法，而且可能减少细菌培养需要的时间，但步骤烦琐，难以推广。75%以上的病例可在3天内确立微生物学诊断。固体培养基应分别在需氧、微需氧和厌氧的环境中孵育。如果患者已经使用了抗生素，清除标本中的抗生素可提高培养阳性率。

采用商业化的快速血培养套件、透出液离心沉淀培养、裂解离心技术等，相对于采用标准血培养瓶可能有更高的培养阳性率。

如孵育3～5天培养为阴性，应再次留取透出液做细胞计数和分类，并考虑同时做其他少见病原微生物（如真菌和分枝杆菌）培养。传代培养物分别放置在需氧、微需氧和厌氧培养基中再培养3～4天，可能有助于检测到生长缓慢的细菌和真菌。

透出液的涂片革兰氏染色检查常为阴性，因而在许多中心不被作为诊断腹膜炎的常规项目。如果采用离心标本可提高阳性率。其优点是结果出来非常快，故革兰氏染色在病原微生物检查中依然有重要地位。

目前有许多新的诊断技术已被尝试用于腹膜炎的早期诊断，但都还没有被证明优于常规技术。如有人利用多色流式细胞术和多重酶联免疫吸附试验来区分革兰氏阳性和革兰氏阴性感染；采用白细胞酯酶试纸、生物标志物监测或PCR技术测量细菌DNA片段水平等预测腹膜炎或复发性腹膜炎。

5.腹部影像学检查

诊断腹膜炎时不需要常规行腹部X线或腹部CT，但是因腹痛需考虑外科疾病时，CT可有助于发现腹部器官的异常。在腹膜炎中，CT常提示肠壁水肿，但这不是腹膜炎的特异表现。长期腹膜透析患者仍可出现腹膜增厚和肠壁水肿。部分患者在腹部X线检查时可发现少许游离气体，其原因尚不明确。

6.其他检查

一般情况下不需做外周血培养。只有极少数患者会发展为败血症。如果患者出现明显发热和全身脓毒症临床表现，仍应行血培养进一步明确诊断。

（二）诊断

除了透出液浑浊和腹痛等症状外，应询问患者最近有无任何污染、导管意外断开、内镜操作或妇科手术，是否存在便秘或腹泻。此外，还应询问患者过去的腹膜炎、出口处感染或隧道感染病史。通过临床症状，结合查体和实验室检查,诊断腹膜透析相关腹膜炎常常不困难。

当怀疑腹膜炎时应对透出液进行实验室检查,包括细胞分类及计数、涂片革兰氏染色和细菌培养。

腹膜炎的诊断标准为具备以下3项中的2项:

(1)出现腹膜炎的临床表现,如腹痛和(或)透出液浑浊;伴或不伴发热。

(2)透出液(在腹腔内至少停留2小时)白细胞计数>100/μL,且PMN百分比>50%。

(3)透出液培养阳性。

## 五、治疗

### (一)经验性抗生素治疗

当腹膜透析患者透出液出现浑浊,应考虑腹膜炎并按腹膜炎治疗,直至诊断确立或排除。一旦采集合格透出液送检后,就应该开始经验性抗生素治疗。抗生素治疗的目标应该是尽快消除炎症和保存腹膜功能。作为经验性治疗,没有哪一种特定的抗生素方案被证明比其他方案更优越。每个中心应定期监测耐药菌的流行病学,并据此更改经验性用药。

部分患者居住地远离腹膜透析中心,在症状出现后不能迅速就诊,易造成病情延误。由于及时开始腹膜炎治疗至关重要,可通过培训注射技术,指导患者在家中进行腹腔内注射抗生素。在家最好保存有血培养瓶以尽可能留取透析液标本。另一种方式是,患者可以将浑浊的透析液袋放入冰箱,直到他们可以将样本带到PD中心。但仍需谨慎平衡可能带来的过度诊断及抗生素滥用。

初发腹膜炎的处理流程见图1-2-1。

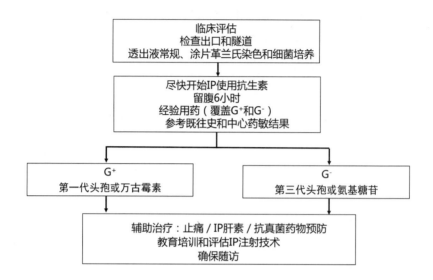

图1-2-1 初发腹膜炎的处理流程

（注：IP，腹腔给予；G⁺，革兰氏阳性菌；G⁻，革兰氏阴性菌）

1.给药方式

腹腔给予抗生素是首选途径。一般来说，经腹腔给药可直接升高透析液中抗生素药物水平，因而优于静脉给药。此外，腹腔给予抗生素可避免静脉穿刺，并可由患者在适当的训练后在家中完成。如有全身性败血症的临床表现应静脉给予（IV）抗生素。事实上，与静脉给药后药物缓慢地分配到透析液相比，抗生素从腹腔给药，能更快速被吸收并分配到体循环。但是，因各种原因不能及时腹腔内注射抗生素时，应将静脉给药作为临时措施，以确保及时治疗。

腹腔内使用抗生素可以连续给药（每次交换）或间歇给药（每天一次或数天一次）。在腹膜炎时，腹膜透析患者腹膜的通透性改变，药物通过腹膜的全身吸收增加。经腹腔给予抗生素后，65%～100%的抗生素被吸收到体循环，这些抗生素在随后的腹膜透析周期中重新进入腹腔，因而对于大多数药物，间歇给药是可行的。间歇给药时，含抗生素的透析液应至少停留6小时，以便药物充分吸收。

2.抗生素的选择

（1）抗生素选择原则

经验性抗生素治疗的基本原则是对革兰氏阳性菌和革兰氏阴性菌（包括假单胞菌）进行充分覆盖。

ISPD指南推荐第一代头孢菌素或万古霉素用于覆盖革兰氏阳性菌，第三代头孢菌素或氨基糖苷用于覆盖革兰氏阴性菌。

（2）针对革兰氏阳性菌抗生素的选择

对革兰氏阳性菌的覆盖，万古霉素与第一代头孢菌素的选择应取决于各中心甲氧西林革兰氏阳性菌的流行情况。根据近期文献，加拿大与我国台湾、广东、武汉等地的腹膜透析中心报道革兰氏阳性菌中葡萄球菌对甲氧西林药率低于15%。我国大多数中心将第一代头孢菌素作为首选。研究发现糖肽类抗生素方案（万古霉素或替考拉宁）较第一代头孢菌素方案更可能达到完全治愈。但广泛使用万古霉素可能导致耐万古霉素的耐药菌出现。对于有较高的耐甲氧西林菌株的感染率的中心，万古霉素似乎有必要成为针对革兰氏阳性菌的经验治疗首选，但甲氧西林耐药率达到多少，才应该经验性使用万古霉素，这一问题仍存在争议。尽管有多项研究发现糖肽类抗生素方案有更好的治愈率，但也有研究者指出，其中部分研究中头孢唑林的剂量显著低于目前的建议剂量，而可能影响该结论。一Meta分析纳入了42项研究，结果显示在初次治疗失败、复发或拔管率方面，与第一代头孢菌素相比，糖肽类抗生素的治疗方案并无优势。由于耐药率变化，关于抗生素种类的建议可能随着时间的推移而有所不同。

对于非初次腹膜炎患者的治疗，既往腹膜炎的致病菌和药敏试验结果可作为抗生素选择的参考。对于腹膜炎非常严重，甚至危及生命者，可考虑降阶梯法。如先使用IP或IV糖肽类抗生素（包括万古霉素、去甲万古霉素和替考拉宁）或者利奈唑胺，待病情缓解或药敏结果出来后再更换其他抗生素。

（3）针对革兰氏阴性菌抗生素的选择

对革兰氏阴性菌的覆盖，既往研究表明，三代头孢（如头孢他啶）、四代头孢（如头孢吡肟）、氨基糖苷类（如庆大霉素、妥布霉素、奈替米星和阿米卡星）、碳青霉烯（如亚胺培南、美罗培南和厄他培南）或者喹诺酮类（如环丙沙星、左氧氟沙星和莫西沙星）都是有效的选择。头孢类过敏者，也可用氨曲南替代。一项随机对照研究发现，在经验性治疗时，IP奈替米星和头孢他啶对革兰氏阴性菌腹膜炎的疗效相似。

氨基糖苷类抗生素能良好地覆盖革兰氏阴性菌，且治疗价格低廉，短期使用安全。没有证据表明，短程氨基糖苷类抗生素使用会加速残余肾功能丢失，但是反复使用或长时间（超过3周）使用，氨基糖苷类抗生素治疗的副作用（前庭功能障碍或耳毒性）发生率较高，应避免长时间使用。

（4）联合使用方案

第一代头孢菌素或万古霉素与第三代头孢菌素或氨基糖苷的任何一种组合都是ISPD指南推荐的。采用糖肽类的联合方案似乎有更好的腹膜炎缓解率。根据文献报道，糖肽类抗生素和第三代头孢菌素联合应用的缓解率较好。1991年Millikin等的综述研究报道该联合方案的腹膜炎初始治疗缓解率为88%。2015年Barretti等在纳入1991～2014年的随机对照试验和病例对照研究的荟萃分析中也发现，糖肽类加头孢他啶组合作为初始治疗的缓解率（86%）显著高于第一代头孢菌素加氨基糖苷（66%）和糖肽类加氨基糖苷（75%）。而其他用于初始治疗或革兰氏阳性菌或革兰氏阴性菌治疗的方案的比较没有显示出统计上的显著差异。

（5）单一疗法

并不是所有抗生素都一定要联合使用。部分药物的单一疗法也是可行的。头孢吡肟本身具有杀灭革兰氏阴性菌和革兰氏阳性菌的作用，头孢吡肟与万古霉素加奈替米星效果相当；喹诺酮类抗生素也能覆盖大多数革兰氏阳性菌和革兰氏阴性菌，口服氧氟沙星与头孢菌素加妥布霉素疗效相似，但有报道环丙沙星单药治疗的有效性近来明显下降。有研究显示亚胺培南/西司他丁单一疗法与头孢唑林加上头孢他啶效果相同。

3.常用药物的应用

（1）β-内酰胺类药物

β-内酰胺类抗生素（β-lactams）是指化学结构中含有四个原子组成的β-内酰胺环的一大类抗生素，包括头孢菌素、青霉素、头霉素类、硫霉素类、单环β-内酰胺类等。其作用机制主要是干扰细菌细胞壁的合成，从而抑制甚至杀死细菌。其中头孢菌素在腹膜炎中应用较多，特别是一代和三代头孢菌素分别能有效覆盖革兰氏阳性菌和革兰氏阴性菌。

对于头孢菌素，尽管ISPD指南建议采用相同的给药方案，但是这些建议多基于经验而非药代动力学。腹膜炎时药物的药代动力学发生变化。头孢唑林在肾功能正常者的半衰期<2小时，在腹膜炎PD患者为11.4小时；在无肾脏替代治疗的情况下，无肾患者的半衰期为42小时。与无肾患者相比，PD患者的半衰期更短，这提示PD交换和残余肾功能对头孢唑林有一定清除作用。头孢唑林在无腹膜炎PD患者中的IP生物利用度为70%～80%，清除半衰期为30～40小时；而在腹膜炎PD患者中，分别为93%和11～16.9小时。这种差异可能与腹膜炎和PD交换时吸收增加有关。

事实上，不同头孢菌素的药代动力学可能有差异。有研究发现，根据指南，腹腔给予腹膜炎PD患者头孢唑林和头孢噻吩15 mg / kg，每天一次，并留腹6小时，两种抗生素均产生较高的初始IP和血浆浓度，但在接下来的24小时内检测血浆和透析液药物浓度发现，仅头孢唑林能保持这种浓度。在第一次IP交换以后，在腹腔（透析液）检测不到头孢噻吩，而91%患者的头孢唑林浓度仍然升高并超过相关细菌的最低抑菌浓度（MIC）。这差异与两药的药代动力学不同有关。头孢噻吩的分布体积较大，消除半衰期较短。这意味着每日一次的IP方案中头孢噻吩可能不够，按指南使用头孢噻吩可能增加治疗失败的风险，而头孢唑林可能过量。

对于β-内酰胺类药物（如头孢菌素），连续和间歇IP都被认为是合理的，但因为β-内酰胺类药物杀菌活性是时间依赖性的（即细菌密度的降低与超过MIC的时间成正比），在理论上，连续给药应作为首选方案。既往研究发现，在持续不卧床腹膜透析（CAPD）患者中每天一次IP头孢唑林 500 mg/L即可达到透析液中 24 小时可接受的药物浓度。但是对于头孢他啶，按 20 mg/kg 每日一次的方案却可能无法提供足够的24小时透析液中的治疗浓度。一项关于头孢他啶的药代动力学研究表明，至少3 g负荷剂量才能达到透析液足够的治疗浓度，随后可经腹给予维持剂量每日1 g或者隔日 2 g。因为间歇给药通常也是有效的，并且在某些情况下，如对于需要助手施用抗生素的患者，或者不能转为CAPD的APD患者，间歇给药可能是唯一可行的方案。

（2）万古霉素

万古霉素是一种具有广谱抗菌活性的三环糖肽类抗生素。它对包括腹膜炎在内的革兰氏阳性菌感染有效，是治疗MRSA感染的首选药物。

万古霉素的抗菌力强但抗菌谱窄。万古霉素主要有三重杀菌机制：影响细菌细胞膜的通透性，抑制细菌细胞壁的合成和抑制细菌浆内RNA合成。万古霉素不仅是治疗MRSA也是治疗耐甲氧西林凝固酶阴性葡萄球菌（MRCNS）感染的一线用药，迄今为止国内外少有对万古霉素耐药的葡萄球菌。对绝大多数革兰氏阳性菌（包括葡萄球菌属、链球菌属、肠球菌属）、革兰氏阳性杆菌如棒状杆菌，厌氧菌如艰难梭菌有很好的抗菌活性。但对革兰氏阴性菌没有活性。对凝固酶阴性葡萄球菌和厌氧菌的作用比替考拉宁强。万古霉素有耳毒性和肾毒性，静滴速度过快可引起"红人综合征"。

万古霉素口服后吸收不良，因此通常静脉输注给药，但在PD患者中，IP优先。在非PD人群中，约50%的万古霉素与血浆蛋白结合，分布体积为 0.4 ~ 1 L/kg，肾功能正常的患者静脉给药后，初始分布半衰期为30分钟至1小时，平均终末清除半衰期6 ~ 12小时。万古霉素90%以原型从肾脏排出，体内几乎不代谢，透析几乎不能清除。晚期肾脏疾病患者对万古霉素的清除率显著降低，清除半衰期约为7.5天（而正常患者为数小时）。因此在肾衰竭患者中，万古霉素的剂量必须调整。PD患者的万古霉素清除率会受到腹膜炎症、残余肾功能、透析液停留时间、透析液量、无抗生素PD交换以及年龄等因素影响。万古霉素经腹腔给药并在停留6小时后，在没有腹膜炎时，大约有50%能被吸收，有腹膜炎时70%~90%能被吸收。在儿童患者中，生物利用度更高。

在无腹膜炎的成人CAPD患者，万古霉素透析液留腹4~6小时，透析清除率为1.2~2.4 ml/min，占血浆总清除率的20%~25%。在腹膜炎患者中，万古霉素透析清除率增加到3.8 ml/min，第一次交换后的清除率高达8.5 ml/min，占血浆清除总量的20%~70%。因此，CAPD患者万古霉素血浆半衰期在66~115小时。抗生素的腹腔停留时间与清除率有关，但目前没有相应研究，故经常监测万古霉素水平以调整剂量对获得每个患者的治疗浓度至关重要。临床疗效判断与治疗药物浓度监测相结合是治疗PD腹膜炎的常用方法。对万古霉素敏感的金黄色葡萄球菌，万古霉素MIC值为2 mg/L，MIC值大于2 mg/L为中度敏感或耐药。为达到临床疗效，建议万古霉素谷浓度为15 ~20 mg/L，以确保浓度—时间曲线下面积（AUC）与MIC的比值（AUC/MIC）大于400。但有人认为这一目标谷浓度可能导致肾毒性。ISPD推荐万古霉素的腹腔注射是每5~7天一次。血清万古霉素水平应保持>15 mg/L以维持疗效。当血清万古霉素浓度低于15 mg/L时，应适当地再次给药。

在APD人群，因为快速循环（即多次短暂腹腔停留），可提高万古霉素的透析清除率。因而如果使用与CAPD患者相似的剂量，万古霉素浓度可能达不到治疗水平。研究发现，在APD快速循环模式下，万古霉素静脉注射的药代动力学与CAPD模式有差异。一项针对APD未感染患者的研究中，受试者接受了15 mg/kg的万古霉素静脉注射，随后在8小时内进行了三次循环治疗，接着有2次脱机8小时留腹膜透析，均使用2 L 2.5%葡萄糖透析液。在APD机循环交换（包括三次2小时留腹）期间，血浆半衰期为11.6小时；而在脱机留腹7~8小时期间，血浆半衰期增加到62.8小时。尽管这是静脉注射的模型，结果仍支持在APD使用期间药物清除增加。但是相对于总血浆清除率，APD清除约30%的万古霉素，与CAPD患者相当。对于接受高容量腹膜透析（HVPD）的患者，药代动力学参数与APD患者没有很大差异。应注意的是，静脉给予万古霉素可能不足以在腹膜中达到有效的抗菌浓度，因而推荐腹腔给药。ISPD指南建议对于APD患者应补充剂量，以便在给药间歇时使血浆万古霉素浓度高于15 mg/L。另一种选择是APD患者可暂时改用CAPD。一般建议万古霉素在APD患者长留腹时腹腔给予，以便透析液和血浆在吸收阶段达到充分平衡。

据报道，在腹膜炎患者使用推荐剂量的万古霉素停药6小时后，血浆浓度高达40 mg/L；也有报道使用500 mg IP停药6小时后，血浆浓度可低至10 mg/L。PD腹膜炎患者中，持续10~15小时给予15~20 mg/kg万古霉素是一种常见的方法。随着剂量的增加和停留时间的延长，药物的峰值浓度可能会达到耳毒性浓度（浓度超过40 mg/L）或对残余肾功能产生负面影响。

总之，万古霉素的最佳剂量应考虑药代动力学（透析液和血浆中的浓度）、残余肾功能、PD形式、理化因素（生物利用度、渗透性）和药效学（MIC等）。以目前的研究结果，还不足以为腹膜炎PD患者制定一个确定方案。为有效且安全地使用万古霉素，临床医生在给药时应考虑生物利用度、透析液停留时间和该中心微生物敏感性等，并采用临床疗效判断与治疗药物浓度监测相结合，适时地调整治疗方案。

（3）氨基糖苷类（aminoglycosides）

氨基糖苷类药物是剂量依赖性的，每日腹腔内间歇给药应为首选给药方式。氨基糖苷类药物具有浓度依赖性活性，在高峰值药物浓度下可达到最大的杀菌效果。氨基糖苷类药物浓度的峰值—最小抑制浓度比（cmax：MIC）为8~10时与最大抗生素疗效相关。氨基糖苷类药物还表现出长期的抗生素后效应（PAE），即使药物浓度低于细菌的MIC，细菌的生长仍然受到抑制。这些药效学特征表明，达到高峰值浓度的给药方案是最佳的。但长期使用氨基糖苷抗生素可能增加不良反应风险。在使用庆大霉素的PD患者中，有报道出现耳毒性和前庭毒性反应。氨基糖苷类药物的耳毒性水平依次为庆大霉素＞妥布霉素＞奈替米星。庆大霉素和妥布霉素对耳蜗和前庭器官都有毒性,造成听力损失、共济失调、眩晕等,损伤可以是急性也可以是慢性的。

庆大霉素是一种古老的抗生素,于1963年被发现,并于1971被引入肠胃外使用。此后,庆大霉素已广泛用于治疗各种感染性疾病。庆大霉素可以用于治疗革兰氏阴性菌腹膜炎,对肠源性腹膜炎有效。庆大霉素可以覆盖大肠埃希菌、肺炎克雷伯菌、黏质沙雷菌、柠檬酸杆菌和肠杆菌,也可以覆盖假单胞菌。尽管庆大霉素主要针对革兰氏阴性菌,但是对大多数革兰氏阳性菌也有一定效果,如各种葡萄球菌。也有报道庆大霉素对放线菌感染有效。庆大霉素与β-内酰胺类抗生素联合能更有效地治疗金黄色葡萄球菌和混合菌感染。每天一次IP庆大霉素(40 mg/2 L,)和每次交换给药(10 mg/2 L,IP,每天4次)对腹膜炎的疗效相同。

腹膜炎时庆大霉素经腹膜吸收增加。一项研究报道腹膜炎患者IP庆大霉素的平均全身吸收率为(73±16)%,远高于其他两项研究中报道的无腹膜炎PD患者IP庆大霉素的吸收率[(49±15)%和(56±11)%]。与头孢唑林相似,腹膜转运特性越高,腹膜对庆大霉素的吸收越快。有文献报道,庆大霉素在血浆和透析液之间达到50%平衡所需的时间($T_{50\%}$)与腹膜转运特性有关,腹膜转运特性可以解释约50%的$T_{50\%}$变异。

庆大霉素从腹膜吸收到体循环后,主要通过肾小球滤过和腹膜透析排出体外。在健康志愿者中,庆大霉素的血浆清除半衰期约为2小时;然而,在无尿和未透析的终末期肾病患者中,血浆清除半衰期为50~70小时。Varghese等发现在腹膜透析并发腹膜炎患者中,无尿患者的半衰期比有尿患者长[(28.7±6.3)小时 vs(21.9±4.6)小时]。这些发现支持残余肾功能在庆大霉素清除中的重要性。庆大霉素在无尿腹膜炎患者体内的半衰期为28.7小时,短于在无尿的无腹膜炎PD志愿者(半衰期为36小时)。腹膜炎患者的半衰期较短很可能是由于腹膜炎期间腹膜通透性增加。因此学者们认为,与没有腹膜炎的PD患者相比,有腹膜炎者的体内庆大霉素从体循环进入腹腔的清除率增加。

关于庆大霉素的腹腔给药剂量。ISPD建议庆大霉素腹腔给药剂量为0.6 mg/kg，每日一次，有尿患者经验性增加25%。基本的药代动力学原理规定，药物的初始剂量应基于分布容积，维持剂量取决于药物的清除率。有人认为，残余肾功能不应用于确定IP庆大霉素的剂量。研究发现，有尿和无尿患者每天都接受0.6 mg/kg的庆大霉素时，在治疗的第一天，有尿和无尿患者的平均峰值血浆浓度没有差异。且无论其残余肾功能如何，在腹膜腔中都达到了足够的药物浓度峰值。基于这些信息，从药代动力学和药效学的角度来看，有人认为残余肾功能不应作为有尿患者经验性增加庆大霉素剂量的决定因素。

在首次给药后，建议监测血浆中庆大霉素浓度。在多次给药后，庆大霉素可能在体循环中蓄积，从而增加肾毒性和耳毒性的风险。IP庆大霉素治疗第1天和第5天的平均谷浓度分别为1.1 mg/L和2.2 mg/L，表明庆大霉素在重复给药时可累积增加。通常建议血浆庆大霉素谷浓度<2 mg/L，以尽量减少潜在的毒性。早期研究显示庆大霉素谷浓度大于2 mg/L时肾毒性增加。而耳毒性与高于12 mg/L的峰值血浆浓度有关。但是只检测血浆浓度而不考虑透析液药物浓度也是不妥的。有学者提出，尽管降低血浆中的药物浓度对降低抗生素的毒性很重要，但决定疗效的应该是腹腔中的药物浓度。

动态的药物浓度监测是必要的，监测氨基糖苷类药物浓度可以优化疗效。第一次给药后即使庆大霉素的血浆峰谷浓度不在毒性范围内，但在伴有腹膜炎的PD患者中，血浆消除半衰期延长，全身吸收率高（尤其是在腹膜炎急性期）和IP抗生素停留时间长，可能导致药物在体循环中蓄积。然而，随着腹膜炎的消退，腹腔内抗生素的全身吸收也可能随着腹膜炎症的减轻而减少。目前学者们认为需要做更多的研究（比如进行比较庆大霉素在短留腹和长留腹时浓度变化），才能更好给出关于IP庆大霉素治疗腹膜炎PD患者的剂量建议。

（4）氟喹诺酮（fluoroquinolone）

氟喹诺酮类药物如环丙沙星、培氟沙星、氧氟沙星、左氧氟沙星、依诺沙星和氟罗沙星是对许多革兰氏阴性菌和对甲氧西林敏感或耐药的葡萄球菌的有效抗菌药。氟喹诺酮如环丙沙星、氧氟沙星、左氧氟沙星等均有良好的抗铜绿假单胞菌活性，而莫西沙星对革兰氏阳性菌有更好的覆盖。口服时它们几乎被完全吸收，并较容易达到治疗所需的血浆浓度和透析液浓度。氟喹诺酮类药物半衰期长，因此可间歇给药。氟喹诺酮类药物治疗腹膜炎的疗效的临床研究尽管不多，但仍显示出良好的效果。它们具有良好的耐受性，主要不良反应是胃肠道反应，一般轻度且可逆。氟喹诺酮类药物因其良好的口服生物利用度，为腹膜透析患者提供了一种有希望替代标准肠胃外治疗的方法，对于偏远的患者或在特殊时期的患者具有独特优越性。

氟喹诺酮类药物常常在腹膜炎患者中表现出良好的腹膜渗透性。研究发现单次口服莫西沙星400 mg对腹膜炎PD患者安全有效。CAPD患者口服莫西沙星400 mg后，平均1.25小时达到血浆最大莫西沙星浓度5.86 mg/L。血清浓度—时间曲线下面积为（157.95 ± 100.34）mg·h/L，半衰期25小时。莫西沙星的腹膜液/血浆中位数比为0.84～1.00，这提示莫西沙星在CAPD患者腹膜渗透性非常好。甚至有研究发现予腹腔脓肿患者静脉输注单剂莫西沙星400 mg，莫西沙星可渗透到脓肿并在脓肿液中积聚。脓肿液/血浆浓度比从给药后2小时的0.083持续增加到24小时的1.66。24小时后脓肿液中的血药浓度往往超过血浆中的血药浓度。药物在脓肿液中的半衰期和平均停留时间长于在血浆中，表明莫西沙星可以在脓肿液中积累。

对于连续循环腹膜透析（CCPD）门诊患者，口服环丙沙星750 mg 每天两次共5次后，平均稳态最大血清浓度和半衰期分别为（4.4 ± 1.5）mg/L和（10.3 ± 2.6）小时。白天长留腹和过夜连续循环短留腹的平均最大透析液浓度分别为（7.4 ± 1.2）mg/L和（3.3 ± 1.2）mg/L。口服环丙沙星750 mg 每天两次，对于CCPD患者可同时覆盖血液和腹膜感染。

口服环丙沙星和莫西沙星可在腹膜达到足够水平。一项回顾性研究发现经腹腔使用氟喹诺酮也有很好的完全治愈率，然而，经腹腔给药则可能需要一天才能达到足够的水平。

（5）利奈唑胺（linezolid）

利奈唑胺是一种全新类别的噁唑烷酮类合成抗菌药物，其作用机制是与细菌50 S亚基上核糖体RNA的23 S位点结合，阻止形成70 S始动复合物，从而抑制细菌蛋白质的合成。利奈唑胺突出的特点是对耐万古霉素的粪肠球菌和屎肠球菌仍有效。利奈唑胺的血浆蛋白结合率约为31%，且呈非浓度依赖性，口服吸收快速、完全，服药后1~2小时达血浆峰浓度，绝对生物利用度约为100%，静脉滴注/口服序贯给药无须调整剂量，口服给药时无须考虑进食时间。给药后药物快速分布于灌注良好的组织，组织穿透力强，能穿过血脑屏障。利奈唑胺用于≥65岁的老年患者、肾功能不全患者、轻至中度肝功能不全患者时无须调整剂量。利奈唑胺不良反应较轻，可能会出现血小板减少，停药后可恢复。利奈唑胺为可逆的、非选择性单胺氧化酶抑制剂，与类肾上腺素能（拟交感神经）或5-羟色胺类药物有潜在相互作用。

有人研究了一名万古霉素耐药粪肠球菌腹膜炎患者口服利奈唑胺（600 mg，每天两次）后的透析液药物浓度。在透析液在留腹4或8小时时，进行透析液利奈唑胺浓度检测。第一次透析液平均利奈唑胺浓度大于4 mg/ml，以后所有透析液的浓度均高于4 mg/ml，且有增加趋势（平均值为7.60 mg/ml，范围为3.54~16.2 mg/ml）。所以口服利奈唑胺600 mg每天两次后，利奈唑胺能较好渗透到透析液，在透析液中可以达到或高于治疗普通革兰氏阳性菌所需的浓度。

值得注意的是，有报道在使用利奈唑胺数天后，容易造成菌群紊乱。利奈唑胺也可导致与其合并使用的抗革兰氏阴性菌药物失效，甚至患者死亡率升高。在2007年，美国食品药品监督管理局（FDA）发布了关于利奈唑胺的安全性警告，警告称利奈唑胺分别与万古霉素、苯唑西林、双氯西林进行的对比研究显示，与试验中所有对比抗生素比较，使用利奈唑胺有更高的死亡率，并且死亡率与患者感染的菌型有关。单独感染革兰氏阳性菌的患者在对比试验中死亡率没有明显差异，而对于感染革兰氏阴性菌、同时感染革兰氏阳性菌和阴性菌的患者以及未感染病菌的研究对象而言，使用利奈唑胺有更高的死亡率。全球已报告了几百株利奈唑胺的耐药菌株。

由于利奈唑胺类药物的抗菌活性、药代动力学特性、给药简便性和耐受性，目前越来越多地作为万古霉素的替代治疗，应用于MRSA感染患者。它可能在MRSA、肠球菌尤其是耐万古霉素的革兰氏阳性菌导致的腹膜炎治疗中起重要作用。

4.药物的稳定性

大多数抗生素在高浓度混用时易发生沉淀或相互反应。所以对于任何需要混用的抗生素，必须使用不同的注射器来分别加入透析液。万古霉素、氨基糖苷类药物和头孢菌素可混于同一袋透析液中而不会失去其生物活性。氨基糖苷类和头孢菌素类可以被加入同一袋透析液中。即使万古霉素和头孢他啶加到同一袋透析液中（≥1 L）也是稳定的，但如果在同一个注射器中混合或加到一个空透析液袋中再灌入腹腔，那就不相容了。

不同抗生素加入含葡萄糖的透析液后，其稳定时间不同。根据ISPD指南和相关文献，头孢唑林（500 mg/L）在室温下至少可存放8天，冷藏可存放14天；肝素不影响头孢唑林的稳定性。头孢他啶稳定性稍差于头孢唑林，浓度为125 mg/L的头孢他啶在室温下可稳定存放4天，冷藏时可延长到7天；头孢他啶浓度增加到200 mg/L时，冷藏可稳定存放10天。头孢吡肟冷藏可稳定存放14天。浓度为25 mg/L的万古霉素在室温下可稳定存放28天，但是较高的环境温度可减少其稳定的持续时间。浓度为8 mg/L的庆大霉素加入透析液后，可常温稳定存放14天，但是混合肝素后其稳定性的持续时间减少。艾考糊精透析液和头孢唑林、头孢他啶、庆大霉素、万古霉素、氨苄西林、氯唑西林或两性霉素是相容的。

透析液袋有专门的加药端口。加抗生素时应该采用无菌技术。首先在用注射针头插入加药端口之前，使用碘伏涂擦端口，然后用70%酒精棉签擦拭，或是将洗必泰放在进药端口处5分钟。

5.抗生素的剂量

（1）抗生素的剂量

2016年ISPD建议总结了抗生素的推荐剂量（见表 1-2-3和表1-2-4），但其中许多剂量的建议是基于临床经验而不是药代动力学研究。对于残余肾功能较好的患者，经肾排泄的抗生素剂量应该调整，这些药物的剂量需要适当增加。尽管有研究建议这样的调整可能没有必要，新近有学者认为抗生素剂量不足可能是治疗失败的重要原因。

表 1-2-3　腹腔内抗生素给药治疗腹膜炎的ISPD建议

| 药物 | 间断（一次交换，每日一次） | 持续（所有交换） |
| --- | --- | --- |
| 氨基糖苷类 | | |
| 阿米卡星 | 2 mg/kg | LD 25 mg/L，MD 12 mg/L |
| 庆大霉素 | 0.6 mg/kg | LD 8 mg/L，MD 4 mg/L |
| 奈替米星 | 0.6 mg/kg | LD 8 mg/L，MD 4 mg/L |
| 妥布霉素 | 0.6 mg/kg | LD 8 mg/L，MD 4 mg/L |
| 头孢菌素类 | | |
| 头孢唑林 | 15 ~ 20 mg/kg | LD 500 mg/L，MD 125 mg/L |
| 头孢噻肟 | 500 ~ 1 000 mg | 无数据 |
| 头孢吡肟 | 1 000 mg | LD 250 ~ 500 mg/L，MD 100 ~ 125 mg/L |
| 头孢他啶 | 1 000 ~ 1 500 mg | LD 500 mg/L，MD 125 mg/L |
| 头孢哌酮 | 无数据 | LD 500 mg/L，MD 62.5 ~ 125 mg/L |
| 头孢曲松 | 1 000 mg | 无数据 |
| 青霉素类 | | |
| 阿莫西林 | 无数据 | MD 150 mg/L |
| 氨苄西林 | 无数据 | MD 125 mg/L |
| 氨苄西林/舒巴坦 | 2 g/1g，q12 h | LD 750 ~ 1 000 mg/L，MD 100 mg/L |
| 哌拉西林/他唑巴坦 | 无数据 | LD 4 g/0.5 g，MD 1 g/0.125 g |
| 青霉素 G | 无数据 | LD 50 000 U，MD 25 000 U |
| 其他类 | | |
| 环丙沙星 | 无数据 | MD 50 mg/L |
| 氧氟沙星 | 无数据 | LD 200 mg/L，MD 25 mg/L |
| 氨曲南 | 2 000 mg | LD 1 000 mg/L，MD 250 mg/L |
| 克林霉素 | 无数据 | MD 600 mg/袋 |

续表

| 药物 | 间断（一次交换，每日一次） | 持续（所有交换） |
| --- | --- | --- |
| 达托霉素 | 无数据 | LD 100 mg/L，MD 20 mg/L |
| 亚胺培南/西司他丁 | 500 mg，隔袋一次 | LD 250 mg/L，MD 50 mg/L |
| 多黏菌素B | 无数据 | MD 30 mg（300 000 U）/袋 |
| 奎奴普丁/达福普汀 | 25 mg/L，隔袋一次[a] | 无数据 |
| 美罗培南 | 1 000 mg | 无数据 |
| 替考拉宁 | 15 mg/kg，每5天1次 | LD 400 mg，每袋 MD 20 mg |
| 万古霉素 | 15～30 mg/kg，每5～7天1次[b] | LD 30 mg/kg，每袋MD 1.5 mg/kg |
| 抗真菌药 | | |
| 氟康唑 | 200 mg，每24～48小时1次 | 无数据 |
| 伏立康唑 | 2.5 mg/kg，q.d | 无数据 |

注：q.d=每日一次；b.i.d=每日两次；LD=负荷剂量；MD=维持剂量。

a：联合静脉给药每次500 mg，每日两次。

b：APD时应补充剂量。

表 1-2-4　全身抗生素给药治疗腹膜炎的ISPD建议

| 药物 | 剂量 |
| --- | --- |
| 环丙沙星 | 口服 250 mg b.i.d[a] |
| 黏菌素 | 静脉 LD 300 mg，MD 150～200 mg |
| 厄他培南 | 静脉 500 mg q.d |
| 左氧氟沙星 | 口服 250 mg q.d |
| 利奈唑胺 | 静脉或口服 600 mg b.i.d |
| 莫西沙星 | 口服 400 mg q.d |
| 利福平 | 体重<50 kg，口服 450 mg q.d |
| 甲氧苄啶/磺胺甲噁唑 | 口服 160 mg/800 mg b.i.d |
| 抗真菌药 | |
| 　两性霉素 | 静脉测试剂量 1 mg； |
| | 开始剂量 0.1 mg/（kg·d），持续6小时； |
| | 增加至目标剂量0.75～1.0 mg/（kg·d），持续4天 |
| 　卡泊芬净 | 静脉 LD 70 mg，MD 50 mg q.d |
| 　氟康唑 | 口服 LD 200 mg，MD 50～100 mg |
| 　氟胞嘧啶 | 口服 1 000 mg q.d |
| 　泊沙康唑 | 静脉 400 mg q12 h |
| 　伏立康唑 | 口服 200 mg q12 h |

注：q.d=每日一次；b.i.d=每日两次；q12h=每12小时一次；LD=负荷剂量；MD=维持剂量。

a：如果有残余肾功能，可能需要环丙沙星500 mg，每日两次。

（2）残余肾功能对抗生素剂量的影响

残余肾功能对接受抗生素治疗的腹膜炎患者预后的重要性已经讨论了很多年，且一直存有争议，但很少有数据描述这组人群的残余肾功能与抗生素剂量的关系。2010年ISPD关于PD相关感染指南中建议，每日尿量超过100 ml的患者应增加25%的抗生素剂量。因缺乏证据支持这一经验性建议，该建议已在2016年ISPD更新的指南中删除。在一项回顾性研究中，发现残余肾功能对万古霉素浓度没有显著影响。在万古霉素加量25%和不加量的两种模式中，有残余肾功能的患者，抗生素加量或不加量时，万古霉素浓度均较低，两者差异在统计学上并不显著。也有其他类似的研究表明用头孢唑林和庆大霉素在有尿和无尿患者的疗效上没有差异。

相反，最近一项关于残余肾功能和腹膜炎治疗结果之间关系的研究，能够解释与肾功能残余程度相关的治疗失败。与无尿者相比，尿肌酐清除率大于5 ml/min的革兰氏阳性菌和培养阴性腹膜炎患者的治疗失败率明显增加。在有残余肾功能（肌酐清除率大于5 ml/min）的革兰氏阳性菌腹膜炎或培养阴性腹膜炎患者中，观察到明显更高的复发率和再发率。头孢唑林和万古霉素是研究中使用的主要抗生素。这些观察结果可能有助于理解残余肾功能对治疗结果的影响，并提醒临床医生，对于残余肾功能大于5 ml/min的患者，要警惕抗生素剂量不足的问题。

（3）APD对剂量的影响

已发表的关于APD中抗生素剂量的研究非常有限，对于APD患者还没有关于抗生素使用的合适推荐剂量。建议患有腹膜炎的APD患者暂时改用手工腹膜透析，以便于给予合适剂量的抗生素治疗，保证IP抗生素的疗效。但由于实际原因，部分患者不能改用手工腹膜透析。对于仍使用APD的患者，应在日间透析液长留腹时，间断IP。2010年ISPD指南推荐了APD患者腹腔应用抗生素的间断给药剂量，并列表推荐以供参考（见表1-2-5）。但是在2016年该指南取消了该推荐表，这可能是由于缺乏关于头孢菌素在APD患者中间断给药的药代动力学数据。对于大多数APD的处方，夜间每循环停留时间是1～1.5小时。由于快速交换，抗生素停留时间较短，可能导致药物没有充分的时间达到腹腔内有效浓度。但是少有研究涉及APD腹膜炎时抗生素间断给药的有效性。根据CAPD和APD的药代动力学数据推测，在APD患者使用抗生素时，药物清除也可能增加，APD患者的抗生素血药浓度可能更加不足。因此通常建议给予APD患者较CAPD患者更高的每日剂量。

在APD患者发生腹膜炎使用一代头孢菌素时，为保证足够的血药浓度，建议在每次交换时都加入头孢菌素。这种持续腹腔给药，被认为是最安全的方法。

表1-2-5　APD患者间断应用抗生素的剂量

| 药物 | 腹腔给药剂量 |
| --- | --- |
| 头孢唑林 | 每天20 mg/kg，长时日间留腹 |
| 头孢吡肟 | 每天1 g，加入一袋透析液 |
| 氟康唑 | 200 mg，加入一袋透析液，每隔24～48小时一次 |
| 妥布霉素 | 负荷剂量1.5 mg/kg，长时留腹，然后每天0.5 mg/kg，长时留腹 |
| 万古霉素 | 负荷剂量30 mg/kg，长时留腹；重复剂量15 mg/kg，每3～5天长时留腹（目标血清谷浓度>15μg/ml） |

Tosukhowong等人提出，由于头孢唑林没有抗生素后效应，应该连续给药。当药物浓度低于MIC时，失去杀菌抑菌作用。因此，不建议头孢唑林每日服用一次。如果在APD患者日间长留腹时使用单剂量，在夜间短时循环时透析液后，头孢菌素可以下降到较低水平。

Monte Carlo等认为腹腔内保持较高抗生素浓度才能有效杀灭游离细菌甚至生物膜中的细菌。头孢他啶间断给药时，在绝大部分时间，腹腔内头孢他啶水平不能达到足够浓度（超过5×MIC）。目前指南建议第三代头孢菌素可每天一次间断给药，但这只是基于在CAPD患者中进行的研究，没有数据支持该方案可用于APD患者。

尽管研究文献很少，相关指南和文献均认为，对腹膜炎的APD患者可间断给予万古霉素。在有较多APD应用的一项儿童RCT研究中，万古霉素/替考拉宁间断给药与持续给药同样有效。建议腹腔使用万古霉素，间隔4~5天给药一次，保持血药谷浓度大于15μg/ml。

对于氨基糖苷类药物，间断用药优于持续给药。氨基糖苷类药物的杀菌过程分为两个阶段，最初以浓度依赖性的方式结合到细菌的外部，导致细胞膜损伤和可能的细胞死亡。然后抗生素进入细胞，附着在核糖体上，损害信使核糖核酸的阅读并杀死细菌。第二个杀菌阶段不依赖于药物浓度，即为抗生素后效应。由于存在抗生素后效应，氨基糖苷类药物适合间歇给药。持续暴露于药物可增强药物的耐受性（适应性耐药），因而间歇给药可能比连续给药更合适。适应性耐药常发生在铜绿假单胞菌和其他革兰氏阴性菌中。适应性耐药在无药物环境中数小时后可逆转，因此较长的给药间隔可提高氨基糖苷类药物疗效。经验剂量作为腹膜炎的初始治疗可能是安全的，但不推荐长期使用。

总而言之，目前没有关于APD患者腹膜炎时抗生素使用的合适推荐剂量。

### 6.辅助性治疗

（1）预防纤维蛋白堵塞

腹膜炎时大量纤维蛋白渗出，可形成纤维蛋白凝块或絮状物，并堵塞管路。透析液明显浑浊时，可使用1~2 L透析液进行一次或多次腹腔冲洗，待浑浊程度变轻时，再行抗生素治疗。在浑浊的透析液中加入500 U/L肝素可有助于预防纤维蛋白堵塞腹膜透析导管。如果已经出现透析液流出缓慢，建议使用尿激酶封管。

（2）止痛

腹膜炎导致的腹痛有时非常严重。尽管没有文献数据支持，在初期和给予抗生素之前，做1~2次透析液冲洗被认为可以缓解疼痛。一些患者需要止痛药来控制疼痛。常用的止痛剂有非甾体抗炎药（如布洛芬、吲哚美辛等）和阿片类药物（如布桂嗪、曲马多等），必要时均可选择使用，以改善症状。使用前应注意先排除外科情况，并评估相应药物的副作用。

（3）防止液体超负荷

腹膜炎时因腹膜炎症本身以及通透性增加，超滤常常减少，甚至出现非常严重的负超滤。出现超滤减少时，可通过使用高渗透析液（如2.5%和4.25%葡萄糖透析液）和缩短透析液留腹时间来维持足够的液体清除率。如有残余肾功能，也可尝试使用较大剂量的袢利尿剂，通过增加尿量提高液体清除率。如有条件，可选择使用艾考糊精透析液来预防液体潴留。

（4）营养不良

腹膜炎患者中营养不良较为常见。炎症导致的腹膜通透性增加，使得从透析液丢失的蛋白质显著增多。腹膜炎时常伴恶心呕吐、食欲下降，进食减少；同时炎症时分解代谢增加。这些因素导致患者营养不良，人血白蛋白水平降低。因此，在腹膜炎治疗期间，应关注患者的营养状态，并给予一定营养支持，必要时给予胃肠外营养。

（5）预防真菌性腹膜炎

预防性抗真菌治疗可以防止念珠菌性腹膜炎的发生。大多数真菌性腹膜炎发作之前，都有抗生素应用史。已有较多研究发现，预防性应用制霉菌素，可降低真菌性腹膜炎的发生率。ISPD指南建议在使用抗生素治疗腹膜炎时，应行预防性抗真菌治疗。最常使用的预防性抗真菌药物是制霉菌素，建议口服50万U，每日3次或每日4次。在无法得到制霉菌素时，也可考虑使用氟康唑。

（6）其他

一个小规模的随机对照试验报道，腹腔内应用免疫球蛋白对于透析液白细胞计数有明显的改善，但是没有改善治疗失败率或复发率。对于免疫低下的患者，有人建议通过使用增加自身免疫的药物如胸腺素，以提高腹膜炎治愈率和降低腹膜炎复发率。但是目前还缺乏这方面的研究。

（二）后续治疗

一旦致病菌培养结果和药敏报告出来，应调整抗生素并选用敏感的窄谱抗生素进行治疗。选择适当抗生素治疗3~5天，应该行临床症状评估，以及再次做透出液的细胞计数和细菌培养。症状或细胞计数没有改善时，应再次评估，以决定是否调整用药或拔出导管。细胞计数简单易行，且价格便宜，建议每3~5天行腹膜透析透出液的细胞计数，观察疗效变化。参考ISPD指南，图1-2-2和图1-2-3分别总结了革兰氏阳性菌和革兰氏阴性菌的治疗方案。

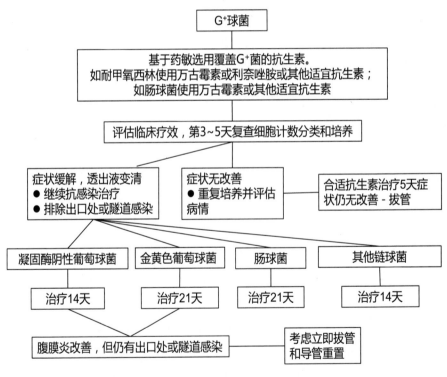

图1-2-2  革兰氏阳性菌感染的处理流程图

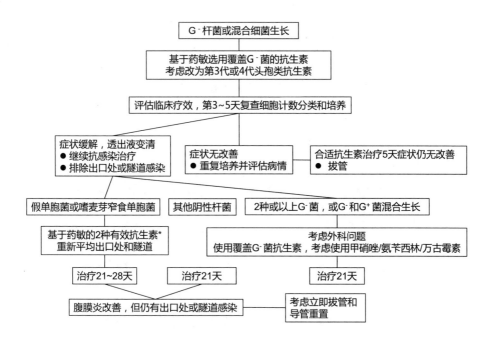

*对窄食单胞菌建议使用磺胺甲噁唑/甲氧苄啶

图1-2-3 革兰氏阴性杆菌感染的处理流程图

1.革兰氏阳性菌腹膜炎

（1）凝固酶阴性葡萄球菌腹膜炎

凝固酶阴性葡萄球菌是存在于健康人皮肤、口腔及肠道的正常菌，也是临床较常见的感染菌。凝固酶阴性葡萄球菌至少包含20个临床相关种类，通常是低毒力病原体。它们能够黏附在非生物表面并产生生物膜。比较常见的凝固酶阴性葡萄球菌是表皮葡萄球菌，表皮葡萄球菌腹膜炎主要是由于接触污染引起，故应对患者的操作技术进行检查和回顾，必要时进行透析液交换的再培训。多数表皮葡萄球菌腹膜炎症状较轻，且对抗生素反应性好。大多数发生表皮葡萄球菌腹膜炎的患者会有轻微腹部疼痛，通常能在门诊治疗。对甲氧西林敏感菌株，第一代头孢菌素常能较好覆盖。但是要避免抗生素水平不足导致腹膜炎复发，因此，建议经腹腔持续给予（非间隔给药）第一代头孢菌素，例如腹腔使用头孢唑林，首剂500 mg/L，以后每次交换125 mg/L。疗程为2周。在一些腹膜透析中心，甲氧西林耐药率较高，不得不使用万古霉素作为经验性治疗。

复发性表皮葡萄球菌腹膜炎提示导管有生物膜形成。在这种情况下，需推荐拔管和更换导管。部分患者可以在抗生素治疗下，在拔管同时更换导管。但这需要在腹膜炎治疗有效且透出液变清亮后才可进行。对于无症状的凝固酶阴性葡萄球菌持续感染者，Demoulin等人的回顾性研究发现，采用口服利福平和腹腔给予尿激酶，有64%患者治疗有效而避免了拔管。

总之，凝固酶阴性葡萄球菌腹膜炎对药物敏感，推荐经腹给予头孢菌素或万古霉素，疗程为2周。

（2）金黄色葡萄球菌腹膜炎

金黄色葡萄球菌腹膜炎是腹膜透析的严重并发症，与表皮葡萄球菌腹膜炎相比，症状更严重，住院率更高。MRSA腹膜炎是永久性转血液透析风险增加的独立预测因素。与甲氧西林敏感金黄色葡萄球菌腹膜炎相比，MRSA腹膜炎的缓解率和治愈率较低。在Govindarajulu等人的研究中，金黄色葡萄球菌腹膜炎的复发率、拔管率和住院率分别为20%、23%和67%；转血液透析率和死亡率分别为18%和2%。而在另一研究中，甲氧西林敏感的金黄色葡萄球菌腹膜炎治愈率只有51%，MRSA腹膜炎治愈率为46%。

金黄色葡萄球菌感染的严重程度与细菌产生的毒力因子有关，如酶（凝固酶、脂肪酶和核酸酶等）和具有不同活性的毒素（如葡萄球菌肠毒素和毒性休克综合征毒素-1等）。金黄色葡萄球菌产生的α-溶血素能够诱导caspase非依赖性细胞死亡。大多数金黄色葡萄球菌菌株可产生生物膜，促进细菌黏附导管和定植。

金黄色葡萄球菌导致的腹膜炎通常源于接触污染或出口处/隧道感染。出现金黄色葡萄球菌腹膜炎，除检查患者操作外，还应注意仔细检查导管出口处和隧道。

对甲氧西林敏感菌，建议首选第一代头孢菌素。如果培养结果是MRSA，建议使用万古霉素治疗。万古霉素的腹腔使用剂量为 15～30 mg/kg，最大剂量是 2 g。举例来说，对体重 60 kg 的患者，可给予处方：腹腔给药每 3~5 天一次，每次 1 g。根据万古霉素血浆谷浓度决定重复给药的时间。一旦血浆谷浓度降到 15 mg/ml，即应重复给药。长期使用万古霉素可能导致透析患者发生耐万古霉素的金黄色葡萄球菌感染，所以应该尽可能避免延长该药的治疗时间。

既往研究发现，应用利福平辅助治疗 5~7 天与不用利福平相比，明显降低了复发或重现性金黄色葡萄球菌腹膜炎的风险（21.4% vs 42.8%）。为增强疗效，减少复发，可考虑应用利福平辅助治疗，用法是口服利福平 450~600 mg/d（单次或分次服用）。利福平口服吸收较好，服药后 1.5~4 小时血药浓度达到峰值。不主张利福平单药治疗，单用利福平可迅速产生耐药性。利福平是一种很强的肝药酶诱导剂，可诱导和提高细胞色素 P450 代谢活性。故利福平可降低许多药物的血药水平，包括氨茶碱、氯霉素、环孢素、维拉帕米、普罗帕酮、甲氧苄啶、香豆素或茚满二酮衍生物、左甲状腺素、部分口服降血糖药等，应用时应注意药物的相互作用，根据情况调整剂量或避免使用。利福平不能与部分抗生素联用，例如伏立康唑，利福平可使伏立康唑峰浓度（$C_{max}$）和药时曲线下面积（AUC）分别降低 93% 和 96%。一般推荐利福平联合腹腔抗生素治疗的疗程仅为一周。利福平长程治疗经常发生耐药。在结核流行的高风险地区或结核高风险人群，应谨慎应用利福平，防止耐药，以备将来可能用于抗结核治疗。

长期使用或反复使用万古霉素可能导致耐万古霉素菌株出现。对 MRSA 或耐万古霉素菌株，可以考虑应用利奈唑胺、达托霉素或奎奴普丁/达福普汀。

对金黄色葡萄球菌腹膜炎，应使用有效抗生素治疗 3 周。对于难治性腹膜炎或复发性腹膜炎患者，以及对抗生素治疗无效的出口处和隧道感染患者，必须立即拔除导管。

（3）链球菌腹膜炎

链球菌广泛存在于自然界和健康人的粪便、皮肤和鼻咽部，临床上常见的链球菌主要有化脓性链球菌、草绿色链球菌、肺炎链球菌、无乳链球菌等。

链球菌也可能来自于出口处和隧道感染，也可来源于口腔，所以在常规仔细检查出口处和隧道的同时，也应该评估患者口腔卫生。链球菌腹膜炎的发病率较低，在大多数的登记报道中占5%~10%。链球菌腹膜炎与葡萄球菌腹膜炎相似，其临床特征取决于感染的种类。由β-溶血性链球菌A、B组和其他组引起的腹膜炎，表现与金黄色葡萄球菌腹膜炎相似，透出液细胞计数高，疼痛明显，并且常伴脓毒血症。草绿色链球菌（viridans streptococci）与凝固酶阴性葡萄球菌一样，是口腔和胃肠道的正常定植菌，大多数没有很强的毒力。牙科操作后可出现草绿色链球菌腹膜炎。β-溶血性链球菌对青霉素和其他β-内酰胺类抗生素都非常敏感。草绿色链球菌类通常对β-内酰胺类药物敏感，但在某些地区对青霉素类药物的耐药性有所增加。ISPD指南建议用腹腔注射氨苄西林治疗链球菌腹膜炎，疗程2周。由于氨苄西林6~8小时后开始在透析液中分解，不适合用于门诊治疗。对于青霉素敏感的菌株，如果选择门诊治疗，更好的选择可能是头孢唑林，头孢唑林在室温下在溶液中稳定9天，冷藏3周。对于青霉素耐药的草绿色链球菌，万古霉素是首选药物。大多数患者抗生素治疗2周后疗效良好，成功率高达90%。一些研究报告称，草绿色链球菌性腹膜炎复发或复发的风险增加。

总的来讲，链球菌腹膜炎对抗生素治疗敏感，建议腹腔使用氨苄西林和头孢菌素等。

（4）肠球菌腹膜炎

肠球菌是广泛分布于自然环境和健康人胃肠道的革兰氏阳性菌。它也可定植或感染泌尿生殖道。临床上常见的有粪肠球菌（E.faecalis）、屎肠球菌（E.faecium）和鸟肠球菌（E.avium）。粪肠球菌通常对氨苄西林、青霉素和万古霉素敏感，但如果携带了vanB基因，则成为耐万古霉素肠球菌（VRE）。屎肠球菌对青霉素、氨苄西林和碳青霉烯类抗生素耐药。当它携带vanA基因时，即成为VRE。所有肠球菌对所有头孢菌素类抗生素都具有天然耐药性。肠球菌腹膜炎可能是接触污染所致，也可能是胃肠道感染所致。单一肠球菌腹膜炎的临床表现通常不太严重，且对适当治疗反应良好，治疗成功率为90%。约有45%的肠球菌腹膜炎病例中还同时分离出其他致病菌，包括肠球菌的多重菌腹膜炎的预后明显更差，有更高的导管拔出率、永久性血液透析转移率和死亡率。

肠球菌腹膜炎的抗菌治疗选择非常有限，因为除了氨苄西林、青霉素和哌拉西林外，它们对所有 $\beta$ -内酰胺类药物都天然耐药。ISPD指南建议用万古霉素腹腔注射治疗3周，严重者加用氨基糖苷类（如庆大霉素20 mg/L，经腹给予，每天一次）。在多重菌腹膜炎的病例中，根据其他感染生物体的药物敏感性，可能需要额外的抗菌药物。

VRE腹膜炎的治疗具有挑战性。VRE通常对常用的抗生素都耐药。大多数VRE是由屎肠球菌，少数是由粪肠球菌引起。粪肠球菌通常对青霉素和氨苄西林敏感，但是屎肠球菌对氨苄西林天然耐药。对于VRE腹膜炎，对氨苄西林敏感，指南建议氨苄西林仍是首选（方案为每次交换的透析液中加入氨苄西林125 mg/L）；否则可选择利奈唑胺、达托霉素和达福普汀。对阿莫西林或氨苄西林耐药的肠球菌（ARE）感染率也在增加，但是在PD相关感染中还缺乏关于ARE发病率的数据。

利奈唑胺方案为口服600 mg，每12小时一次；或静脉注射600 mg每12小时一次。文献报道静脉注射利奈唑胺的患者常在10～14天出现骨髓抑制，如贫血、白细胞减少和血小板减少，其中1例出现致命性乳酸中毒；延长治疗还可导致神经毒性。利奈唑胺静脉注射剂量400 mg，每日两次，可能更安全且仍可达到治疗浓度。口服利奈唑胺生物利用度是100%，因此多数情况下，没有必要采用静脉或腹腔给药。常用的达托霉素经腹给药方案是100 mg/L，随后20 mg/L。达托霉素还成功地应用于2名APD患者，方案分别为：7 mg/kg经腹给予，每48小时一次和5 mg/kg静脉注射，每48小时一次。达托霉素另一简单方案是在APD患者长留腹时经腹给予200 mg。

抗生素治疗肠球菌腹膜炎的疗程为3周。在难治性肠球菌腹膜炎发病1

周内适时拔除导管，可明显降低永久性转血液透析的风险。

（5）棒状杆菌腹膜炎

棒状杆菌（*Corynebacterium*）是通常定殖于人的皮肤和黏膜的自然菌群，属于革兰氏阳性杆菌。除白喉棒状杆菌（*Corynebacterium diphtheriae*）外，它们通常是低毒力病原体，类似于凝固酶阴性葡萄球菌引起的感染。在大多数报道中，棒状杆菌只占PD相关腹膜炎病例的不到5%。在两个最大的棒状杆菌腹膜炎系列中，一项报告显示，棒状杆菌腹膜炎预后良好，并推荐使用头孢唑林治疗。而另一项报告有48%的复发率，并发现万古霉素治疗效果更好。根据药敏结果，大多数棒状杆菌对头孢唑林敏感。但是，有报道杰氏棒状杆菌（*Corynebacterium jeikeium*）和纹带棒状杆菌（*Corynebacterium striatum*）具有多重耐药性，只对万古霉素敏感。近几十年来，有关棒状杆菌感染的报道越来越多。这些报道显示，单一抗生素治疗2周的治愈率为 67%，再发和复发较常见，复发性棒状杆菌腹膜炎通常可以经过3周的万古霉素治愈。回顾性研究发现，棒状杆菌腹膜炎预后并不十分理想，不良结局并不少见。文献报道70%患者需要住院，18%复发，15%重现，21%需要导管拔除，15%永久性转为血液透析，2%死亡。在需要拔除导管的患者中，晚拔管的预后较差。与感染1周内拔除导管者相比，感染1周之后才拔除导管者永久转血液透析的风险明显增加（43% vs 90%）。故应重视棒状杆菌腹膜炎的治疗，建议使用有效抗生素如头孢唑林或万古霉素治疗3周。

2.革兰氏阴性菌腹膜炎

（1）革兰氏阴性肠道菌腹膜炎

革兰氏阴性肠道菌属于肠杆菌科，这类细菌是胃肠道正常菌群的一部分，可定植于消化道和泌尿生殖道，广泛分布于环境中。包括大肠埃希菌、克雷伯菌、肠杆菌、柠檬酸杆菌和变形杆菌。这些生物的双层细胞膜含有脂多糖内毒素，一种重要的毒力因子。大多数腹膜炎系列报道中，革兰氏阴性肠道菌占10%~25%，亚洲各国和澳大利亚的发病率最高。近年来，由这些微生物引起的腹膜炎比例增加，这可能是由于广泛使用莫匹罗星进行出口处感染预防，导致葡萄球菌感染相对减少所致。

革兰氏阴性肠道菌腹膜炎可能是由接触污染引起的，但有时也来源于出口部位或隧道感染，或腹腔内器官。约30%患者因先前腹膜炎、出口感染或其他原因使用过抗生素治疗。革兰氏阴性肠球菌引起的腹膜炎的临床症状和体征往往更严重，常伴有发热、更严重的腹痛、恶心、呕吐、腹泻等。革兰氏阴性肠道菌腹膜炎中，大肠埃希菌较多，占30%～50%，其次是克雷伯菌。多重革兰氏阴性菌腹膜炎应怀疑腹腔来源，如内脏穿孔或憩室炎。

治疗上，培养结果出来后，大多数在初始治疗基础上，只留下覆盖革兰氏阴性菌的广谱抗生素，如头孢他啶（IP 首剂500 mg以后每次交换125 mg/L）或头孢吡肟（IP首剂250～500 mg，以后每次交换100～125 mg/L），或庆大霉素（IP 0.6 mg/kg，每日一次交换）或妥布霉素（IP 0.6 mg/kg，每日一次交换）等。

在过去的10～20年中，肠杆菌科对抗生素的耐药性日益增强。同样地，最终治疗药物的选择应基于药敏试验。超广谱β-内酰胺酶（ESBLs）是质粒介导酶，可破坏头孢菌素。两项研究结果显示，12%和35%的大肠埃希菌腹膜炎分离株产生了ESBLs。产ESBLs大肠埃希菌腹膜炎患者的治疗失败风险是非产ESBLs菌株患者的3～4倍。通常产ESBLs菌株对碳青霉烯类药物（亚胺培南、美罗培南和厄他培南等）和氨基糖苷类药物（庆大霉素和妥布霉素等）敏感。

此外，SPICE（沙雷菌属、假单胞菌属、吲哚试验阳性致病菌如变形杆菌属、柠檬酸杆菌属和肠杆菌属）微生物通常具有AmpC β-内酰胺酶，这些酶能分解大多数头孢菌素类抗生素，故在药物敏感基础上，常常选择碳青霉烯类、氟喹诺酮类或氨基糖苷类药物治疗。值得注意的是碳青霉烯类耐药肠杆菌科（CRE）或产生碳青霉烯酶的肺炎克雷伯菌（KPC）的出现和传播。这种耐药性通过基因在细菌菌株之间传播，并导致细菌对所有β-内酰胺类药物，包括碳青霉烯类抗生素产生耐药，常常也对氟喹诺酮类和许多氨基糖苷类有耐药性。这种情况下根据药敏试验，大多数可选择的药物只有多黏菌素、黏菌素或替加环素。

革兰氏阴性肠道菌腹膜炎治疗应持续3周。可能与生物膜形成有关，尽管选择了敏感抗生素治疗，由革兰氏阴性肠道细菌引起的腹膜炎仍会导致较高的治疗失败率、拔管率、永久性转血液透析率和死亡率。

（2）假单胞菌腹膜炎

假单胞菌腹膜炎和金黄色葡萄球菌腹膜炎相似，通常较为严重，且常与导管相关感染相关。铜绿假单胞菌是最常见的致病菌，是医院常见的多重耐药致病菌。最近，一项大规模的纳入191例次假单胞菌腹膜炎的回顾性研究证实，铜绿假单胞菌腹膜炎有更高的住院率、更高的拔管率、更高的转血液透析率。但及时拔除导管、使用2种抗假单胞菌抗生素者预后较好。因此，建议使用不同机制的两种敏感抗生素治疗3周。

治疗药物的选择应基于抗菌药物敏感性测试结果。广谱β-内酰胺和氨基糖苷的结合通常有协同作用。具有抗假单胞菌活性的β-内酰胺类药物包括头孢他啶、头孢吡肟、哌拉西林、亚胺培南、美罗培南和氨曲南。妥布霉素和阿米卡星是最有效的抗假单胞菌的氨基糖苷类药物，环丙沙星在氟喹诺酮类药物中活性最好，但莫西沙星几乎没有抗假单胞菌活性。在多重耐药菌株的情况下，有时需要使用多黏菌素或黏菌素。

常用的方案有IP庆大霉素（0.6 mg/kg，每日一次）或口服环丙沙星（口服 250 mg 每日2次），联合IP头孢他啶（首剂 500 mg，以后每次交换125 mg/L）或IP头孢吡肟（首剂250～500 mg，以后每次交换100～125 mg/L），治疗3周。也可选择静脉使用哌拉西林，成人方案为4 g，每12小时一次。哌拉西林不能和氨基糖苷类药物一起加到透析液中。

假单胞菌腹膜炎的抗生素治疗失败率、导管拔除率和永久性转血液透析率高于大多数病原体腹膜炎。如果导管相关感染和腹膜炎同时存在，或腹膜炎之前就已有导管相关感染，或抗生素治疗反应欠佳，则建议拔除导管。当患者转至血液透析之后，要继续使用抗生素治疗2周。

（3）嗜麦芽窄食单胞菌腹膜炎

嗜麦芽窄食单胞菌是一种非发酵革兰氏阴性杆菌，通常具有多重耐药性。嗜麦芽窄食单胞菌腹膜炎并不常见，这种致病菌引起的腹膜炎一般和出口处感染没有关系。在已发表的系列报道中，嗜麦芽窄食单胞菌腹膜炎的发病率一般不到5%。窄食单胞菌对大多数β-内酰胺类抗生素高度耐药，尤其是碳青霉烯类和氨基糖苷类。最有效的药物是甲氧苄啶—磺胺甲噁唑、黏菌素、氨曲南、哌拉西林—他唑巴坦和莫西沙星。嗜麦芽窄食单胞菌腹膜炎应使用两种有效药物（如敏感，联合方案应包括甲氧苄啶—磺胺甲噁唑），治疗3~4周。尽管如此，失败率和导管拔除率仍然很高。

（4）不动杆菌腹膜炎

不动杆菌腹膜炎并不常见，占报告病例的3%~7%。与假单胞菌一样，不动杆菌对大多数抗生素天然耐药，并且很容易通过突变和从其他细菌获得遗传物质而产生耐药性有机体。不动杆菌性腹膜炎（尤其是耐药菌株）的治疗失败、拔管和死亡率相对较高。与假单胞菌一样，治疗应该以药敏试验的结果为指导，用两种敏感药物治疗可能更有效。大多数菌株对舒巴坦敏感。碳青霉烯类和氨基糖苷类通常具有活性。对于多重耐药菌，替加环素和米诺环素通常是有效的，但在腹膜炎的使用中经验很少。多黏菌素B和黏菌素通常是也是有效的。治疗应持续3周。

3.多种微生物腹膜炎

多种微生物腹膜炎是指在一次腹膜炎发作中分离出一种以上的细菌，在大多数病例报道中约占10%。由多种革兰氏阳性菌引起的腹膜炎比由多种革兰氏阴性菌引起的腹膜炎更常见。只有革兰氏阳性菌的多种微生物腹膜炎约占病例的20%，在治愈率和留置导管方面预后较好。该种腹膜炎的来源更可能是污染或导管相关感染，应该回顾患者的技术操作，并仔细检查出口。由于污染引起的多种微生物腹膜炎通常应用抗生素治疗即可恢复而不用拔管，除非导管是感染的来源。对多种革兰氏阳性菌引起的腹膜炎患者，建议使用有效抗生素治疗3周。

多种肠道致病菌腹膜炎可能是由于腹腔内部疾病引起，如憩室炎、胆囊炎、肠缺血、阑尾炎等。若出现低血压、败血症、乳酸酸中毒和/或透析液淀粉酶增高，应立即考虑"外科性"腹膜炎的可能性。当怀疑"外科性"腹膜炎时，建议使用甲硝唑加万古霉素，联合头孢他啶或一种氨基糖苷类药物。病情较轻时，也可考虑单用碳青霉烯类药物或哌拉西林/他唑巴坦。这种腹膜炎需要由外科医生进行评估。CT扫描可能有助于确定腹腔内病变，但是CT扫描正常并不能排除腹部疾病是腹膜炎来源的可能性。如果需要剖腹探查，常常需要拔管，同时静脉给予抗生素。包括革兰氏阴性菌、厌氧菌或真菌在内的感染会导致严重后果，治疗失败率和拔管率较高。这种感染发生率占比不到10%。抗菌治疗应以培养及药敏结果为指导，持续3周。对治疗反应不佳的患者应及时拔除导管以保留腹膜功能。

4.培养阴性的腹膜炎

培养阴性潜在原因有：在培养之前使用抗生素，培养物或培养技术处理不理想，存在不易生长的病原体，存在需要特殊培养的致病菌等。所以要仔细询问患者之前使用抗生素的情况。如果培养3天后都没有细菌生长，要重复做细胞计数及分类。如果重复细胞计数显示感染没有恢复，应该用特殊培养技术来分离潜在的不常造成腹膜炎的致病菌，这包括分枝杆菌、军团菌、弯曲杆菌、真菌、衣原体、支原体和肠道病毒。这需要和微生物实验室协调。

大部分培养阴性腹膜炎是由革兰氏阳性菌引起的（例如，由于接触污染所致），但由于技术原因，病原体未能被确认。如果患者的临床症状改善，对最初经验性治疗有反应，可停止使用抗革兰氏阴性菌抗生素，继续使用万古霉素或头孢唑林治疗。如果透出液很快转清，疗程应该是2周。但是，如果5天后症状改善不显著，建议拔除导管。一项对435例次培养阴性的腹膜炎的综述显示，相对于培养阳性的腹膜炎，培养阴性的腹膜炎更容易经单一抗生素治愈（66% vs 77%），具有更低的住院率（71% vs 60%）、导管拔除率（23% vs12%）、永久性转血液透析率（19% vs 10%）和死亡率（2.5% vs1%）。

如果一个中心培养阴性的腹膜炎发生率超过 20%，那么就应该对培养方法进行回顾和改进。

5.真菌性腹膜炎

真菌性腹膜炎预后极差，死亡率约25%，是一种严重的并发症。与其他病原体相比，真菌性腹膜炎与更高的住院率、拔管率、永久性转血液透析率和死亡率相关。真菌性腹膜炎的发病率因中心而异，从5%～15%不等。念珠菌占真菌性腹膜炎的90%以上。大多数念珠菌腹膜炎是由白念珠菌引起的，常见的还有念珠菌、热带念珠菌和克鲁西念珠菌等。长期抗生素治疗、免疫力低下、使用免疫抑制剂、既往细菌性腹膜炎病史、阴道和肠源感染被认为是真菌性腹膜炎的危险因素。意大利一单中心研究发现，约70%的真菌性腹膜炎继发于细菌性腹膜炎。故对于近期因细菌性腹膜炎而使用抗生素者应高度警惕本病。常见的感染途径是接触污染。

念珠菌腹膜炎的临床表现类似细菌性腹膜炎，表现为腹痛、透出液白细胞计数升高，以中性粒细胞为主。念珠菌只以酵母形式存在，在常规细菌培养基上容易生长，不需要特殊的真菌培养。抗真菌药敏试验广泛应用于氟康唑、氟胞嘧啶、两性霉素B和卡泊芬净的检测。

培养或涂片染色确定真菌性腹膜炎之后应该立即拔除导管，迅速拔管可降低患者的死亡风险。

可根据药物敏感试验选择药物，常见抗真菌药物用法见表1-2-6。氟康唑是较常使用的药物，但近年来对三唑类耐药的发生率逐渐增加，棘白菌素类（例如卡泊芬净、米卡芬净、阿尼芬净）、泊沙康唑和伏立康唑的使用也明显增加。氟康唑只对念珠菌属和隐球菌属具有活性。棘白菌素可用于曲霉菌属和非白色念珠菌属引起的真菌性腹膜炎的治疗，也可在患者不能耐受其他抗真菌治疗时使用。卡泊芬净可用于单药治疗或与两性霉素联合使用。丝状真菌腹膜炎患者可使用泊沙康唑（静脉给药 400 mg q12h）或伏立康唑（200 mg，腹腔给药每日一次，或200 mg，口服每日两次）。

联合应用两性霉素B和氟胞嘧啶是传统的初始治疗方案，但是因为腹腔应用两性霉素常造成化学性腹膜炎，静脉使用时腹腔生物利用度不高，加上氟胞嘧啶口服后，需监测其血药浓度（血药浓度应维持在25~50μg/ml）以避免骨髓毒性，该方案已被其他方案所取代。

观察研究发现，不论选择何种抗真菌方案，及时拔除导管都可能改善预后和降低死亡率。在拔除导管后，抗真菌药物应至少使用2周。国外一项研究表明，约1/3的患者可以回归PD治疗。不主张为了确定疗效和试图清除真菌而延长抗真菌药物的应用。

表1-2-6  治疗腹膜透析相关性真菌性腹膜炎药物及剂量

| 抗真菌药物 | 剂量和用法 |
| --- | --- |
| 全身给药 | |
| 两性霉素 | 静脉测试剂量1 mg； |
| | 起始剂量每天0.1 mg/kg，持续＞6小时； |
| | 增加至目标剂量每天0.75~1.0 mg/kg，维持4天 |
| 氟胞嘧啶 | 口服1 000 mg q.d |
| 氟康唑 | 口服LD 200 mg MD 50~100 mg q.d |
| 伏立康唑 | 口服200 mg q12 h |
| 卡泊芬净 | 静脉LD 70 mg MD 50 mg q.d |
| 泊沙康唑 | 静脉400 mg q12 h |
| 腹腔给药 | |
| 氟康唑 | 200 mg q24~48 h |
| 伏立康唑 | 2.5 mg/kg q.d. 或 200 mg q.d |

q.d=每日一次；q12h=每12小时一次；q24~48h=每24~48小时一次；LD=负荷剂量；MD=维持剂量。

6.分枝杆菌腹膜炎

人类分枝杆菌感染分为结核分枝杆菌（*Mycobacterium tuberculosis*，MTB）和非结核分枝杆菌（*Nontuberculous mycobacteria*，NTB）两类。结核分枝杆菌感染可以在人之间传播，并潜伏下来，在一定情况下，感染可以被重新激活。NTB是一种不会在人与人之间传播的环境微生物，虽然NTB引起PD腹膜炎并不常见，发病率有增加趋势。

（1）结核性腹膜炎

结核性腹膜炎通常是由于潜伏的MTB感染复发而引起。在患者准备透析或进入透析时，主张常规筛查潜在MTB感染，尤其是患者生活在MTB感染高发地区时。常规筛查包括结核菌素皮试或结核γ-干扰素（IFN-γ）释放试验。被诊断为潜伏性MTB感染的患者接受预防性治疗（异烟肼300 mg/d或900 mg，每周3次，联合吡哆醇50 mg/d，治疗9个月）将明显降低活动性结核病的风险。

在发展为活动性肺结核的PD患者中，结核性腹膜炎发生率（37%）几乎与肺结核（40%）相当。结核性腹膜炎的临床表现与细菌感染类似，伴有发热、腹痛，透析液浑浊，透出液白细胞计数升高，通常以中性粒细胞（PMNLs）为主，但通常在后期淋巴细胞明显增多。主要的区别是结核性腹膜炎往往有更多的慢性或亚急性发作的体征和症状（如低热、盗汗和消瘦等）。透出液常规细菌培养阴性，分支杆菌（AFB）涂片很少阳性。由于免疫受到抑制，结核菌素皮试通常为阴性。出现培养阴性腹膜炎或复发性腹膜炎时，应考虑结核可能，并将透出液送AFB涂片和培养。透出液AFB涂片的阳性率不到20%。传统的培养方法（例如 Löwenstein-Jensen 琼脂）培养缓慢，且不够敏感。在液体培养基中，培养出阳性菌的时间明显缩短（例如Septi-Chek，BACTEC；Becton Dickinson，NJ，USA）。采用BacT系统培养，AFB阳性率为70%～90%，但需10～14天才能出结果。将50～100 ml透出液离心，随后在固体和液体培养基中培养沉淀物，可以提高整体诊断率。一种更快速的诊断方法是直接对PD液进行PCR检测。PCR检测MTB只需数小时，对结核性腹膜炎非常敏感但假阳性较高。腹膜活检通常能发现肉芽肿且培养呈阳性，缺点是具有创伤性。如果高度怀疑结核性腹膜炎，推荐腹腔镜下对腹膜或网膜进行活检，以供快速诊断。因为治疗疗程不同，区分粟粒性结核与有没有腹膜以外结核性感染仍然很重要。

一旦诊断为结核性腹膜炎，应开始四联抗结核治疗。ISPD指南建议异烟肼300 mg每日一次，利福平600 mg每日一次，吡嗪酰胺25~35 mg/kg每周3次，氧氟沙星200 mg每日一次；为避免异烟肼诱导的神经毒性，吡哆醇50~100 mg每天一次。对于药物敏感菌株，吡嗪酰胺和氧氟沙星可能在2个月后停止使用，异烟肼和利福平持续使用12~18个月。研究发现利福平在PD透出液水平通常较低，如果有静脉制剂，提倡腹腔内给予利福平。

应该避免长期使用高剂量吡哆醇。不推荐使用乙胺丁醇，因为有视神经炎风险。如需使用，必须适当减量，建议每48小时给予15 mg/kg，或每周3次给药，维持2个月。

是否拔除导管仍旧是一个有争议的问题。既往研究显示，许多患者经抗结核治疗有效而没有拔除导管。结核性腹膜炎的拔管时机还有待更多研究。

（2）NTB腹膜炎

NTB是由150个或更多种类组成的一类菌种，其中许多已经被鉴定为人类病原体。这些微生物存在于水、土壤、动物生活的环境中，通常从水或其他环境来源获得，不会人传染人。分枝杆菌是一种罕见的造成腹膜炎的原因，但在美国的大多数中心，由NTB引起的腹膜炎比结核性腹膜炎更常见。NTB也可能导致出口处感染，从而导致腹膜炎。庆大霉素用于出口感染预防与NTB出口处感染的发生率增加有关。

NTB腹膜炎的临床表现与细菌性腹膜炎相似，伴有腹痛和浑浊流出物，以中性粒细胞为主，但细菌培养通常在3天时呈阴性。透出液AFB涂片通常为阴性。最常见的致病菌是快速生长的脓肿分枝杆菌（*Mycobacterium abscessus*）、偶发分枝杆菌（*Mycobacterium fortuitum*）、龟分枝杆菌（*Mycobacterium chelonae*）和鸟分枝杆菌（*Mycobacterium avium*）。这些病原菌在常规细菌培养基培养下3~5天即可呈阳性。NTM为阳性革兰氏菌，容易被误认为是类白喉杆菌，通过AFB染色可区分。这些微生物通常对异烟肼、利福平和吡嗪酰胺等标准抗结核药物无反应。关于NTB所致腹膜炎的资料仍然有限，目前还没有较为统一的治疗方案。治疗应以抗菌药物敏感性试验为指导，敏感药物通常包括氨基糖苷类、大环内酯类和氟喹诺酮类药物。但遗憾的是，超过80%的病例报告需要拔除导管，并继续抗菌治疗至少6周。

7.难治性腹膜炎

难治性腹膜炎定义为使用适当抗生素5天后腹膜透出液没有转清。

经过抗生素治疗72小时，多数患者会有临床症状改善。合适抗生素治疗 5 天，腹膜炎未能控制可诊断为难治性腹膜炎。有研究发现，治疗后第3天PD透出液白细胞计数＞1 090/mm³，可预测治疗失败。

难治性腹膜炎常与导管表面细菌生物膜的形成有关。导管表面的生物膜细菌很难根除，因为细菌会产生胞外多糖层，阻止大多数抗生素进入细菌菌落。大于MIC浓度的抗生素可消除腹腔内浮游的细菌，但达到MIC浓度的抗生素对处于生物膜内的细菌无效。消灭生物膜状态下的微生物可能需要100～1 000倍MIC浓度的抗生素。最小生物膜清除浓度（MBEC）定义为清除生物膜的抗生素的最小浓度。Girard建议当患者有持续或复发性腹膜炎时，应检测MBEC水平。抗生素封管时导管内含有极高浓度的抗生素，对血液透析患者，全身使用抗生素的同时辅以抗生素封管，能有助于治疗中心静脉导管相关感染。近年来，Wong等报道了在腹膜透析患者中使用抗生素封管成功治疗难治性腹膜炎的一系列案例，但还缺乏进一步高质量的临床研究证据。

尿激酶有可能溶解生物膜，有利于抗生素杀灭细菌。研究显示与安慰剂相比，腹腔内应用尿激酶在对持续性腹膜炎和耐药性腹膜炎的初始治疗反应中未见任何益处。同样的，在持续性腹膜炎或确诊为腹膜炎时应用尿激酶溶解纤维蛋白，对拔管和复发率也无影响。一个随机对照研究显示，在减少腹膜炎的复发次数方面，采用同时拔管和更换导管的方法优于尿激酶治疗。因此，不建议常规腹腔内应用尿激酶来提高抗生素的杀菌效力。

一旦发生难治性腹膜炎应立即行拔管手术。在腹膜炎时，如患者临床症状恶化，也不必等到治疗5天，可更早进行拔管。多数患者经过抗生素治疗3天后临床症状即可改善。长期尝试抗生素治疗可能导致住院时间延长、腹膜损伤和真菌性腹膜炎，增加并发症和死亡风险。

## 六、腹膜炎结局

在腹膜炎发作期间，超滤减少，腹膜尿素清除增加，蛋白质损失增加。腹膜炎与丰富的渗出物和降低的纤溶活性有关，这导致超滤的短暂丧失；当感染治愈后，超滤恢复正常。反复发作的腹膜炎可能导致腹膜粘连、硬化和超滤丧失，这些都可能是退出PD的原因。腹膜炎仍然是CAPD退出的主要原因。

腹膜炎经治疗，大部分能够治愈。约有20%腹膜炎直接导致腹膜透析技术失败（拔管和永久性转血液透析治疗），2%~6%的腹膜炎可导致患者死亡。难治性腹膜炎是腹膜透析技术失败的主要原因。部分患者出现腹膜炎再发（指上一次腹膜炎治疗完成后四周内再次发生，但致病菌不同）、腹膜炎复发（定义为上一次腹膜炎治疗完成四周内再次发生，致病菌相同，或是培养阴性的腹膜炎）和腹膜炎重现（指一次发作治疗完成后四周之后再次发作，致病菌相同）。复发性腹膜炎、再发性腹膜炎以及重现性腹膜炎的治疗代表着不同的临床情况，预示着更为糟糕的临床预后。再发性腹膜炎较复发性腹膜炎有着更差的临床预后。再发性和复发性腹膜炎分别使14%和5%的腹膜炎发作复杂化，并且两者都有更高的拔管风险和永久性转血液透析治疗的风险。据报道有10%的腹膜炎发作是反复发生的，在完成抗生素治疗后的第二个月复发率最高。为了记录腹膜炎发生率，当计算腹膜炎发病率时，复发性腹膜炎不计为另一次腹膜炎；再发和重现性腹膜炎应被计为另一次腹膜炎。

## 七、病案分享

【病情简介】

患者，男，65岁，因"腹膜透析3年，腹痛、透出液浑浊14天"入院。8年前行阑尾炎手术时发现C型血友病。5年前因癫痫使用德巴金（丙戊酸钠）。3年前因肾功能异常诊断为慢性肾小球肾炎、慢性肾脏病5期，并开始行腹膜透析治疗。14天前开始腹痛、透出液浑浊，伴超滤量下降。在当地医院就诊，透出液白细胞 8 500/mm³，多核细胞 95%，培养出金黄色葡萄球菌，先后经腹给予头孢唑林加头孢他啶和万古霉素治疗，腹痛好转，透出液浑浊度减轻，但是透出液白细胞由860/mm³降至320/mm³，多核细胞由60%增至82%。入院时查体：体温36.6℃，脉搏94次/分，血压145/91 mmHg*。腹部有轻压痛和反跳痛，双下肢轻度水肿。出口处和导管隧道皮肤未见异常。血红蛋白103 g/L，血白细胞计数 10.6/mm³，中性粒细胞86%；血肌酐 1 024 μ mol/L，白蛋白 30 g/L，降钙素原 1.96 ng/ml。透出液常规：白细胞计数 380/mm³，多核细胞 82%。透出液培养药敏试验示耐甲氧西林金黄色葡萄球菌（MRSA）生长，对万古霉素、利奈唑胺敏感，对头孢菌素、环丙沙星、庆大霉素、利福平和复方新诺明耐药。

【处理和转归】

入院后经腹给万古霉素抗感染，监测血液万古霉素浓度维持于15～25 μ g/mL；口服制霉菌素50万U，每天3次，预防真菌感染。腹痛明显减轻，透析液变清亮。治疗后第2周、第3周和第4周透出液培养仍有金黄色葡萄球菌生长；透出液有核细胞逐渐下降到160/mm²，腹部无明显压痛，有轻度反跳痛。1月后出院，改为口服利奈唑胺 600 mg 每天两次，共3周，并继续口服制霉菌素。口服利奈唑胺后第1周、第2周和第3周后透出液白细胞计数分别下降到120/mm³、80/mm³和8/mm³。腹部压痛和反跳痛完全消失。随访患者3月，腹膜炎无复发。

---

*1 mmHg=﹣.133 kPa。

【思考】

问题1：患有凝血功能障碍的PD患者，因难治性腹膜炎拔管改血液透析的风险有哪些？

问题2：哪些抗生素药物可有效地应用于门诊腹膜炎患者？

【分析讨论】

腹膜透析是患有凝血功能障碍的终末期肾脏疾病患者的首选透析方式。这些PD患者如果发生难治性腹膜炎，拔管后虽然可以考虑进行血液透析，但是在腹膜透析管拔除、血管通路建立和每次血液透析操作，都可能需要使用血浆制剂或凝血因子来预防大出血的发生。对这些患者的腹膜炎应高度警惕。该患者为C型血友病，临床表现为典型的金黄色葡萄球菌腹膜炎。使用万古霉素治疗有效，但疗效缓慢。①关于药物选择，对于MRSA，原则上首选万古霉素，疗效缓慢时，可选择加用利福平。因为利福平耐药，并且可能降低正在使用的丙戊酸钠的血液浓度，不能选择使用。尽管疗效缓慢，万古霉素治疗有效，可以继续使用。一般不建议更换抗生素。但此例没有继续万古霉素方案，原因是门诊很难得到万古霉素，尤其对于生活在边远地区的患者。而长期住院治疗，有增加交叉感染风险，以及不利于患者康复等诸多弊端。口服利奈唑胺生物利用度为100%，1～2小时即可达到血药峰值，并能较好地渗透到腹膜。这些优点使得患者得以顺利切换到口服抗生素并出院。利奈唑胺常见的副作用是血小板减少。该患者服用利奈唑胺时出现了菌群紊乱，服用益生菌后好转。②关于疗程，金黄色葡萄球菌腹膜炎疗效缓慢，需要抗感染治疗3周，而该病例使用敏感抗生素共7周。在明确病原菌和药敏结果时，在抗生素有效的情况下，坚持治疗很重要。

预防腹膜炎对每一位PD患者来说都很重要，对有遗传性凝血功能障碍患者的PD患者尤其重要。腹膜透析中心应对这些患者加强随访，强化腹膜透析相关感染的预防宣传，并及时采取积极有效措施。发生腹膜炎后应积极应对，选择适当抗生素争取治愈，使患者得以继续腹膜透析治疗，避免转血液透析，以及发生与血液透析治疗相关的并发症。

## 八、小结

腹膜炎是腹膜透析常见的严重并发症。合理采取预防措施是预防腹膜炎的关键。在腹膜透析导管插入、结肠镜检查或妇科侵入性手术前给予预防性抗生素，每日或定期在导管出口处外用抗生素乳膏或软膏，及时治疗出口处或隧道感染。一旦PD患者出现腹膜炎临床表现，在采集适当的透出液标本送检后，应开始经验性抗生素治疗。抗生素应覆盖革兰氏阳性菌和革兰氏阴性菌（包括假单胞菌属）。腹腔注射是首选的给药途径。同时应增加抗真菌预防，最好是口服制霉菌素，以防止继发性真菌性腹膜炎。一旦PD透出液革兰氏染色或培养和药物敏感试验结果出来，抗生素治疗可相应调整。抗生素的持续时间通常为2～3周，这取决于培养出的特定微生物。对于难治性、复发性或真菌性腹膜炎，建议拔除导管并进行暂时性血液透析。对于难治性出口处或隧道感染，也应考虑拔除PD导管。随着临床实践的改进，PD相关性腹膜炎的发生率在世界范围内呈下降趋势。

## 九、指南要点

2016年更新的《ISPD腹膜炎建议：腹膜炎的预防和治疗》关于腹膜炎治疗部分的推荐和建议部分要点如下。

1.每个中心至少每年监测一次腹膜炎发生率。监测内容包括：总体腹膜炎发生率、特殊微生物的腹膜炎发生率、每年未患腹膜炎的患者比例以及感染微生物的抗生素敏感性。每一个腹膜透析中心都要有CQI程序来降低腹膜炎发生率。

2.接受抗生素治疗时应预防性使用抗真菌药物。

3.透出液浑浊的患者确诊之前按腹膜炎治疗，直到确诊或者排除诊断。无论何时怀疑腹膜炎，均应进行透出液细胞计数、分类、革兰氏染色和微生物培养。

4.透出液细菌培养首选血培养瓶。如果15%以上腹膜炎培养阴性，那么取样和培养方法需行审查和改进。

5.在获取合适的微生物学标本后尽快行经验性抗生素治疗。经验性抗生素应是中心特异的。建议用万古霉素或一代头孢菌素覆盖革兰氏阳性菌，第三代头孢菌素或氨基糖苷类药物覆盖革兰氏阴性菌。

6.抗生素首选经腹给药，除非患者有全身败血症的表现。

7.对氨基糖苷类采用每天间歇性经腹给予，避免长期使用。推荐万古霉素间断性经腹使用，并且保持血药浓度≥15 mg/L。头孢菌素可以连续或间歇性使用。

8.对于肠球菌腹膜炎予以经腹万古霉素治疗3周。对严重的肠球菌腹膜炎，增加经腹氨基糖苷类药物治疗。

9.对于耐万古霉素肠球菌腹膜炎，如果细菌氨苄西林敏感，建议经腹治疗3周；如果耐药，建议基于药敏试验结果选用其他抗生素（奎奴普汀/达福普丁，达托霉素/替考拉宁）。

10.棒状杆菌腹膜炎应使用有效抗生素治疗3周。

11.对于假单胞菌腹膜炎，建议使用2种作用机制不同且均对病原菌敏感的抗生素（例如经腹给予庆大霉素或口服环丙沙星，联合经腹给予头孢他啶或头孢吡肟）治疗3周。

12.对多种肠道菌腹膜炎（多种革兰氏阴性或混合革兰氏阴性/革兰氏阳性致病菌）治疗后没有获得较快的临床反应时，应立即进行外科评估；建议使用甲硝唑联合经腹给予万古霉素，并加用氨基糖苷类或头孢他啶，至少治疗3周。如果透出液有多种革兰氏阳性菌生长，建议使用有效的抗生素治疗3周。

13.如果培养为阴性的腹膜炎在第3天症状未能缓解，建议采用特殊的培养技术分离非常见致病菌。

（钟　慧）

第三章

# 腹膜透析导管拔除和重置

## 一、拔管指征

拔管指征包括：难治性腹膜炎、复发性腹膜炎、难治性出口和隧道感染、真菌性腹膜炎或真菌性导管相关感染，在患者有重现性腹膜炎、分枝杆菌腹膜炎和多种肠道微生物腹膜炎时也可以考虑拔管。

事实上，尽管许多患者对抗生素反应不佳，因为各种原因，Tenckhoff导管并没有及时拔除。这些原因包括：期望延长治疗观察效果、不能及时安排手术日程、无法及时建立血管通路行血液透析、治疗方案沟通障碍等。对难治性、复发性或真菌性腹膜炎应进行及时拔管。及时拔管后不仅能更好控制炎症，改善腹膜炎结局，也可保护腹膜，使部分患者能够重新置管回到腹膜透析。

## 二、拔管后处理

### （一）拔管后的抗感染疗程

难治性腹膜炎或难治性导管相关感染拔管后，应继续使用抗生素。因导管拔除，抗生素一般只能通过口服和静脉给予。如果不考虑再置管，作为异物的导管已经取出，抗生素疗效应该非常显著。建议根据临床症状和炎症指标来判断是否继续使用抗生素。如通过动态监测降钙素原水平来决定是否停药。适宜抗生素至少应该使用到临床症状完全消失，建议使用到腹痛症状消失1周以上。同时透出液清亮，白细胞计数小于100/mm³，多核细胞小于50%。需要7～14天。但是对于部分病原菌如真菌感染，可能需要更长时间。这与不同病原菌、药物敏感性、感染程度等都有关系。如发生腹腔分隔积液伴持续感染，疗程会更长。对特殊菌感染如结核性腹膜炎，拔管后抗结核药物使用的疗程还缺乏研究。建议结核性腹膜炎PD患者拔管后参考结核性腹膜炎的治疗。

### （二）拔管后的腹腔积液

有观察性研究发现在严重的腹膜炎发生后，部分患者拔管后出现反复腹腔内积液，需要经皮穿刺行腹腔引流。在这组患者中，成功恢复PD的概率非常低。事实上，腹膜炎患者拔管以后，腹腔积液较为常见，但准确发生率仍然不清楚。Bilgic等人报道，从PD转为血液透析的患者中，30.7%（8/26）存在腹腔积液。另一回顾性研究发现，PD患者拔管后，14.7%（10/68）有明显腹腔积液。Moon等报道在腹膜炎治疗失败的患者中，22.2%有反复腹腔积液。在难治性腹膜炎拔管后，14.0%（30/214）的患者因出现反复分隔性腹腔积液，需要经皮穿刺引流。

腹膜炎拔管后腹腔积液的实际发生率可能更高，因为少有研究对所有拔管的患者都进行了检测和追踪。目前没有统一标准来定义无临床症状的腹腔积液。在临床上拔管后的腹腔积液常常是因为有不适症状甚至需要引流而受到重视。

在反复发生分隔性腹腔积液的患者中，有研究报道近一半患者的病原菌为假单胞菌属。腹腔积液可能是源于感染，也可能是继发于腹腔粘连的分隔性腹水，在临床上常难以将两者区别开来。常见的临床表现有：发热、持续腹痛、肠梗阻表现、持续白细胞计数增多、炎症标志物水平增高。患者拔管后血清C反应蛋白和降钙素原水平持续升高，表明可能有持续感染。83.3%患者穿刺液培养为阴性，但细胞分类以巨噬细胞为主。在培养阳性的5例患者中，3例培养出与本次腹膜炎相同的细菌，2例培养出不同细菌。

治疗上，穿刺引流是最重要的治疗措施。根据相关报道，56%以上的拔管后腹腔积液患者需要反复穿刺引流（但这些数据很可能有报道偏倚）。对持续感染者，继续抗生素治疗也很重要。因为已经拔管，以及常伴有消化道症状，抗生素常常需要静脉给药。抗生素的选择仍然应该基于引流液培养结果或先前培养结果。由于广谱抗生素使用或多种抗生素联用，以及抗感染治疗时间较长，二重感染和肠道菌群失调比较常见，部分病例需要联用静脉抗真菌药物和服用益生菌调节肠道。较多患者因进食差，或有肠梗阻，需要营养支持治疗。

有明显腹腔积液患者的预后差，死亡风险较高。文献显示，在拔管后随访12个月内，腹腔积液者的包裹性腹膜硬化（EPS）风险（70% vs 0）和全因死亡率（30% vs 0）均较高于无腹腔积液者。但另一研究发现，有反复发生分隔性腹腔积液并需经皮穿刺引流者，尽管没有使用糖皮质激素和他莫昔芬治疗，无一例发生明显EPS，患者6周内死亡率为30%（9/30），12月死亡率为40.3%（13/30）。早期（6周内）死亡原因为心肌梗死（2/9）和持续腹膜炎伴或不伴脓毒血症（7/9例）。余下患者的中位生存率为49.1月。2例尸检发现非特异性腹膜炎症，但均无明显腹膜硬化。

拔管后腹腔积液可能与拔管延迟、抗感染力度不够、PD时间长和高腹膜转运特性有关。Chang MS认为拔管后腹腔积液与拔管延迟有关。这些患者的平均拔管时间（即从发生腹膜炎到拔管的时间）为9天，且在PD时间长和腹膜转运状态更高的患者中更易发生。

越来越多的文献支持延迟拔管是发生腹腔积液的危险因素，但是延迟拔管在多大程度上促进了反复腹腔积液的发生，以及在拔管过程中进行腹腔灌洗是否会阻止腹腔积液的发生，目前尚不清楚。

### 三、PD再置管

发生严重的腹膜炎后，有一些患者能回到PD，而另一些有腹腔粘连的患者可能不能重新置管或因永久的腹膜衰竭而不可继续PD。

目前还没有足够证据表明何时是最佳的再置管时机。关于PD相关感染后拔管和重新置管之间的最佳间隔时间的数据很少。2017年更新的《ISPD导管相关感染建议指南》建议：对于出口或隧道感染伴发腹膜炎而行拔管的患者，重新置管应在拔管和腹膜炎症状完全缓解至少2周以后。对于难治性腹膜炎，如拔管后考虑重新植入导管，也应在腹膜炎症状完全控制并拔管至少2周以后。观察性研究表明拔管后需要等待2~3周才能重新置管。在真菌性腹膜炎后，建议需要等待更长时间再植入。对复发性表皮葡萄球菌腹膜炎的部分患者，可以在抗生素治疗下，在拔管同时更换腹膜透析导管。但这需要在腹膜炎治疗有效且透出液变清亮后才可进行。对于难治性腹膜炎和真菌腹膜炎，不推荐同时重新插入新PD导管。

重新置管推荐通过腹腔镜手术进行，以便可以直接观察粘连情况。再次行PD常有超滤问题。拔管后反复腹腔积液者，成功恢复PD的概率非常低，应考虑直接转为永久血液透析。

再置管者的预后：尽管ISPD指南指出，拔管后许多患者适合通过再置管重回PD，但是这部分患者预后并不一定理想。在严重腹膜炎发作后，大约50%的患者有可能重新回到PD。但1年后仍能继续行PD治疗的仅占其中的34%。研究表明，临时过渡血液透析不会影响拔管后再置管腹膜透析患者的临床结局。返回PD后的无腹膜炎的技术生存率和患者生存率，与细菌类型和临时血液透析时间无关。

### 四、小结

对难治性腹膜炎、真菌性腹膜炎和难治性导管相关感染应及时拔管。部分患者因腹腔粘连或永久腹膜衰竭而不可能再行PD。拔管后如考虑重新放置导管，应在症状完全缓解至少2周以后。推荐采用腹腔镜手术进行重新置管。延迟拔管可能是拔管后腹腔积液的危险因素。拔管后严重腹腔积液患者的预后差，死亡风险较高。

## 五、指南要点

2017年更新的《ISPD导管相关感染建议指南》和2016年更新的《ISPD腹膜炎建议：腹膜炎的预防和治疗》中拔管相关内容的主要推荐要点如下：

1.对于难治性出口或隧道感染而无腹膜炎患者，可以在抗生素覆盖下拔管，同时选择新的出口位置重新置管。难治性的定义是有效抗生素治疗3周症状不缓解。

2.出口感染同时伴随或进展至腹膜炎，应予拔管。

3.出口或隧道感染伴发腹膜炎而行拔管的患者，重新置管应在拔管和腹膜炎症状完全缓解至少2周之后。

4.当PD透出液鉴定出真菌时应立即拔除导管。

5.在导管拔除后应使用适当的抗真菌药物治疗至少2周。

6.难治、复发或真菌性腹膜炎应进行拔管，除非有禁忌证。拔管后许多患者是适合重回PD的。重新置管建议在腹膜炎症状完全控制并拔管至少2周后。

（钟　慧）

# 第四章

# 腹膜透析相关感染的预防

腹膜透析感染性并发症的有效预防、早期发现和及时治疗对于降低腹膜透析技术失败发生率、降低住院率和改善患者预后至关重要。接下来从以下几个方面阐述腹膜透析相关感染的预防。

## 一、腹膜炎发生率的监测

目前报道的腹膜炎发病率各有差异。一项纳入1 677例新开始腹膜透析患者的回顾性研究显示，第一年腹膜炎的发生率为42例/100患者年。在463例首次发生腹膜炎的患者中，有336例（72.6%）发生于腹膜透析的最初6个月内。2016年的《ISPD腹膜炎建议：腹膜炎的预防和治疗》ISPD2016年版腹膜炎预防和治疗推荐指南建议，每个腹膜透析中心均应至少每年监测1次腹膜炎的发生率（发生次数/患者年），还指出了腹膜透析中心腹膜炎发生率的控制标准，即每个中心每年腹膜炎的发生率不应超过0.5次/人。

## 二、导管出口处和隧道感染的防治

导管出口处和隧道感染统称为腹膜透析导管相关感染。导管出口处的感染主要表现为导管出口处红肿、疼痛、出现脓性分泌物等，而隧道感染主要表现为沿隧道走行处皮肤红肿、触痛、硬结，超声可见沿隧道走行的积液。二者通常同时出现，但也可以单独发生。

病原菌可通过导管出口处皮肤、皮下隧道进入腹腔导致腹膜炎的发生。表皮葡萄球菌、金黄色葡萄球菌、大肠埃希菌和铜绿假单胞菌等容易定植于硅胶透析管表面，细菌在生物膜的保护下繁殖，在植管后的数周内，便在透析管内外表面定居下来，使病原菌躲过杀菌剂、吞噬细胞和抗生素的围剿。故导管相关性感染预防的关键是防止细菌（尤其是金黄色葡萄球菌）在导管表面定植，包括如下几个方面。

（一）导管材料和置管手术

目前使用的腹膜透析管是1968年引入的安全性及生物相容性较好的硅胶管。近年来有相关研究对导管材料如硅胶管、聚氨基甲酸酯等进行了对比，结果显示，在预防感染方面，没有哪一种导管明确优于标准的Tenckhoff硅胶管。一些研究对新型材料如多孔硅材料、羟磷灰石陶瓷和银壳、抗菌导管等进行了探索，但目前的结果未达预期，且存在一定局限性，如限制活动、局部不适、脱色及银离子释放对机体免疫的影响等。

腹膜透析置管需严格参照《中国腹膜透析置管指南》进行标准化手术置管，包括使用双涤纶套的Tenckhoff硅胶管，进行荷包缝合法固定导管，导管出口方向朝外、向下等。近年来也有学者针对手术方式（开腹vs腹腔镜）、手术切口位置（正中vs旁切口）、导管类型（直管vs卷曲管、单cuff vs 双cuff、Swan-neck vs Traditional Tenckhoff）及腹膜透析管是否皮下包埋等是否影响预防导管相关感染的发生进行了较多的研究，结果显示以上因素均无明显影响。

（二）局部护理

研究显示，导管出口处和隧道感染是导致腹膜透析患者发生腹膜炎和拔管的主要危险因素，所以早期发现和及时的抗生素治疗导管出口处和隧道感染是减少继发性腹膜炎发生的关键所在。导管出口处得当的护理在预防感染中扮演着重要角色。腹膜透析患者应每日检查导管出口部位，而临床医生应至少每月检查1次出口部位，尤其是在患者指出其出口部位外观发生改变时。指南建议在围手术期护理时使用抗菌皂、碘伏或氯己定进行无菌换药，保持伤口处的干燥，3周内避免盆浴或淋浴。淋浴时应注意保护出口处，淋浴完毕后出口处应及时清洗、消毒。尽量保持腹膜透析导管的固定，尤其是术后2周内应特别注意，以避免导管经常受牵拉或因过度牵拉导致出口处组织损伤、愈合不良。若导管出口处无红肿、触痛及脓性分泌物等表现，建议在导管出口处每天局部外用抗生素乳膏或软膏（目前推荐使用莫匹罗星或庆大霉素）。2010年的一篇系统评价纳入14项研究，共1 233例腹膜透析患者，发现局部使用莫匹罗星可降低ESI的风险（RR：0.57，95%CI：0.46～0.66）。2003年的1项Meta分析显示，对于腹膜透析患者，导管出口处常规局部外用莫匹罗星软膏进行护理可降低66%腹膜炎和62%出口处感染的发生。另外，Judith等进行的1项多中心随机双盲对照研究表明，每天于导管出口处涂抹庆大霉素软膏对于预防铜绿假单胞菌及其他革兰氏阴性菌的感染优于莫匹罗星，并能降低35%腹膜炎的发生，尤其是革兰氏阴性菌所致的腹膜炎。然而另一项系统评价显示，鼻部使用莫匹罗星虽可明显降低导管出口处、隧道感染的发生率和鼻部金黄色葡萄球菌的携带率，但并不能显著降低腹膜炎的发生率。对于导管出口处出现脓性分泌物的患者，需尽早进行出口处脓性分泌物的送检，寻找病原学证据，并尽早开始口服抗生素的治疗。在微生物培养及药敏结果回报前，通常需经验性覆盖金黄色葡萄球菌，同时也需结合患者既往导管出口感染史的情况进行抗生素的合理选择。若经过规范的治疗且达足够疗程后感染仍难以控制者，应尽早拔除腹膜透析管。

因此，对于进行腹膜透析的患者，我们需要加强出口处护理及相关培训以降低导管出口处和隧道感染的发生率，对于已经发生的出口处或隧道感染者应结合患者情况尽早合理使用抗生素治疗，同时评估当前是否有拔管的指征，以减少继发性腹膜炎的发生风险。

### 三、操作前预防性使用抗生素

#### （一）腹膜透析置管前预防性使用抗生素

尽管腹膜透析置管术在外科领域归属于清洁手术，但基于该人群治疗的特殊性和大量研究结果，腹膜透析置管前应预防性使用抗生素。2016年中国腹膜透析置管指南和ISPD指南均建议在PD置管前预防性使用抗生素，但至于何种抗生素是预防的最佳选择仍无共识，目前通常选用第一、二代头孢菌素、万古霉素、氨基糖苷类等。各腹膜透析中心应根据当地常见的致病菌种类和各菌种对抗生素的耐药情况进行合理选择。

#### （二）其他侵入性操作前预防性使用抗生素

腹膜透析患者在进行一些侵入性操作如肠镜、宫腔镜、胆囊切除术等后可导致腹膜炎的发生。这一方面归因于腹膜透析患者本身多存在营养不良、抵抗力低下或灌注入腹腔的透析液扰乱了正常的宿主防御机制等情况，另一方面归因于操作相关因素，如器械、活检、组织损伤和围手术期细菌污染等。牙科操作造成菌血症的风险较高，指南建议腹膜透析患者在进行牙科操作前2小时应给予抗生素口服（如：阿莫西林）。在结肠镜检查或妇科手术如宫腔镜、子宫内膜活检等侵入性操作方面，指南建议操作前尽量先排空透析液，保持"干腹"状态，因为腹腔内存在透析液的情况下操作可能会促使细菌滋长，并使宿主防御机制的有效成分浓度降低。自2005年起，ISPD指南建议操作前应考虑全身预防性使用抗生素，如氨基糖苷类或氨苄西林等。2015年，美国胃肠内镜协会（American society for gastrointestinal endoscopy，ASGE）也建议腹膜透析患者在进行低位胃肠道镜操作前预防性使用抗生素。然而何种抗生素是预防腹膜炎发生的最佳选择尚不明确，目前应用较为普遍的是静脉应用氨苄西林和氨基糖苷类，包括或不包括甲硝唑。操作前经腹腔注入抗生素进行腹膜炎预防的有效性尚未证实。既往多项研究均显示，腹膜透析患者腹膜炎的发生与内镜操作有关，操作前预防性静脉输注抗生素可降低腹膜炎的发生风险。Fan等进行的一项回顾性研究表明，妇科操作前预防性使用抗生素可降低腹膜炎的发生率。一项纳入77例CAPD患者、共有97例结肠镜操作的研究也显示，操作前接受了预防性抗生素的18例操作中，无1例出现腹膜炎，而在未接受预防性抗生素的79例操作中，有5例（6.3%）被诊断为腹膜炎。另外，在一项回顾性多中心研究中，纳入了236例行结肠镜操作的CAPD患者，其中有9例患者发生了腹膜炎，操作前他们均没有接受预防性抗生素的使用，而操作前接受了预防性使用抗生素的65例患者中，没有1例患者发生腹膜炎。然而Clarke WT等在一项多中心回顾性研究中，纳入了99例PD患者，共计127例次结肠镜、乙状结肠镜操作，结果显示在内镜等操作前遵循指南建议预防性使用抗生素的依从性相对较差，127例次内镜操作中，仅10例次（8%）在操作前预防性使用了抗生素。另外，该研究中腹膜炎的发生率很低，仅1例患者确诊为腹膜炎，1例疑似腹膜炎，以上情况表明在内镜操作前预防性使用抗生素可能也并非必需。关于腹膜透析患者操作前是否预防性使用抗生素仍需大样本的前瞻性随机对照试验进一步证实。

## 四、PD患者培训管理和护理实践

与血液透析相比，腹膜透析有其独特优势，如操作简单、可居家治疗、生活相对自由等。部分终末期肾脏病患者居住地离透析中心较远，这些优点也是这部分患者选择腹膜透析作为终末期肾病肾脏替代治疗方式的原因之一。但居家治疗也存在较多问题。首先，这要求患者或其照料者能严格掌握腹膜透析换液的操作流程，换液过程能尽量做到操作规范、遵循无菌原则。有文献报道，操作不规范是腹膜透析患者腹膜炎发生的独立危险因素。同时，也要求腹膜透析患者的居家交换环境干净且有一定的操作空间。所以住院期间进行腹膜透析置管后需对患者及其照料者进行严格标准操作流程的培训，经考核合格后方能单独进行透析液的换液操作。

　　一个好的PD培训项目理论上可降低腹膜炎的发生率，培训内容主要包括了解腹膜透析基础理论知识、手卫生、无菌换液操作流程、导管出口处的护理、腹膜炎、导管出口处和隧道感染的识别、预防措施及其他注意事项等。指南推荐由受过专门培训且具备相应资质的腹膜透析护士来培训患者，而培训者也要进行持续教育，使自身具有良好的专业知识储备及培训经验，在培训过程中不断提升培训技巧，使得腹膜透析患者在培训过程中更易于理解和掌握培训内容。一项单中心观察性研究显示，培训者的实践时长与新发患者中革兰氏阳性菌所致腹膜炎的发生率呈负相关。培训课程结束后需对患者进行测试，要求他们能对污染进行识别并做出恰当的反应。

　　PD专家指出再培训对于降低腹膜炎的发生至关重要。在一项研究中，将新接受腹膜透析的患者作为研究对象，并将其随机分配至标准培训组或强化培训组，结果显示了培训和强化培训的获益，同时发现在第2年强化培训组出口感染发生率与标准培训组相比明显更低，而且腹膜炎发病率也有降低趋势。指南建议再培训的时机是首次培训后3个月，此后至少每年进行1次常规培训，同时提出腹膜透析患者存在以下情况时需要进行强化再培训：①患者住院时间较长；②出现腹膜炎和（或）导管相关感染后；③患者近期出现头脑或肢体灵活度改变、视力或精神敏锐度变化等；④腹膜透析中断后（如曾因某种原因转为血液透析）；⑤更换供应厂商或透析用品类型后；⑥更换操作者后。再培训的内容应包括检查洗手技术、换液操作技能、污染情况的恰当处理、腹膜炎表现的识别及导管出口处的护理等。这些内容的培训有助于加强PD患者及其照料者的防范意识，提高其无菌换液操作的水平，尽可能减少因污染或操作不当而导致腹膜炎发生的概率。

　　另外，腹膜透析护理人员进行家访对于发现居家透析中不可预见的实际问题很有价值，家访可了解PD患者的居住环境及发现操作过程中问题所在，及时指出并给予相应的建议。在预防腹膜透析相关感染方面，需要考察患者在家中何处进行腹膜透析换液过程、操作是否规范、是否能识别污

染并对污染做出及时的处理、家中是否饲养宠物以及家庭环境的整体清洁
度等。

## 五、肠源性腹膜炎的预防

研究显示，严重便秘、胃肠炎与肠源性腹膜炎的发生有密切联系，故
应积极纠正胃肠炎、便秘等因素，教育腹膜透析患者纠正不良生活习惯、避
免不洁饮食、纠正便秘、加强营养等在预防肠源性腹膜炎发生中扮演着重
要角色。胃肠道进行侵入性操作也会增加PD患者腹膜炎的发生率，静脉预
防性使用抗生素可降低肠源性腹膜炎的发生率。还有一些观察性研究报告
显示，低钾血症患者肠源性腹膜炎的发生风险增加，考虑可能和低钾血症
患者常伴有营养不良、自身免疫力低下、细菌从肠黏膜移位至腹腔相关，
但这一现象仍需前瞻性随机对照研究进一步证实。

## 六、预防性使用抗真菌药物

真菌性腹膜炎是腹膜透析的一个严重并发症，它是腹膜透析患者拔管
的指征，也是患者住院率、死亡率增加的重要原因之一。腹膜透析患者大
多长期存在营养不良、贫血等情况，抵抗力较低下，腹膜炎发生后抗生素
的使用疗程大多2~3周，甚至更久，抗生素使用的具体疗程根据菌种的不
同又有所差异。而长时间广谱抗生素的全身性应用容易导致二重感染，这
是真菌性腹膜炎发生的一个主要危险因素。因此，ISPD指南推荐发生腹膜
炎的患者在接受抗生素治疗期间预防性使用抗真菌药物，以防止真菌性腹
膜炎的发生。Lo WK等及Restrepo C等进行的两项前瞻性随机对照研究及一
项系统评价均显示，预防性抗真菌治疗对腹膜透析患者有益，而且指出了
口服制霉菌素或氟康唑对于预防真菌性腹膜炎有效。Strippoli GF等研究也显
示，伴有全身感染但尚未出现腹膜炎的腹膜透析患者预防性使用抗真菌药
物可减少真菌性腹膜炎的发生。

## 七、其他潜在可干预的腹膜炎危险因素

研究显示，低白蛋白血症、维生素D不足、抑郁、连接方式、技术失误、低钾血症、抗生素使用时间长、医疗操作、出口定植和感染、暴露于宠物等是腹膜炎发生可干预的危险因素。

低白蛋白血症是大家较为熟知的腹膜炎的危险因素之一。人血白蛋白水平作为评估患者营养状态的重要指标之一。低白蛋白血症的发生，往往提示患者存在一定程度的营养不良，在此种状态下的患者免疫力较为低下，容易导致感染的发生。在一项以儿童为研究对象的小型研究中显示，随着人血白蛋白水平的升高，患者腹膜炎的发生率下降。然而相关数据资料有限，尚需更多研究加以证实。维生素D不仅影响钙磷代谢，而且具有广泛生理和病理作用，是维持人体健康、细胞生长和发育必不可少的物质。维生素D缺乏在腹膜透析患者中十分常见，部分原因可能与维生素D经透析液流出丢失有关。维生素D不足可影响患者的免疫功能，使患者感染发生风险增加。Rudnicki M等进行的一项单中心研究显示，口服活性维生素D可显著降低腹膜炎的发生风险（HR：0.20，95%CI：0.06～0.64）。有研究显示，抑郁亦是腹膜炎发生的危险因素，但其相关机制尚不明确，可能与抑郁患者机体免疫功能状态改变或其在连接过程中发生污染等因素有关。然而目前并无研究证实消除患者抑郁因素可使腹膜炎的发生风险降低。另外，由猫或其他家畜所引起的腹膜炎已有报道。因此，对于PD患者，应对其养宠物进行相应的评估，同时对其进行有关养宠物感染风险的持续教育亦不容忽视，以上措施对于预防由宠物所导致的腹膜炎的发生至关重要。研究显示，便秘、低钾血症等可增加肠源性腹膜炎的发生风险，但目前尚无证据显示治疗上述并发症可降低患者腹膜炎的发生率。与腹膜炎发生有关的危险因素较多，目前关于潜在的危险因素与腹膜炎的发生率以及干预危险因素后患者结局之间的关系仍需大规模的前瞻性多中心研究进一步证实。

## 八、实行持续质量改进制度

指南在腹膜炎的预防中建议将持续质量改进（CQI）这一管理理念应用于其中。CQI对于降低腹膜透析患者腹膜炎的发生率有着不容忽视的重要作用。这一理念应贯穿在从腹膜透析置管开始到治疗的整个过程中，主要包括评估和培训、治疗与监测、随访服务和质控等方面。每个腹膜透析中心应不断优化透析流程，创建透析前评估表，制定个体化培训课程，创建再评估、再培训体系，同时需每年监测腹膜炎的发生率，与国际水平进行实时对比，根据各中心的具体情况设定每年腹膜炎发生率的控制标准，分析腹膜炎发生的可能致病原因和培养结果。同时还可通过微信咨询平台、电话回访或家访的渠道了解患者腹膜炎发生的可能原因，定期进行反思、讨论和总结，并制定后续的改进和干预措施，在具体实施过程中又不断发现问题所在，又重新制定并实施新的优化方案，通过不断循环往复对腹膜透析流程的反馈、调整和改进，尽可能地降低腹膜炎的发生率。

（蒋　静）

**第二部分**

# 腹膜透析非感染性并发症

第一章
# 机械性并发症

## 第一节　导管相关并发症

导管相关并发症是导致PD治疗失败的主要原因，包括透析液流出不畅、内脏损伤、疼痛、外cuff脱出、导管移位、腹疝等。临床医生应熟练掌握导管相关各种并发症的临床表现，以便早发现、早治疗，对高危患者采取有效的预防措施，以期减少各种并发症的发生，提高患者的远期预后。下文将对腹膜透析导管相关并发症的病因、临床表现、治疗和预防进行阐述。

### 一、透析液流出不畅

腹膜透析是治疗慢性肾衰竭的主要方法之一，腹膜透析的优点是不依赖透析中心，能长期在家庭中进行，又称居家透析。透析液流出不畅是居家腹膜透析患者经常遇到的问题，腹膜炎、纤维蛋白堵塞等是透析液流出不畅的常见原因，影响腹膜透析的正常进行及患者生存质量和预后。对引起透析液流出不畅的常见原因正确认识和及时处理，可保证腹膜透析的正常进行。造成透析液流出不畅的原因主要有以下几点。

**1.功能性流出不畅**

透析液功能性引流不畅是指腹膜透析管本身无明显异常，因患者便秘或胀气等可逆性原因导致的短期透析液引流障碍，常发生于腹膜透析早期。便秘是引起透析液引流不畅最常见的原因，膨胀的乙状结肠可能阻塞腹膜透析管侧孔或导致腹膜透析管移位。患者在整个透析过程中，尤其是透析早期，应保持大便通畅，适当活动，避免腹腔内高压。饮食上多食用水果蔬菜，必要时使用促进肠蠕动药物或轻泻剂。长期便秘也易引起腹膜炎。腹膜透析管也可因为尿潴留引起的膀胱过度充盈而受压，造成引流不畅，这种情况相对少见，可通过超声检查及腹部平片鉴别。

**2.导管堵塞**

血块、脂肪球或纤维蛋白堵塞导管可致透析液引流不畅，通常造成出入液均有障碍。腹膜透析患者每天从透析液中丢失平均约10 g蛋白，腹膜炎时腹膜通透性增加，会有更多的蛋白丢失。如为单纯纤维素阻塞，可冲洗导管。若在腹膜炎情况下，絮状纤维蛋白多，可尝试使用含肝素的透析液反复冲洗，或使用生理盐水稀释尿激酶（1 mg/ml）封管。如反复尝试失败，需要重新置管手术。某些情况下，导管堵塞不易诊断。在X线排除导管扭曲或移位，排除尿潴留，纠正便秘等情况之后，导管仍引流不畅，可尝试使用尿激酶封管。有报道指出，若导管由纤维蛋白或血块堵塞，这种方法的再通率可达100%，且没有明显的副作用。

**3.网膜包裹**

网膜包裹造成透析液进出不畅，通常发生在术后2周以内，文献报道发生率约10%。包裹后透析液引流不畅，也容易发生腹膜炎。腹膜透析导管置入以后引起大网膜激惹，网膜血管扩张，纤维素分泌增加，诱使大网膜靠近导管并对其进行包裹。既往研究发现，网膜包裹多发生于术后长时间卧床的患者，可能与胃肠蠕动减慢、网膜激惹等因素相关。因此，条件允许的情况下尽量鼓励患者提早下床活动，增加胃肠蠕动，保持大便通畅，避免长期便秘，术后及时有效止痛，都可在一定程度上避免网膜包裹导管。也有报道指出，血脂代谢紊乱也是腹膜透析导管网膜包裹的独立危险因素，可能与大网膜脂肪细胞分泌炎性物质增加有关，纠正血脂代谢异常可能避免发生网膜包裹。同时，部分研究指出，既往曾行腹部手术的患者，置管后发生网膜包裹的概率增加，因此，术后充分与患者及家属沟通，交代相关风险也很有必要。与传统手术方式相比，腹腔镜下腹膜透析置管术可提前固定、折叠，或切除大网膜，尽可能避免术后出现网膜包裹。

### 4.导管移位

导管移位的主要表现是入液无阻力而引流障碍，但如果患者采取某种特殊体位时，可引流通畅。导管移位常在术后1周内出现，可通过腹部立位X线确诊。

导管移位的原因很多，最常见的包括：置管位置不当、肠胀气、短期内灌入过多液体，部分移位伴有网膜包裹。发现导管移位，可首先尝试物理复位方法。增加直立体位的时间，暂停透析液灌入，使导管末端保持下垂，避免由于过多透析液的浮力作用使导管漂浮而无法复位。可建议患者采用行走、下楼梯及下蹲运动等方法促进导管末端复位至骨盆内；可使用缓泻剂并嘱患者多食用蔬菜、水果等富含纤维的食物，促进肠道蠕动帮助导管复位。也可同时尝试手法复位：自移位后的导管末端向下，向内进行滑行按压。若考虑存在网膜包裹，可嘱患者直立体位，使用注射器从导管外口快速脉冲式加压注入生理盐水，利用冲力冲开网膜阻挡。此种方法简便、易行，可重复操作，但不可回抽，以免堵塞导管的大网膜被回吸嵌入导管内。

若手法复位失败，当前最推荐腹腔镜下复位法。腹腔镜直视下可准确判断导管位置，弄清导管移位原因，并做进一步处理以避免再次移位。其优点包括：①直视条件下找到导管流通障碍的原因并能即时处理且效果一般较为理想；②术中及术后并发症极少，可明显减轻患者术后不适感且术中对患者创伤小；③术中腹膜透析管放置位置准确且能固定，使术后透析管再堵率小；④术中能另行预防性手术防止导管再次发生堵塞及移位。如导管移位与网膜包裹有关，可在腹腔镜直视下行网膜切除、固定，或折叠手术。

5.其他

造成透析液引流不畅的其他常见原因还包括导管受压、皮下隧道内导管扭曲、腹壁过于松弛等原因。一般可通过手法复位、改变体位、改善患者健康及营养状态等方法恢复引流通畅。

总之，透析液引流不畅多发生于腹膜透析导管置管术后早期，其原因多种多样，需早期识别纠正。正确的置管方式及导管尖端初始部位理想，是导管引流通畅的保障。出现引流不畅，保守处理方法无法改善时，积极完善患者腹部立位X线片，进一步寻找可能的原因。生理盐水脉冲式冲洗导管，尿激酶封管等方式可尝试，若处理失败，积极安排腹腔镜直视下手术，寻找透析液引流不畅的原因并处理，大多数患者能顺利再次进行腹膜透析。应避免长时间引流不畅，否则易导致容量负荷过重、心衰、腹膜炎等不良事件发生。

## 第二节　腹腔内压力升高相关的并发症

### 一、疝

疝是腹膜透析常见的并发症，10%～20%的腹膜透析患者在透析过程中的某个阶段会出现腹部疝，大多数患者的疝发生在透析后半年至1年，但随着透析时间延长，疝形成的风险也明显增加。事实上，有文献指出，在腹膜透析开始前，仔细完善检查，可能发现部分患者存在未被发觉的疝（5.5%～10%）。

疝的形成多由于腹腔内压力升高同时腹壁强度减弱两种因素共同造成。灌入透析液后，腹腔内压力明显升高。而患者在不同体位及活动时，腹腔内压力也会波动。一般情况可，仰卧位时腹内压最低，而坐位时腹内压最高。因此，腹腔内大量液体留滞及患者于坐位时行腹膜透析是导致疝气形成的重要危险因素。与此同时，患者在咳嗽、用力、便秘、排尿困难、弯腰、存在妊娠、多囊肾等情况下也会引起腹内压升高。从部位上讲，生理情况下腹壁相对薄弱的部位，如精索或子宫圆韧带穿过的腹股沟管，股动脉穿过的股管，脐血管穿过的脐环，是腹壁强度较低的部位，也是疝易发生的部位。此外，发育不全的腹白线也属于腹壁薄弱点。老年人，肌肉萎缩，过度肥胖，反复腹腔手术和妊娠，也可能引起腹壁强度的下降。有研究发现，脐下正中切口置入导管比旁正中线置入导管的脐疝发生率更高。而在置管术后出现伤口愈合不良，深部cuff脱出肌层，术中腹壁及腹直肌缝合不佳等问题，也容易诱发腹壁疝形成。

1.临床表现

（1）腹股沟疝

表现为腹股沟区出现一突出的肿块，包括腹股沟斜疝和腹股沟直疝。

直疝表现为患者直立时在腹股沟内侧耻骨结节外上方出现肿块，多无明显疼痛。直疝的疝囊颈部宽大，内容物从后向前突出，平卧时大多能自动还纳。直疝不进入阴囊，因此极少发生嵌顿。

斜疝根据其能否复位可分为易复性疝、难复性疝、嵌顿性疝及绞窄性疝。其疼痛程度逐渐加重，需积极排查并处理。易复性疝多在患者腹内压增加时现，可进入阴囊或大阴唇。回纳疝块并压住腹股沟管深环，疝块不再突出。而难复性疝的疝块不易弯曲回复，可伴有消化不良、便秘等临床表现。嵌顿性疝多在腹内压突然增高时诱发，表现为疝块突然增大，疼痛明显，疝块不能回纳，触痛且逐渐紧张发硬。如疝内容物为肠管，还可能出现机械性肠梗阻的表现，如不及时处理，则将发展为绞窄性疝。绞窄性疝可出现肠袢坏死穿孔、剧痛，常并发严重感染。

（2）股疝

股疝多发生于中老年女性，容易发生嵌顿。疝块常表现为腹股沟韧带下放卵圆窝处的半球形不大突起。易复性疝多无明显症状，而发生嵌顿甚至绞窄时，症状明显加重。

（3）切口疝

部分腹膜透析患者由于蛋白能量消耗，管周漏液或局部感染等原因造成伤口愈合不良，使得腹膜透析导管切口疝的发生概率增加。症状为腹壁切口处膨隆，肿块突出，站立位及用力时明显，偶伴隐痛、便秘、消化不良等表现。若疝内容物与腹膜外腹壁组织粘连，可能出现部分肠梗阻的情况。因切口疝的疝环比较大，发生嵌顿的概率较小。

（4）脐疝

多发生于小儿和经产妇。在腹内压增高时，脐部有突出的包块。回顾性研究发现，小儿脐疝的疝囊颈一般不大，较少发生嵌顿和绞窄，而成人脐疝的疝环较小，易发生嵌顿。

（5）腹内疝

膈疝可于胸部闻及肠鸣音，常伴消化道症状。阴道后疝、肠壁疝、半月线疝多无明显临床表现，偶因原因不明的腹痛伴肠梗阻而被诊断。

2.诊断

疝在早期可能并不明显，不易被发现，仅在腹内压增高时出现胀痛，当肿块明显长大时可被患者及医生发现进而诊断。

彩超检查无创方便，可用于初筛，与一些积液、脂肪瘤、脓肿等情况鉴别。CT检查可确诊，并显示疝的大致轮廓。将造影剂注入透析液并灌入腹腔，嘱患者适当活动，2小时后行CT检查，可显示有无透析液进入疝囊。若为腹股沟疝，需要行生殖器扫描。

3.治疗

（1）非手术治疗

易复性疝，或患者拒绝或无条件行手术，应注意减低腹内压。如仰卧位透析，小剂量多次交换，或更改为APD，必要时改行血液透析。

（2）手术治疗

股疝、切口疝以及成人的脐疝通常是需要手术治疗，避免发生嵌顿或绞窄。反复腹膜炎的患者也应积极排查有无隐匿的疝存在。若腹膜透析置管术前及存在疝，条件允许可考虑在麻醉下同时行疝修补术及置管术，减少患者的手术操作次数。

疝修复手术后，应避免腹内压升高，以促进手术伤口的愈合。残肾功能允许的患者可暂停腹膜透析1～2周再小剂量开始透析。若残肾功能不允许，可考虑APD或血液透析过渡，直到2～3周患者伤口愈合再恢复至既往透析方案。

## 二、导管周围渗漏

导管周围渗漏一般为腹膜透析早期并发症，与腹膜透析置管手术操作密切相关。目前采用的腹膜透析导管多为双cuff导管并进行了深层荷包缝合，发生率已大大下降。管周渗漏的原因包括荷包缝合不佳，导管被破坏，伤口愈合延迟，透析液注入腹腔后腹内压增高等。常发生于老年人，肥胖、糖尿病患者，长期使用糖皮质激素的患者，以及再次置管的患者。

临床表现为置管后短期内透析液从导管周围渗出，在透析液放入时明显，若鉴别困难，可查渗出液生化，透析液葡萄糖浓度明显高于血糖。

一般情况下，暂停腹膜透析可促使管周渗液自然恢复。因此，一旦发生渗漏，应立即停止腹膜透析，至少观察24小时。若残肾功能不允许，可考虑血液透析过渡。暂停腹膜透析时间越长，渗漏愈合的概率越大。若持续渗漏，应拔除导管在其他部位重新置管。

管周渗漏重在预防，置管过程中严密荷包结扎，避免损伤导管。条件允许可予置管术后1～2周再开始透析。若必须紧急透析，采用小剂量半卧位腹膜透析逐渐过渡。

### 三、膈肌瘘或胸腔积液

1.病因

腹膜透析患者出现胸腔积液以女性多见，常在透析第一年发生，原因包括：

（1）先天性或获得性膈肌缺损。先天性膈肌缺损在透析初始即可出现胸腔积液，而获得性膈肌缺损则是在透析液注入腹腔后腹内压升高，膈肌薄弱处破裂进而出现胸腔积液。

（2）患者容量负荷过重，超滤不足或水分摄入过多导致的浆膜腔积液。

（3）特发性尿毒症性胸水。目前已少见，患者常合并低蛋白血症、心力衰竭等合并症。

（4）部分患者虽膈肌结构正常，但腹内压升高后膈肌淋巴管引流透析液，形成胸腔积液。

2.临床表现

腹膜透析患者的胸腔积液通畅发生在右侧。当胸水较少时，可无明显临床表现。当胸水量增多，可出现呼吸困难，或不得不采取患侧卧位减轻呼吸困难症状。查体可见单侧或双侧胸腔叩诊呈浊音，听诊则呼吸音减弱或消失。

3.诊断

怀疑胸腹交通形成胸腔积液，需判断胸水来源，可行以下检测方法：

（1）检测胸水生化，若出现明显高葡萄糖低蛋白，则考虑为透析液。

（2）于透析液中加入亚甲蓝，灌入腹腔后再行胸穿，若发现胸水中也有亚甲蓝则确诊。

（3）透析液中加入造影剂，灌入腹腔半小时后行胸部CT扫描检测胸水中是否存在造影剂。

（4）可用同位素标记的白蛋白注入腹腔，再行同位素扫描检测是否存在放射性胸水。

对于诊断不明确的胸腔积液，需按照胸腔积液鉴别诊断流程，排除感染、肿瘤等潜在原因。

4.治疗

若考虑胸腹交通，可暂停腹膜透析2~4周，采用血液透析过渡。症状较轻的患者可采用卧位小剂量透析或APD治疗。少数情况下，透析液本身可作为刺激物造成胸膜粘连固定，胸腹交通情况可自行愈合。症状反复可考虑胸外科会诊，行膈肌修补或胸膜固定手术。治疗无效的患者，可改行血液透析或肾移植。

## 四、呼吸困难

腹膜透析患者出现呼吸困难应仔细分析病因：①当大量透析液进入腹腔，膈肌活动受限，可能影响患者呼吸功能；②透析不充分，容量负荷过重进而造成肺水肿、胸腔积液；③各种原因造成心功能不全，肺部感染，加重患者呼吸功能障碍；④此外，严重的电解质紊乱或酸碱失衡也可能引起呼吸困难；⑤较少情况下可能因为严重的转移性钙化造成患者肺通气及换气功能受限。

出现呼吸困难的腹膜透析患者，应积极针对病因进行处理。必要时吸氧支持治疗。适当的抗感染，祛痰，充分透析，减轻容量负荷，纠正心衰及贫血，纠正钙磷代谢紊乱，保持水电解质及酸碱平衡，加强营养支持。存在慢性阻塞性肺疾病的患者，肺功能降低，可采用小剂量多次腹膜透析方案，严重者不能耐受腹膜透析，应改行血液透析。

## 五、胃食管反流

腹膜透析患者的消化系统并发症也比较常见，约半数以上患者存在胃食管反流、进食障碍等情况。同血液透析患者相比，腹膜透析患者消化道症状似乎更为明显。消化系统症状影响患者饮食，恶化患者营养状态，造成全因死亡率增加。因此，应积极排查患者消化系统并发症。

临床工作中，很多患者会有恶心、纳差、泛酸、饱胀感等主诉，深究背后原因可能为胃食管反流。除透析患者本身透析不充分毒素堆积造成消化系统症状外，腹膜透析患者的消化道症状也有其独特的原因。腹膜透析患者因腹腔内注入透析液后出现胃延迟排空情况加重，研究显示，腹膜透析患者胃延迟排空与透析液中含糖密切相关。当体内短时间内出现高血糖，胃肠蠕动减弱，食道运动也受到抑制。因此，应该尽可能避免给高糖透析液。当然，其他原因包括电解质紊乱、药物影响、消化系统器质性疾病等也应该注意排除，必要时行胃肠镜检查。症状明显的患者可予促胃动力药物改善胃排空延迟和食管反流。

## 六、腰背部不适

腹膜透析患者主诉腰背部疼痛也比较常见。原因可能包括：①大量透析液注入腹腔后，腹内压增加，患者身体重心前移，站立和活动时体位改变，长此以往造成腰背部肌群负荷加重，腰肌劳损；②部分中老年患者本身存在腰骶椎间盘问题，在腹膜透析过程中加剧，进一步引起腰背部疼痛；③操作不当可能引起空气进入腹腔，短时间内大量气体进入腹腔造成急性气腹会引起肩背部放射性疼痛。

当腹膜透析患者出现腰背部不适时，除了考虑腹膜透析本身并发症，也应完善相关检查，进一步排除风湿性疾病、骨关节病等器质性病变。

腰背部不适患者适当活动，康复理疗，必要时短时间使用非甾体类抗炎药对症止痛。长期腰背部不适患者可考虑更换腹膜透析方案，少量多次，仰卧位透析，或夜间使用自动化腹膜透析机，白天小剂量留腹，减少腰背部肌群负荷。原有脊柱关节病可请相关科室会诊，酌情处理。不能耐受腹膜透析患者，可改为血液透析。若疼痛考虑气腹所致，可采取垂头仰卧位或膝胸卧位，加快气体排出。

（唐　怡）

第二章

# 透析液相关并发症

## 第一节　血性透出液

### 一、概述

腹膜透析时透出液颜色不同，代表的临床意义不同，红色透出液通常表明PD透出液内有红细胞，即血性透出液。通常，1L透析液中含2 ml血液即可出现明显的血性透出液。血性透出液在临床上较为常见，即使是少量的血液亦可将引流出的透析液变为红色。血性透出液多为良性病因，但如果出血严重（血红蛋白水平降低，透析液红细胞比容>2%），反复发作或伴有腹痛/一般症状（如发烧），则需立即检查给予治疗或手术。一般来说，体格检查、血液检查和腹部影像学检查（超声或CT）即可明确诊断和/或排除严重病情。

### 二、流行病学

月经相关的出血占所有原因的33%，半数以上有月经的PD女性经历过经期血性透出液。

### 三、发病机制

绝经前妇女血性透出液原因可能为宫腔（月经）或卵巢（排卵）出血，为正常生理现象。排除生理性因素外，则需考虑病理因素。

#### （一）女性生殖系统

与生殖系统相关的事件是成年女性PD患者血性透出液最常见的原因，包括生理或病理性。育龄期女性月经周期的生理活动，如逆行月经或排卵引起的周期中出血亦可引起血性透出液。此外，卵巢囊肿破裂、黄体囊肿、卵泡囊肿、卵巢肿瘤及子宫内膜异位症等均可引起血性透出液。一般情况下，可以先用月经史来判断血性透出液是排卵期还是月经引起。此类患者血性透出液多为良性经过，多数可用冷热透析液交替换液得到缓解。而对于反复或持续出血者，需采用其他诊断方法，包括腹部超声、腹腔镜、甚至剖腹探查以明确病因。PD患者在妊娠期由于子宫收缩增加了腹膜透析管尖端的压力易引起子宫损伤，或者由于子宫增大引起自发性浆膜撕裂。由于胎盘中断，血液逆流进入腹腔；弥散性血管内凝血，如HELLP综合征等引起的血性透出液事件较少见。

#### （二）腹腔脏器病变

腹腔内器官如肾、肝、脾，以及胃肠道，也可能是出血的原因。①泌尿系统。获得性肾囊肿或多囊肾的囊肿破裂可引起腹腔积血；多囊肾患者体内较大囊肿牵拉血管，存在破裂的风险；此外，肿大的肾脏更易受到损伤。从而引起血性透出液。②消化系统。脾破裂是引起腹腔内出血最常见的原因，原发病包括脾梗死、慢性粒细胞白血病和淀粉样蛋白沉积。在一般情况下，脾受累需用CT诊断，当脾破裂引发腹腔出血时，则通常需要外科干预（例如脾切除术）控制出血。肝肿瘤、多囊肝、淀粉样变等可引起血性透出液，多囊肝的囊肿破裂也可以引起血性透出液，MRI、CT及腹腔三维动脉造影可以确诊。尽管肠道面积大、长度长，但与PD相关的并发症较少见。此外，有报道肠道憩室病、憩室炎、急性阑尾炎、急性胆囊炎、急性胰腺炎等亦可引起腹腔出血，但较少引发血性透出液。③腹膜透析导管相关。腹膜透析管置入术后可出现一过性血性透出液。尿毒症患者由于血小板功能不良易生出血，手术时及时、仔细地止血可以有效预防术后出血。在置管过程中有可能发生血管或内脏损伤，而腹腔镜下置管可避免此类并发症，尤其是对于既往有腹部手术史的PD患者。腹膜透析导管本身也可能导致腹腔出血。④感染性并发症。腹膜炎通常表现为透出液浑浊和腹痛，由于炎症对腹膜通透性的影响，透出液细胞计数检查可见红细胞，肉眼血性透出液很罕见。硬化性腹膜炎是PD的一种罕见但严重的并发症。硬化性腹膜炎的特征为由于包裹、粘连或腹壁纤维化造成小肠梗阻。虽然小肠梗阻是最常见的临床表现（92%），仍有部分患者呈血性透出液（8%）。⑤其他因素。血管并发症、手术操作、出血性疾病及感染并发症等均可引起血性透出液。腹部血管并发症出血可导致腹腔积血，栓塞治疗可避免剖腹探查术的并发症，如疝、粘连，以及伤口愈合期无法行PD。涉及胸腹部的操作可以引发血性腹水。由于腹膜透析导管提供了通达腹膜的"窗口"，据报道，CAPD患者的腹腔积血较其他人群更多。腹腔镜胆囊切除术是常用的切除胆囊的手术方式。术后第一次换液时出现血性透出液较为常见，外科医生通常会选择停止PD 1～2天，改用小剂量换液数天（可有效减少伤口并发症），后恢复PD，这样处理并发症很少。对腹膜的放射治疗可导致急性或迟发的腹腔出血并发症。终末期肾脏疾病的患者因血小板功能障碍均有出血倾向，表现为出血时间延长，凝血酶时间、部分凝血活酶时间、血小板计数一般都是正常的。血红蛋白和红细胞压积降低也增加操作后的出血风险。红细胞数量不足时，凝血酶无法捕捉红细胞形成血栓。输血或注射促红细胞生成素提高血红蛋白可减少出血风险。

### 三、临床表现

轻微出血对PD患者基本无影响，若出血严重时会形成血凝块，阻塞腹膜透析导管。透析液加肝素500 U/L，可以预防此并发症。对发生过血性透出液的PD患者长期随访发现，无论一过性或反复发作，均不影响腹膜功能和超滤，也不增加发生腹膜炎的风险。腹腔积血若发生在置管术后，可导致置管失败（60%），粘连形成，尤其是干腹。当腹部用透析液冲洗至清澈后并用小剂量透析液（500~1 000 ml）留腹，则可较大程度避免置管失败发生。

按出血程度评估血性透出液，可将其分为轻度、中度和重度。轻度出血包括逆行月经、排卵和结肠镜检查后。中度出血包括多囊肾囊内出血或胆囊炎。重度出血包括卵巢囊肿破裂大出血，盆腔放疗后、粘连性腹膜炎、脾破裂、特发性血小板减少性紫癜和钙化性腹膜炎。

### 四、治疗

应根据其严重程度及基本病因决定治疗方式。用室温透析液（冷透析液）可使血管收缩，有助于控制PD相关的出血。对于凝血异常的出血，需纠正凝血异常以阻止再出血。输注新鲜冷冻血浆或冷沉淀可有效治疗尿毒症凝血障碍。推荐用肝素500 U/L加入透析液以防止血凝块堵塞腹膜透析导管。近期有操作或同时存在与血性透出液相关的急性疾病，应该做必要的检查，如超声、CT、MRI或X线，以及通过腹腔镜或剖腹探查查明原因。根据妇科出血的病因，可用激素或手术控制出血。腹腔内脏器出血需要手术治疗。腹腔镜技术可取代开腹手术。近来有更多的报告表明可使用血管造影等技术判断出血来源，以及应用血管内栓塞技术止血。

## 第二节　乳糜性透析液

### 一、概述

透出液呈乳白色提示乳糜性腹水，由富含甘油三酯的淋巴液和乳糜微粒在腹腔内积聚所致，导致腹水外观呈乳白色，如牛奶状。乳糜性腹水是PD患者的一种并发症，因其透析液浑浊，常易与腹膜炎混淆。主要是因腹腔内的淋巴管中断或功能异常，导致淋巴液外漏到腹腔。造成淋巴管异常的原因包括肝硬化、恶性肿瘤以及感染性疾病（如结核感染）等。文献报告中其他少见的原因包括：先天性淋巴管异常、外伤、手术并发症等。在腹膜透析患者中，乳糜性腹水是一少见的并发症。患者出现透析液浑浊时，如果没有出现腹膜炎的症状，且透析液的细菌培养呈阴性报告时，乳糜性腹水即应列入鉴别诊断。确定乳糜性腹水的诊断后，应进一步追查患者是否有潜在的恶性肿瘤或是感染性疾病。治疗上以处理原发性疾病为主，其次，应优先考虑保守性疗法及饮食控制（低脂饮食合并中链脂肪酸）。此外，应注意患者是否出现营养不良或免疫功能低下的并发症。成人患者应排除淋巴系统阻塞引起的淋巴液回流受阻，最常见的原因为淋巴瘤，但腹腔或盆腔脏器肿瘤淋巴结转移和淋巴管平滑肌瘤亦可导致淋巴系统阻塞。

在小肠及肝脏所形成的淋巴液，占淋巴液总量的50%~60%，其成分以由食物中所吸收的脂肪转化的乳糜微粒为主。乳糜性透出液诊断标准为腹膜液甘油三酯水平>1.24 mmol/L（110 mg/dl）。电泳分析法可发现乳糜微粒的存在。实行腹膜透析的患者，因每日行大量透析液交换，出现透析液浑浊的症状时，可早期发现乳糜性腹水。但因其腹水含有大量透析液，可能影响其甘油三酯的浓度，故不易以前述的定义诊断，也有病例报告以检测腹水中的乳糜微粒作为诊断依据。

## 二、流行病学

美国的一项研究表明，非PD患者乳糜性腹水的发生率约为1/20 000。肝硬化的患者发生乳糜性腹水的概率约为1%。在PD患者中，以某腹膜透析中心的统计资料为例，则约为5%。

### 三、发病机制

1992年，Browse N.等人利用淋巴血管造影术同时行腹部探察手术，发现淋巴液外漏到腹膜腔的三种可能致病机制：①因恶性肿瘤转移造成淋巴结纤维化，阻断了淋巴液由小肠回流到乳糜池（cisterna chili），造成淋巴液由扩张的浆膜下淋巴管（subserosal lymphatics）外漏到腹膜腔。而淋巴管因长期压力上升，导致纤维素沉积在淋巴管的基底膜，影响肠黏膜的吸收功能，进而发展成蛋白质流失肠病变（protein loss enteropathy）。②淋巴液经由位于后腹腔的巨淋巴管（megalymphatics）的管壁，从淋巴腹膜管（lymphoperitoneal fistula）外漏到腹膜腔[例如：先天淋巴管扩张（congenitallymphangiectasia）]。③因外伤或手术等其他原因造成的胸导管阻塞，造成淋巴管扩张，如巨淋巴管，导致淋巴液外漏。除了以上机制，因心血管疾病及肝硬化所导致的乳糜性腹水，则可能是因为大静脉以及肝静脉压力上升导致肝脏淋巴液产量增加。由恶性肿瘤所造成的乳糜性腹水中，淋巴瘤（lymphoma）占1/2～1/3。

肝硬化的患者发生乳糜性腹水的概率约为1%，因此在Cardenas的综述中，作者认为除非高度怀疑有其他原因，否则肝硬化患者发生乳糜性腹水时，并不需要进一步检查。感染性原因中以结核性腹膜炎以及丝虫病最常见。而除了外伤会造成淋巴管的损伤外，腹腔或胸腔手术也可能并发乳糜性腹水。其原因可能是手术中直接伤害淋巴管，或是后期因组织粘连压迫淋巴管。这些手术包括与主动脉及下腔静脉相关的手术，切除后腹腔淋巴结的手术，以及肾脏切除术等。在Poux等人的报告中，230位腹膜透析患者中，有12位患者发生乳糜性腹水，其中有2人被检查出患有恶性肿瘤，包括一位淋巴瘤及一位卵巢癌患者。其他被提出的原因包括肝硬化、慢性胰腺炎、淀粉样变性、心力衰竭及不明原因。关于腹膜透析患者出现乳糜性腹水的病例报告中曾提出因结核性腹膜炎、胆管瘤以及导管植入（发生率约为0.5%）等造成乳糜性腹水的病例。

## 四、临床表现与诊断

当患者发生乳糜性腹水时，首先要做详细的病史询问以及实验室检查。例如，是否有肝硬化或是心力衰竭等系统性疾病？是否接受过胸腔或腹腔的手术？是否出现恶性肿瘤的征兆？腹水穿刺是最重要的诊断步骤。腹水应检验项目包括：一般镜检、细胞分类、生化检查（例如：甘油三酯浓度、白蛋白、乳酸脱氢酶、淀粉酶、脂肪酶）、细菌培养及细胞学检查。血液检查部分，应包含完整血球分类、电解质、肝功能、全蛋白及白蛋白、乳酸脱氢酶、甘油三酯、胆固醇、淀粉酶及脂肪酶等。对于怀疑有结核菌感染的患者，除了做结核菌涂片或培养外，也可以检验腹水中的Adenosine deaminases浓度。影像学诊断方面，淋巴管造影术仍是标准检查方法，它可以定位出淋巴管破裂部位，以利于手术修补。其缺点主要为：足部淋巴管导管不易置入、其所使用之含脂肪显影剂易造成组织坏死及过敏性反应以及可能使淋巴液外漏情形加重。而淋巴管核扫描（lymphoscinti -graphy）是利用含放射性的物质显影，该技术可作为另一选择。这两种能定位出淋巴管异常位置的方法，对于外科手术修复淋巴管较有帮助。CT或是磁共振扫描，则可用以判别腹腔内是否有淋巴结肿大或肿瘤。

## 五、治疗

由于乳糜性腹水患者数量少，到目前为止并没有标准治疗方法被提出。首先，可使用限盐、利尿剂及腹水穿刺等方式，缓解因腹水过多所造成的症状。1966年，Sami等人首先在新英格兰杂志中发表以低脂饮食控制，并以中链脂肪酸（medium-chain triglyceride）替代脂肪营养餐的方式治疗乳糜性腹水患者。其文章中提到，中链脂肪酸经小肠表皮细胞吸收后，分解成游离脂肪酸（free fatty acid）及甘油（glycerol），可直接被吸收，并由门静脉直接运送至肝脏，如此可减少淋巴液的产生。另外使用肠道休息合并全静脉营养补充的方式，也可降低淋巴液流量。因部分患者无法以上述饮食控制等治疗方式痊愈，在1990年，Ulbarri等人首度提出将生长激素抑制素（somatostatin）使用于治疗因手术并发淋巴液外漏导致长期乳糜性胸水（chylothroax）的患者，且成功地减少淋巴液外漏。根据文献报告，生长激素抑制素可以减少脂肪在小肠的吸收，抑制小肠蠕动，降低小肠吸收量以及脾脏系统循环，可能因此减少淋巴液的产量。但到目前为止，并没有人提出明确的机制。生长激素抑制素以静脉注射为主，文献报告中所使用的剂量为6 mg/d，使用时间长短主要以临床症状为主。有反应的患者多在48小时内出现淋巴液总量下降。奥曲肽（octreotide）是生长激素抑制素的同形结构物，具有较长的半衰期，可以皮下注射给药，剂量为100μg，每天3次，文献报告中多使用一星期左右。上述治疗方式也可以联合使用。在Leiboritch等人的病例报告中，一位因接受肾切除手术并发乳糜性腹水的患者，在已使用肠道休息合并全静脉营养治疗的情形下，仍有大量乳糜性腹水的产生。但患者在接受生长激素抑制素治疗后，其乳糜性腹水的产量快速减少，明显缩短病程。使用生长激素抑制素时，应同时监测血糖浓度。外科治疗中，在实行淋巴管修补手术前，应先以淋巴血管造影术或淋巴核磁扫描检查，定位出可能的淋巴管损伤部位，以利手术进行。此种方式对于因外伤、手术并发的乳糜性腹水以及先天性淋巴管异常的患者较有帮助。无法接受手术修补，且对保守治疗无效者，可考虑接受腹膜静脉分流术（peritoneal venous shunt）。针对乳糜性腹水的治疗，目前建议以内科保守治疗优先实行，若治疗无效，则考虑实行外科手术疗法。至于两种治疗之间的观察期的设定，有人提出以免疫功能的变化（T cell immunocompetence）作为参考。Leiboritch等人则建议以48周作为观察期。腹膜透析患者合并乳糜性腹水的治疗，文献报告相当有限。先前所提到，由Poux等人所提出的12个患者中，其中4位致病原因不明，在持续腹膜透析治疗，且无外加其他治疗情形下，经过两年时间，他们的乳糜性腹水逐渐消失。在追踪报告中，这些患者都没有出现透析量不足或是营养不良的情形。在其他有关腹膜透析患者的报告中，有人提出使用低脂饮食合并补充中链脂肪酸，成功地控制了乳糜性腹水。

# 第三节　其他并发症

如果引流液中PMN增加，但细菌培养呈阴性，则考虑为非典型感染（分枝杆菌，真菌或寄生虫）。若患者出现急性弥漫性腹痛，且透出液内含大量PMN，无抗生素治疗病情迅速进展，则提示腹腔内无菌性脓肿破裂。透出液浑浊也可能与其他成分如嗜酸性粒细胞、恶性肿瘤细胞或甘油三酯增加相关。

黄色透出液：透出液呈黄绿色提示透出液中有胆汁，主要原因为胆囊炎穿孔。肝胆闪烁显像可见放射性指示剂扩散至透析液。

荧光黄透出液：糖尿病视网膜病变筛查检查，荧光素眼底血管造影术，可能会导致透出液呈亮黄色，黑暗处可见淡淡的荧光色。

橙色透出液：利福平除可使尿液、汗液、粪便、唾液和眼泪变橙色外，还可使PD透出液变为橙色。有报道称，同时使用利福平和静脉注射右旋糖酐铁可使透出液呈铁锈色。

棕褐色透出液：透出液中含有高铁血红蛋白可变为棕褐色，提示溶血，见于出血性胰腺炎和横纹肌溶解症。

（尹清华）

# 第三章
# 代谢性并发症

## 第一节　高血糖

### 一、流行病学

腹膜透析患者发生高血糖的风险增加。由于很多腹膜透析患者全天均有透析液留腹，因此难以得到严格意义的空腹血糖，目前认为，腹膜透析患者空腹血糖超过11.1 mmol/L可以作为糖尿病的诊断依据，空腹血糖在7～11.1 mmol/L则可能是糖耐量受损而非糖尿病。国内一项针对252例非糖尿病的腹膜透析患者的研究发现，开始透析后4周，23.4%的患者出现了新发高血糖，4.4%的患者空腹血糖超过了11.1 mmol/L，新发高血糖的危险因素包括年龄和合并症。虽然血糖升高较为常见，但目前无确切证据证明腹膜透析会增加新发糖尿病风险。有研究提示，随访49月后，仅约5%的腹膜透析患者出现新发糖尿病。但是，即便是轻度血糖升高（空腹血糖＞5.6 mmol/L）也预示着预后不良。

### 二、发病机制

尿毒症患者本身多存在胰岛素和葡萄糖代谢异常。正常情况下，胰岛素经肾小球自由滤过，在近曲小管被大量重吸收并进入溶酶体降解。尿毒症患者由于肾小球滤过率降低，胰岛素清除减少、半衰期延长。随慢性肾脏病进展，组织对胰岛素敏感性降低、肝脏糖异生增加、肝脏和骨骼肌葡萄糖摄取减少、细胞内糖代谢异常，导致胰岛素抵抗。此外，甲状旁腺功能亢进和活性维生素D的缺乏也可能对尿毒症患者糖代谢产生一定影响。

在留腹期间，透析液中的葡萄糖顺浓度梯度进入血液，也是导致其平均血糖升高的因素之一。目前应用最广泛的透析液仍是含葡萄糖的透析液，包括1.5%、2.5%、4.25%葡萄糖透析液，其含糖量分别为1 360 mg/dl、2 250 mg/dl、3 860 mg/dl。透析液葡萄糖的吸收量受到腹膜转运特性、留腹时间和透析剂量的影响。对于平均转运的患者，留腹4小时后约67%的葡萄糖将被吸收，留腹8小时后约85%的葡萄糖被吸收。一个持续非卧床腹膜透析的患者，如每天进行3个1.5%葡萄糖透析液（2 L）交换和1个2.5%葡萄糖透析液（2 L）交换，全天吸收的葡萄糖量约100 g。

## 十、临床表现

血糖轻度升高，患者多无明显症状，部分患者表现出口渴、多饮、多尿。严重高血糖，尤其是血糖迅速升高可引起脱水和细胞功能紊乱，可能导致中枢神经系统改变，临床可表现为昏迷、谵妄，低血压和心排量下降，甚至导致休克和死亡。需要警惕的高血糖危象包括酮症酸中毒和高渗性高血糖状态。

酮症酸中毒多发生于糖尿病患者，尤其是1型糖尿病患者，或2型糖尿病患者伴或不伴急性诱因，患者可表现为烦渴、乏力加重，如未及时治疗，病情继续恶化，可逐渐出现恶心、呕吐、头痛、嗜睡等症状，少数患者可出现腹痛，查体可见呼吸深快，呼气中有烂苹果味（丙酮气味）；病情进一步进展，可出现皮肤黏膜干燥、血压下降、反射迟钝甚至昏迷。高渗性高血糖状态多见于老年2型糖尿病患者，起病隐匿，常先出现口渴、乏力、反应迟钝等症状，病情日益加重，逐渐出现典型表现，包括严重失水导致的唇舌干裂、血压下降甚至休克，以及中枢神经系统损害表现如意识障碍、定向障碍、幻觉、抽搐等。与肾功能正常的患者相比，尿毒症患者由于肾功能不全，发生酮症酸中毒和（或）高渗性高血糖状态时液体丢失相对较轻。由于透析对酸碱平衡的纠正，透析患者代谢性酸中毒也往往较轻。

### 三、治疗

#### （一）血糖控制目标

腹膜透析患者严格血糖控制带来的心血管和全因死亡获益尚无随机对照研究支持，目前也尚无糖尿病腹膜透析患者血糖控制靶目标的相关指南推荐。考虑到血糖控制对心血管的潜在保护作用，我们建议糖尿病腹膜透析患者可参考美国糖尿病协会的推荐目标：空腹血糖<7.2 mmol/L（130 mg/dl），餐后血糖<10 mmol/L（180 mg/dl）。

糖化血红蛋白常常用于评估糖尿病患者长期血糖（60~120天）控制情况。在尿毒症患者中，糖化血红蛋白水平受到红细胞寿命、近期输血史、铁缺乏、代谢性酸中毒，以及促红细胞生成素使用的影响。目前认为，当糖化血红蛋白水平在6%~7%时，其可较为准确地反映肾衰竭患者血糖控制情况，但当糖化血红蛋白水平超过7.5%之后，它可能高估血糖的水平。目前仍将糖化血红蛋白作为评估腹膜透析患者血糖的合理指标，并建议根据患者情况设置目标值，通常建议将其控制在7%~8%，如患者相对年轻（<50岁）、合并症少，我们建议糖化血红蛋白接近7%，如患者高龄、合并症多，则建议其靶目标可放宽到8%左右。

另外一个在糖尿病患者中用于评估血糖控制情况的指标是糖化白蛋白，其可以反映较短时间内血糖控制情况（7~14天），但由于腹膜透析患者蛋白大量丢失，该指标在腹膜透析患者中并不准确。

#### （二）血糖控制方法

腹膜透析患者血糖控制方式包括改变生活方式、使用降糖药物、减少透析液葡萄糖的含量。

1.一般治疗

建议患者戒烟。改善饮食习惯，多摄入蔬菜、水果、全麦、纤维、豆类、植物蛋白、不饱和脂肪和坚果，减少加工肉类、精制碳水化合物和含糖饮料的摄入。每日蛋白摄入量应在1.0~1.2 g/kg。食盐摄入量应限制在2 g钠元素（5 g氯化钠）/d以下。建议一般情况好的患者进行中等强度的体育锻炼，每周锻炼总时间至少150分钟，或达到心血管及体力能耐受的运动量。

2.胰岛素的使用

对于合并糖尿病的腹膜透析患者，由于腹腔内持续存在高浓度葡萄糖透析液，血糖往往难以控制，常需要胰岛素联合口服降糖药进行控制。根据美国糖尿病协会建议，糖尿病患者使用胰岛素的指征包括：血糖超过16.7 mmol/L，或糖化血红蛋白超过10%，或出现高血糖症状如多饮、多尿，或出现分解代谢性体重减轻或酮症。腹膜透析患者胰岛素给药途径包括皮下注射和经腹腔给药。目前尚无指南针对糖尿病腹膜透析患者胰岛素给药途径的推荐。

（1）皮下注射

皮下注射是糖尿病患者最常规的胰岛素给药方式，也是腹膜透析患者较为推荐的给药方式。其操作方便、避免透析液污染，主要缺点为：①有创操作；②皮下注射胰岛素吸收情况受注射部位和深度、局部血流等影响，因此可能出现血糖波动。

腹膜透析患者皮下注射胰岛素的原则同普通糖尿病患者。起始剂量和血液透析患者相当（约减量50%），然后根据监测血糖的情况逐渐调整。

（2）腹腔给药

经透析液给药，胰岛素通过腹膜吸收后可直接进入门静脉，可提高胰岛素敏感性和避免胰岛素抗体形成；同时，由于腹膜持续吸收胰岛素，其对血糖的控制相对平稳；部分研究提示，腹腔给药较皮下给药更不易引起动脉粥样硬化。

但腹腔给药存在以下缺点：①常常难以控制血糖，即使是通过腹腔胰岛素给药达到了良好的血糖控制，在改变透析方案时也存在胰岛素调药复杂、患者难以掌控的问题；②给药过程可能增加腹膜炎风险；③由于胰岛素可能结合在腹膜透析袋和管路上，因此往往需要更大剂量的胰岛素；④可能增加腹膜纤维化风险；⑤可能导致肝脏包膜下脂肪沉积；⑥不同患者胰岛素吸收情况不同，即便同一患者，当腹膜转运特性发生变化时，胰岛素吸收也会发生改变，这就导致用药方案复杂多变。

如采用腹腔内注射胰岛素（腹腔注射仅限使用短效胰岛素），可先将每日胰岛素量平均分成4份，每次给药需额外增加对抗透析液葡萄糖的胰岛素量，如每升1.5%葡萄糖透析液需增加胰岛素1~2 U，每升2.5%葡萄糖透析液需增加胰岛素2~4 U；为防止夜间低血糖，过夜的透析液中加入胰岛素的用量应减少20%~50%；第一天给药后，再根据空腹及餐后血糖进行调整；另外，采用腹腔内胰岛素注射后，为避免高血糖症发生，一般在进餐前30分钟开始进行透析液交换。

3.口服降糖药

口服降糖药种类繁多，各类药物的药代动力学差异显著，加之尿毒症患者对经肾排泄的药物清除能力下降，临床工作者需结合患者情况进行个性化给药方案设定（表2-3-1）。

表2-3-1　各类主要口服降糖药在肾功能不全患者中的使用

| 药物种类 | 药物名称 | 肾功能不全使用范围 GFR ml/（min·1.73 m²） | 能否用于腹膜透析患者 | 腹膜透析患者减量 |
|---|---|---|---|---|
| 格列奈类 | 瑞格列奈 | 可以使用 | 能 | 否 |
|  | 那格列奈 | 可以使用 | 能 | 否 |
|  | 米格列奈 | 慎用 | 慎用 |  |
| 噻唑烷二酮类 | 吡格列酮 | GFR≥45，可以使用；GFR<45，谨慎使用 | 谨慎使用 | 否 |
|  | 罗格列酮 | 可以使用 | 谨慎使用 | 否 |

续表

| 药物种类 | 药物名称 | 肾功能不全使用范围 GFR ml/ ( min · 1.73 m$^2$ ) | 能否用于腹膜透析患者 | 腹膜透析患者减量 |
|---|---|---|---|---|
| GLP-1受体激动剂 | 艾塞那肽 | GFR≥30，可以使用；GFR<30，不推荐 | 不推荐 | |
| | 利司那肽 | GFR≥30，可以使用；GFR<30，不推荐 | 不推荐 | |
| | 贝那鲁肽 | 未知 | 未知 | |
| | 利拉鲁肽 | GFR≥15，可以使用 | 不推荐 | |
| | 艾塞那肽微球 | GFR≥60，可以使用；GFR30~50，慎用；GFR<30，禁用 | 禁用 | |
| | 度拉糖肽 | GFR≥15，可以使用 | 不推荐 | |
| | 聚乙二醇洛塞那肽 | GFR≥60，可以使用；GFR 30~59，减量；GFR<30，禁用 | 禁用 | |
| DDP-4抑制剂 | 西格列汀 | GFR≥50，可以使用；GFR<50，减量 | 能 | 是 |
| | 沙格列汀 | GFR≥50，可以使用；GFR 30~49，减量；GFRR<30，禁用 | 否 | |
| | 维格列汀 | GFR≥50，可以使用；GFR<50，减量 | 能 | 是 |
| | 利格列汀 | 可以使用 | 能 | 否 |
| | 阿格列汀 | GFR≥60，可以使用；GFR <60，减量 | 谨慎使用 | 是 |
| 葡萄糖苷酶抑制剂 | 阿卡波糖 | GFR≥30，可以使用；GFR<30，禁用 | 否 | |
| | 伏格列波糖 | GFR≥30，可以使用；GFR<30，慎用 | 否 | |
| | 米格列醇 | GFR<30，禁用；血肌酐>2 mg/dl，慎用 | 否 | |
| 双胍类 | 二甲双胍 | GFR≥60，可以使用；GFR 45~59，谨慎使用；GFR<45，禁用 | 否 | |
| 磺脲类 | 格列本脲 | GFR≥60，可以使用；GFR<60，禁用 | 否 | |
| | 格列美脲 | GFR≥60，可以使用；GFR 45~59，减量；GFR<45，禁用 | 否 | |
| | 格列吡嗪 | GFR≥60，可以使用；GFR 30~59，减量；GFR<30，禁用 | 否 | |
| | 格列喹酮 | GFR≥30，可以使用；GFR 15~29，谨慎使用；GFR<15，禁用 | 否 | |
| | 格列齐特 | GFR≥60，可以使用；GFR 45~59，减量；GFR 30~44，谨慎使用；GFR<30，禁用 | 否 | |
| SGLT2抑制剂 | 恩格列净 | GFR≥45，可以使用；GFR<45，禁用 | 禁用 | |
| | 卡格列净 | GFR≥60，可以使用；GFR 45~60，限制剂量；GFR<45，不建议使用；GFR<30，禁用 | 禁用 | |

（1）格列奈类降糖药

格列奈类药物为非磺脲类胰岛素促泌剂，可使糖化血红蛋白降低0.5%～2.0%，且导致低血糖的风险低于磺脲类降糖药。格列奈类降糖药包括那格列奈、瑞格列奈、米格列奈。那格列奈6%～16%以原型经肾脏排泄，虽然其活性代谢产物在肾功能不全的患者中可能有少量增加，但一项回顾性研究提示其在合并肾功能不全的老年糖尿病患者中导致低血糖的概率仅为3.0%。瑞格列奈主要通过肝脏代谢，不到10%通过肾脏排泄。该药物在慢性肾脏病患者体内无蓄积，且低血糖发生率仅约2.0%。以上两种药物均可在透析患者中可以使用，且无须调整剂量。米格列奈由于临床应用尚少，缺乏相关数据，因此在透析患者中需谨慎使用。

（2）噻唑烷二酮类降糖药

噻唑烷二酮类药物为胰岛素增敏剂，可使糖化血红蛋白降低1.0%～1.5%。包括吡格列酮和罗格列酮，二者均经肝脏代谢，不增加低血糖风险，且费用较低。有文献提示，罗格列酮可改善非糖尿病腹膜透析患者的胰岛素抵抗，和减少糖尿病患者的胰岛素用量。但这类降糖药存在潜在的心脏衰竭风险和骨折、骨质疏松风险，我国2型糖尿病合并慢性肾脏病口服降糖药用药原则专家共识建议在透析患者中谨慎使用。

（3）胰高血糖素肽-1（glucagon-like peptide-1，GLP-1）受体激动剂

GLP-1受体激动剂主要基于肠促胰素降低血糖。GLP-1通常在食物的刺激下由肠道分泌入血，可与胰腺β细胞上的特异受体结合，促进胰岛素分泌、抑制β细胞凋亡、抑制胰高血糖素分泌和减轻体重，发生低血糖的风险较低，且根据临床研究提示，该药物可能具有心血管保护作用。该类药物在肾功能重度受损的患者中无须调整剂量，但由于缺乏相关临床治疗经验，目前暂不推荐在透析患者中使用。

（4）二肽基肽酶-Ⅳ（dipeptidyl peptidase-4，DPP-4）抑制剂

该类药物通过抑制DPP-4活性而减少GLP-1在体内的灭活，从而增加内源性GLP-1水平达到降糖目的，该类药物低血糖风险较小。DPP-4抑制剂包

括西格列汀、沙格列汀、维格列汀、利格列汀、阿格列汀等。根据目前的临床研究，DPP-4抑制剂没有显著的心血管风险或获益证据。西格列汀约79%从尿中排泄，维格列汀主要通过代谢消除，约23%以原型从肾脏排泄，阿格列汀60%～70%以原型从肾脏排泄，以上三者均可用于透析患者，但需减少剂量。利格列汀经肾脏排泄量低于5%，因此透析患者可以使用且无须调整剂量。沙格列汀通过肾脏和肝脏排泄，在重度肾功能不全患者中由于经验有限，应谨慎使用。

（5）糖苷酶抑制剂

糖苷酶抑制剂类药物主要通过减缓肠道内碳水化合物的吸收来降低餐后血糖，可使糖化血红蛋白降低0.5%～0.8%，且可能具有减轻体重的作用，主要包括阿卡波糖、伏格列波糖、米格列醇。阿卡波糖和伏格列波糖在透析患者中禁用，米格列醇在肾功能严重不全的患者中慎用，在透析患者中不推荐使用。

（6）双胍类

双胍类药物通过抑制肝糖原分解产生葡萄糖和改善外周胰岛素抵抗而降低血糖，可使糖化血红蛋白降低1.0%～2.0%，同时可以起到减轻体重的作用。由于其心血管和生存获益，目前国内外指南均推荐二甲双胍作为2型糖尿病控制血糖的一线用药。但是，由于二甲双胍以原形从肾脏排泄，尿毒症患者二甲双胍和乳酸易在体内蓄积，增加乳酸酸中毒的风险，因此禁用。

（7）磺脲类降糖药

磺脲类药物通过促进胰岛素分泌降低血糖，可使糖化血红蛋白下降1.0%～2.0%，降糖效果较好，且费用较低。包括第一代甲苯磺丁脲等，和第二代格列本脲、格列美脲、格列吡嗪、格列齐特、格列喹酮等。格列本脲的活性代谢产物约一半从肾脏排泄，格列美脲的活性代谢产物及原形的60%经肾脏排泄，在尿毒症患者体内蓄积易引发低血糖。虽然格列吡嗪和格列齐特的代谢产物也主要经肾脏排泄，但由于它们没有降糖活性，因此低血糖风险较格列本脲、格列美脲稍低。格列喹酮的代谢产物无降糖活性，且仅5%从肾脏排泄。但目前尚缺乏终末期肾脏病患者中的大规模临床研究。以上药物在慢性肾脏病5期患者中均禁用。

（8）钠—糖协同转运蛋白2抑制剂（sodium-dependent glucose transporter 2，SGLT-2）类降糖药物

SGLT-2类药物通过抑制肾脏近曲小管对葡萄糖的重吸收降低血糖，同时具有减轻体重的作用，且不易发生低血糖。近年来，SGLT-2降糖药在心血管事件、肾脏获益中取得了一系列临床验证，但在肾功能不全的患者中降糖效果减弱，因此在尿毒症患者中并不推荐。

4.减少透析液葡萄糖的含量

减少透析液葡萄糖的含量包括两种方案。方案一是减少需要超滤量，需要超滤量减少可以使患者减少高浓度葡萄糖透析液的使用，进而减少了患者透析液葡萄糖负荷，策略包括限盐、限水、使用利尿剂等。方案二是换用非葡萄糖透析液。艾考糊精是一种大分子葡萄糖多聚体，其可通过淋巴管缓慢吸收，并在循环中被淀粉酶分解为寡糖。由于其超滤效率高于葡萄糖，艾考糊精透析液可以在减少透析液葡萄糖含量的情况下保证超滤量。氨基酸透析液是一种不含葡萄糖的透析液，其同样可以达到超滤及清除小分子溶质的目的。研究提示，使用艾考糊精或氨基酸透析液均可有效降低平均血糖，对于腹膜透析的糖尿病患者，艾考糊精透析液可减少其胰岛素需要量。虽然使用不含葡萄糖的透析液可以减少腹膜透析患者的葡萄糖负荷，但也有学者认为这对于糖尿病患者的血糖控制并无帮助。

5.高血糖危象的处理

高血糖危象如不治疗死亡率较高，早期诊断和积极治疗可大大改善其预后。针对腹膜透析患者该类并发症的治疗目前尚无指南推荐，可按照血液透析患者高血糖并发症的处理原则，以胰岛素治疗为主，其他可根据病情给予补液、纠正电解质紊乱、纠正酸中毒以及治疗其他合并症

及并发症。需要注意的是尿毒症患者由于往往存在少尿和无尿，相较正常肾功能的患者液体丢失较少，在补液时需严格关注出入量，避免容量负荷过重。

## 四、病案分享

【病情简介】患者女，49岁，以"腹膜透析2年，发现血糖升高1年，烦渴近1月"为主诉入院。患者自述2年前因水肿、发现血肌酐升高开始行腹膜透析治疗，1年前开始发现血糖升高，为6.5～8 mmol/L，当时未在意。近1月出现口渴、多饮，查生化提示血糖26.52 mmol/L。初步诊断为"慢性肾脏病5期，2型糖尿病"收入肾脏内科。

【处理和转归】患者入院后行指尖血糖检测提示"HIGH"（数值测不出），急查血气分析提示：pH值7.459，氧分压76.8 mmHg，二氧化碳分压38.6 mmHg，乳酸2.4 mmol/L，碳酸氢根26.7 mmol/L，阴离子间隙5.6 mmol/L，钠128.8 mmol/L，钾2.72 mmol/L，氯88.4 mmol/L。生化示：血糖36.5 mmol/L，白蛋白31.4g/L，肌酐750μmol/L，尿素氮14.4 mmol/L，尿酸365μmol/L，甘油三酯2.23 mmol/L，胆固醇3.8 mmol/L，高密度脂蛋白胆固醇1.19 mmol/L，低密度脂蛋白胆固醇1.43 mmol/L，β-羟丁酸0.06 mmol/L。糖化血红蛋白8.3%。计算血浆渗透压为313.94 mmol/L，考虑患者存在高渗高血糖状态。给予胰岛素泵入，起始剂量为每小时0.07U/kg，每小时监测血糖，根据血糖水平调整胰岛素泵速，使血糖下降速度在每小时2.8～4.2 mmol/L（50～75 mg/dl）。同时给予口服补钾治疗。6小时后患者血糖降至13.8 mmol/L，复查生化示：血糖13.9 mmol/L，尿素氮15.1 mmol/L，钾3.85 mmol/L，钠137.7 mmol/L，氯98.9 mmol/L。改为胰岛素皮下注射，并根据血糖情况进行调整。患者血糖逐渐得到控制，病情好转出院。

【经验总结】腹膜透析患者尤其是老年糖尿病患者可能发生高渗高血糖状态，虽发病率不高，但一旦发生可能危及生命，因此临床医师应早期识别和治疗。其诊断标准为：血糖＞33.3 mmol/L，有效渗透压＞320 mOsm/

L[血浆渗透压=（Na⁺+K⁺）×2+血葡萄糖+血尿素氮]，不伴代谢性酸中毒和酮症。20%~30%的患者可同时合并阴离子间隙增加的代谢性酸中毒。

对于透析患者，高渗高血糖状态治疗的核心是胰岛素治疗，胰岛素的给药途径不影响治疗效果，不过通常通过静脉给药。普通糖尿病患者的推荐剂量为先给或不给一个$0.1U/kg$的负荷剂量，然后以每小时$0.1U/kg$的速度持续给药。渗透压下降过快可能导致脑水肿和脑桥髓鞘溶解，为避免渗透压突然下降和低血糖，尿毒症患者建议将胰岛素剂量减至每小时$0.05~0.07U/kg$，以血糖下降速度在每小时50~75 mg/dl为宜。当血糖降至11.1~13.9 mmol/L后，可将胰岛素剂量下调至每小时$0.05U/kg$，持续至患者意识好转、高渗状态纠正。其缓解指标为：有效渗透压<310 mOsm/L，血糖≤13.8 mmol/L，意识恢复。缓解后应开始皮下胰岛素注射治疗。

对于肾功能正常的糖尿病患者，发生高渗高血糖状态时缺水量为100~200 ml/kg，因此需要大量补液。但对于尿毒症患者，由于肾功能衰竭，渗透利尿效果不明显，缺水量较正常肾功能患者显著减少，而大量补液后无法通过尿液排出可能潴留体内造成容量负荷过重，因此补液量不宜过大。缺水量可通过公式估算：缺水量=0.6×体重（kg）×（1−校正钠/140），校正钠=测得钠+0.024×（血糖×18−100）（单位均为mmol/L）。建议每次补液量在250~500 ml，并持续评估容量状态以决定后续补液情况。

此外，在治疗过程中，应密切关注电解质的情况。肾功能正常的高渗高糖患者由于肾脏排钾，导致降糖过程中严重低钾，因此多需要大量补钾。腹膜透析患者虽肾功能衰竭，但由于营养不良、腹膜透析持续清除等因素，本身易合并低钾血症，在给予胰岛素治疗时，大量的血钾转移入细胞内，也会导致低钾血症的加重，因此也需要进行补钾治疗，但补钾量较肾功能正常的患者小，可在监测血钾水平的情况下进行剂量调整。

腹膜透析患者发生高渗高血糖状态时，可继续行腹膜透析治疗，一方面可以维持酸碱平衡稳定，另一方面可以进行水分的清除。

# 第二节　代谢综合征

## 一、流行病学

代谢综合征的概念最早源于20世纪50年代，有学者发现肥胖、心血管事件和糖尿病之间存在一定关联，此后其概念不断完善，1998年世界卫生组织（world health organization，WHO）第一次正式提出，代谢综合征的定义包括胰岛素抵抗或血糖异常、肥胖、血脂异常、高血压、微量白蛋白尿（见表3-1）。过去几十年，代谢综合征在普通人群中的发病率从20%增长到40%。腹膜透析患者代谢综合征的发病率约为50%，根据人种和地区有所差异。一项来自中国的多中心研究提示，我国腹膜透析患者代谢综合征的发病率大约在55.4%。另一项国内研究提示，在随访49月后，腹膜透析患者代谢综合征发病率从41%增长到65%。

## 二、诊断及相关指标

在1998年WHO第一次提出代谢综合征的定义后，多个不同组织陆续对其诊断标准进行了修订（表2-3-2）。

表2-3-2　代谢综合征的诊断标准

| 组织 | 年份 | 诊断标准 | 主要标准 | | | | 其他标准 |
| --- | --- | --- | --- | --- | --- | --- | --- |
| | | | 肥胖 | 血脂 | 胰岛素抵抗或高血糖 | 高血压 | |
| WHO | 1998 | 至少2条主要标准 | BMI＞30或腰臀比＞0.9（男）/0.85（女） | TG≥1.7或HDL-C＜0.9（男）/1.0（女） | 糖尿病，空腹血糖受损，糖耐量受损，胰岛素抵抗（主要标准） | ＞140/90 | 微量白蛋白尿＞20μg/min |
| EGIR | 1999 | 至少2条主要标准 | 腹型肥胖：腰围＞94cm（男）/80cm（女） | TG＞2.0或HDL-C＜1.0 | 胰岛素抵抗，空腹血糖升高（＞非糖尿病患者的75%）（主要标准）FBS≥6.1 | ≥140/90或接受降压治疗 | 空腹血糖＞6.1mmol/L |

续表

| 组织 | 年份 | 诊断标准 | 主要标准 | | | | 其他标准 |
|------|------|----------|------|------|------|------|------|
| | | | 肥胖 | 血脂 | 胰岛素抵抗或高血糖 | 高血压 | |
| NCEP-ATPⅢ | 2001 | 任何3条标准及以上 | 腹型肥胖：腰围>102cm（男）/88cm（女） | TG≥1.7 HDL-C<1.0（男）/1.3（女） | FBS≥6.1 | ≥135/85或接受降压治疗 | 空腹血糖>6.1mmol/L |
| 修订NCEP-ATPⅢ | 2008 | 任何3条标准及以上 | BMI>30（高加索人）/25（亚洲人） | TG≥1.7 HDL-C<1.0（男）/1.3（女） | FBS≥6.1 | ≥135/85或接受降压治疗 | |
| IDF | 2005 | 1条肥胖标准+2条其他任何标准 | 腰围（根据种族不同，标准不同） | TG>1.7 HDL-C<1.03（男）/1.29（女）或接受降脂治疗 | FBS>5.6或糖尿病，或糖耐量受损 | ≥135/85或接受降压治疗 | 空腹血糖>5.6mmol/L |

注：以上生化指标单位为mmol/L，BMI单位为kg/m$^2$，血压单位为mmHg。

缩写：BMI，body mass index，身体质量指数；EGIR，European Group for the Study of Insulin Resistance，欧洲胰岛素抵抗研究组；FBS，fasting blood sugar，空腹血糖；HDL-C，high density lipoprotein cholesterol，高密度脂蛋白胆固醇；IDF，International Diabetes Federation，国际糖尿病联盟；NCEP-ATPIII，National Cholesterol Education Program's Adult Treatment Panel III，美国国家胆固醇教育计划成人治疗组第三次报告；TG，triglyceride，甘油三酯。

（一）肥胖

代谢综合征的主要特征是腹型肥胖，腹型肥胖往往提示内脏脂肪增加。Pellicano等研究发现，腹膜透析和血液透析患者体重增加无显著差异，但腹膜透析患者更倾向于增加内脏脂肪；另一项研究则证明，腹膜透析患者的内脏脂肪而非皮下脂肪和动脉粥样硬化以及心血管疾病相关。内脏脂肪增多导致更多脂肪组织来源的游离脂肪酸通过内脏循环进入肝脏，因而极低密度脂蛋白（very low density lipoprotein，VLDL）合成增多、血甘油三酯增高、肝脏释放入血的葡萄糖增加，进而导致高胰岛素血症和胰岛素抵抗；此外，脂肪酸过多也和促炎状态、促血栓状态相关。脂肪组织是人体最大的内分泌器官，具有巨大的促炎因子释放容量，可以释放包括肿瘤坏死因子-α（tumor necrosis factor-α，TNF-α）、白介素-6（interleukin-6，IL-6）、纤溶酶原激活物抑制因子（plasminogen activator inhibitor，PAI-1）、瘦素、单核细胞趋化蛋白-1、巨噬细胞迁移抑制因子和脂联素在内的一系列脂肪细胞因子，这些因子在胰岛素抵抗、炎症、脂代谢异常、高血压、内皮功能障碍和动脉粥样硬化的发生中起到了促进作用。研究发现，腹膜透析患者身体质量指数（body mass index，BMI）和TNF-α、IL-6、瘦素、C反应蛋白正相关，提示腹膜透析患者的肥胖可能反映了一种促炎状态。

评估肥胖程度的指标包括BMI、腰围、腰臀比等。由于不同人种的肥胖程度和心血管事件风险相关性不一，因此针对高加索人和亚洲人对肥胖的定义有所差异，如高加索人群BMI≥30 kg/m$^2$定义为肥胖，而在亚洲人该阈值为25 kg/m$^2$。虽然有研究认为，腰围和内脏脂肪的含量相关性好，但腹膜透析患者的腹膜透析导管、腹壁皮肤松弛以及透析液残留都可导致使用腰围评估其肥胖程度的可靠性降低，因此，目前仍采用BMI作为评估腹膜透析患者肥胖程度的首选指标。

腹膜透析患者肥胖对于预后的影响目前尚无统一定论，根据不同研究结果，腹膜透析患者肥胖可能增加、降低，或不改变患者的死亡率。美国一项针对1995～2000年开始透析的患者的回顾性研究提示，超重和肥胖的腹膜透析患者比低BMI的患者具有更好的生存率。2003年McDonald等的研究则认为肥胖的腹膜透析患者预后较差。而2004年来自美国肾脏病数据系统（United States Renal Data System，USRDS）和Mortality Wave Ⅱ登记的数据则发现，腹膜透析患者中肥胖对于生存无显著影响。结论不一的原因之一可能在于人体成分的差异。一项针对腹膜透析患者的研究提示，由脂肪导致BMI增加的患者较非脂肪导致BMI增加的患者预后更差，预后最好的是高BMI同时肌肉含量正常或增高的患者，该研究提示，腹膜透析患者瘦体重增加1%，死亡率降低10%。

### （二）血脂异常

腹膜透析患者多合并脂代谢异常，其血脂谱相比血液透析患者具有更强的导致动脉粥样硬化的倾向。腹膜透析患者的血脂异常多表现为总胆固醇、低密度脂蛋白胆固醇（low density lipoprotein cholesterol，LDL-C）、甘油三酯、脂蛋白B、脂蛋白（a）增高，高密度脂蛋白胆固醇（high density lipoprotein cholesterol，HDL-C）、脂蛋白A1降低，而血液透析患者通常脂蛋白B和LDL-C水平正常。此外，腹膜透析患者还存在氧化LDL（ox-LDL）及其抗体、中间密度脂蛋白水平的增高。目前认为高甘油三酯血症和葡萄糖经透析液过量吸收有关。LDL-C产生过量的原因尚不明确，可能和过量的葡萄糖吸收以及腹膜透析丢失大量蛋白质相关。

一般人群中脂代谢异常和心血管事件及全因死亡相关，降低胆固醇可达到心血管保护作用，但在透析患者中存在逆流行病学现象。4D研究（Die Deutsche Diabetes Dialyse Studies）提示，虽然使用阿托伐他汀可以使血液透析患者LDL-C从3.13 mmol/L降至平均1.86 mmol/L，但随访4年并未观测到心血管死亡、非致命心梗和卒中的显著差异。另一项针对瑞舒伐他汀在血液透析患者中的AURORA（a study to evaluate the use of rosuvastatin in subjects on regular hemodialysis: an assessment of survival and cardiovascular events）研究也没有发现他汀类药物为血液透析患者生存和心血管事件带来获益。因此，在2013年改善全球肾脏疾病预后组织（kidney disease improving global outcomes，KDIGO）的慢性肾脏病血脂管理指南中，并不推荐既往未使用他汀和（或）依折麦布的透析患者启用他汀和（或）依折麦布降脂治疗。需要注意的是，由于上述研究中透析患者多早期死于其他并发症，因此高脂血症带来的远期影响可能并未能观测到。另外，由于腹膜透析患者的血脂异常往往较血液透析患者显著，而以上研究均在血液透析患者中开展，其结论是否可用于腹膜透析患者亦不能肯定。因此，目前大多数学者仍认为，腹膜透析患者血脂异常是血管粥样硬化和心血管疾病的危险因素，有学者建议应将LDL-C控制在2.6 mmol/L以下。

### （三）高血糖或胰岛素抵抗

糖尿病是腹膜透析患者重要的原发病之一。尿毒症患者本身多存在胰岛素抵抗，加之透析液葡萄糖大量吸收，腹膜透析患者易出现高血糖。新发高血糖的发生率大约为23.4%，主要危险因素是高龄、高Charlson合并症指数、高C反应蛋白水平以及低白蛋白血症，BMI、腹膜转运特性对新发高血糖无显著影响，虽然透析液葡萄糖可增加患者的平均血糖水平，但目前尚无证据支持透析液糖负荷可导致新发糖尿病。

2型糖尿病肾病腹膜透析患者整体预后差于非糖尿病肾病腹膜透析患者，主要与患者透析前存在合并症和高心血管事件相关。和空腹血糖低于5.6 mmol/L的患者相比，空腹血糖高于5.6 mmol/L的患者随访36月时预后也更差。

### （四）高血压

透析患者多合并高血压，透析患者高血压的诊断最好基于家庭血压或动态血压监测，2017年欧洲肾脏学会—欧洲透析和移植学会（European Renal Association-European Dialysis and Transplant Association，ERA-EDTA）提出，腹膜透析患者家庭测量血压平均值连续7天≥135/85 mmHg，或24小时动态血压监测平均血压≥130/80 mmHg，或诊室血压≥140/90 mmHg，可诊断高血压。由于高血压是心血管事件及全因死亡的重要危险因素，ISPD指南建议腹膜透析患者血压控制在140/90 mmHg以下。

腹膜透析患者高血压主要由多因素综合导致，其中起主要作用的是水钠潴留，其他因素包括动脉硬度增加、肾素—血管紧张素—醛固酮系统活化、交感神经系统活化、内皮功能障碍、睡眠障碍、促红素的使用等。腹膜转运功能对血压可能有所影响，腹膜高转运特性的患者表现出更高的白天和夜间血压，以及更高的左室质量指数，这可能与腹膜高转运带来的超滤不足而容量负荷过重相关。小型研究提示，自动化腹膜透析和持续非卧床腹膜透析（continuous ambulatory peritoneal dialysis，CAPD）相比，平均血压并无显著差异。

与血液透析相比，CAPD可较好控制细胞外容量负荷，且可清除升压激素，理论上对血压的控制效果可优于血液透析，但该结论目前仅由两项小型研究支持。文献报道，腹膜透析开始后12个月，40%～60%原有高血压的患者可停用降压药物；但透析1～2年，随残肾功能下降，加之腹膜功能减退导致水清除能力下降，如未及时调整透析方案，可能出现血压控制不良。

### 三、代谢综合征的管理

#### （一）减轻体重

腹膜透析患者减少体重的方法和非透析人群类似，主要包括根据能量和营养需求制定个性化饮食方案、增加体育运动等，对于严重肥胖的患者才考虑手术治疗。由于减肥药物在腹膜透析患者中的安全性尚待研究，因此不推荐使用。

#### （二）降低血脂

腹膜透析患者高脂血症的治疗包括改善饮食、控制体重、锻炼、降脂药物，以及减少透析液葡萄糖含量。

他汀类降脂药可以竞争性抑制内源性胆固醇合成3-羟基-3甲基戊二酰辅酶A（3-hydroxy-3-methyl glutaryl coenzyme A，HMG-CoA）还原酶，减少细胞内胆固醇合成，主要起到降低胆固醇尤其是LDL-C的作用，可用于透析患者，其常见副作用包括肌痛、肌酶升高，偶有肝酶异常，罕见副作用为横纹肌溶解。贝特类降脂药主要降低甘油三酯，由于其通过肾脏排泄，在肾功能不全的患者中需调整剂量，在透析患者中不推荐使用。考虑到横纹肌溶解的风险，尤其不建议在透析患者中联用他汀和贝特类药物降脂治疗。依折麦布通过减少小肠内胆固醇的吸收，可以使LDL-C水平降低约20%，该类药物在肾功能不全患者中较为安全，可以在不耐受他汀或单用他汀降脂无法达标的患者中使用。此外，司维拉姆是一种不含钙的磷结合剂，研究提示，其在血液透析患者中也可起到一定的降低胆固醇的效果。

在腹膜透析患者中，减少透析液葡萄糖的含量也可能对改善血脂有效。研究提示，将葡萄糖透析液更换为氨基酸透析液后，患者的胆固醇和甘油三酯水平均显著下降。

（三）血糖控制

腹膜透析患者血糖控制方式包括改变生活方式、使用胰岛素和口服降糖药物、减少透析液葡萄糖的含量。在本章第一节有详细介绍。

（四）血压管理

腹膜透析患者高血压治疗主要包括非药物治疗和药物治疗。

非药物治疗主要方式有保持患者处于"干体重"和减少钠的摄入：①"干体重"主要指通过逐渐减少透后体重使患者出现最低程度的低容量或高容量症状的最低耐受体重，达到"干体重"表明患者既无多余水分潴留，也无过度脱水，是一种理想的水平衡状态。使患者处于"干体重"有助于血压的控制，但是尚无可靠指标提示患者已达到"干体重"。研究提示，既往常使用的下肢水肿和肺部湿啰音指标均无法反应血管内容量的真实情况。目前透析患者中越来越多使用的生物电阻抗人体成分分析、相对血容量监测以及肺部超声可能为未来"干体重"的定义提供更准确的评估。②限制钠的摄入可改善透析患者血压，ERA-EDTA针对透析患者血压管理的指南建议透析患者每日摄入钠应在65 mmol以下（约1.5 g钠或4 g氯化钠）。需要注意的是，除了饮食含钠盐以外，一些药物如某些钾结合剂、碳酸氢钠也同样含有钠。此外，采用低钠透析液也可以一定程度改善血压，一项非随机干预研究提示，将常规腹膜透析患者全天透析液中的一袋透析液（留腹3~5小时）更换为低钠透析液后2月，低钠组透析液清除钠增加了30~50 mmol，有效减少了渴感和水分摄入，夜间收缩压下降了8 mmHg。

大部分透析高血压患者需进行药物干预，其降压药物的选择需根据药代动力学及患者情况进行个体化选择。①血管紧张素转化酶抑制剂（angiotensin-converting enzyme inhibitor, ACEI）/血管紧张素受体拮抗剂（angiotensin receptor blocker, ARB）类药物有助于保护腹膜透析患者的残余肾功能，在没有禁忌的情况下常作为首选降压药物，这一类药物在普通人群中具有心血管保护作用，虽然该保护作用在透析患者中尚未得到充分的证据支持，对于左心室肥厚、心肌梗死以及心功能不全的高血压患者，仍建议积极地给予ACEI/ARB的治疗。ACEI最常见的不良反应是持续性干咳，其他不良反应包括低血压、高钾血症、血管神经性水肿、皮疹以及味觉障碍，因有致畸危险禁用于妊娠妇女。ARB类药物不良反应多轻微且短暂，包括头晕、体位性低血压、皮疹、血管神经性水肿、腹泻等。②β受体阻滞剂常用于合并快速性心律失常、冠心病、慢性心力衰竭、交感神经活性增高以及高动力状态的高血压患者，国际透析预后与实践模式研究（Dialysis outcomes and practice pattern study, DOPPS）结果提示，β受体阻滞剂和低猝死风险相关。β受体阻滞剂常见的不良反应是心动过缓，此外，还可出现疲乏、肢体冷感、激动不安、胃肠功能不良、影响糖脂代谢以及诱发高尿酸血症。③钙通道阻滞剂（calcium-channel blocker, CCB）类药物降压效果可靠且稳定，不影响糖、脂代谢，常用于透析患者的血压控制，其主要不良反应为血管扩张所致的头痛、颜面部潮红和踝部水肿。④盐皮质激素拮抗剂如螺内酯在普通心功能不全患者中具有心脏保护作用。一项纳入253例血液透析和腹膜透析患者的研究提示，没有心功能不全的透析患者在加用螺内酯治疗2年后，心脑血管死亡、心梗和猝死风险也有所降低。螺内酯的副作用包括高钾血症、胃肠道反应、低钠血症、抗雄激素样作用和中枢神经系统表现。⑤襻利尿剂也是腹膜透析患者常用的药物，其可以通过增加尿量减少容量负荷，腹膜透析患者中用量常高于肾功能正常的人群，在患者无尿之后，则不建议继续给予该类药物。呋塞米的副作用主要是低钾血症，大剂量静脉快速注射可能发生耳鸣和听力障碍。

# 第三节　矿物质代谢异常

2006年，KDIGO工作组提出"慢性肾脏病—矿物质和骨异常（chronic kidney disease-mineral and bone disorder，CKD-MBD）"的概念，其定义包括了以下情况的一种或多种：钙、磷、甲状旁腺激素（parathyroid hormone，PTH）或维生素D代谢的异常；骨转化、骨矿化、骨量、骨骼线性生长或骨强度的异常；血管或其他软组织钙化。据报道，CKD-MBD在CAPD患者中的发病率高达61%，且发病率随腹膜透析时间延长而升高，严重影响腹膜透析患者的生活质量和生存，临床需高度重视。

## 一、生化异常

### （一）钙

#### 1.钙的正常代谢

人体99%的钙以羟基磷酸盐的形式沉积在骨骼，骨骼中仅1%的钙可以交换。血浆中的钙包括离子钙（45%）、与蛋白结合的钙（47%）和与阴离子结合的钙（10%）。由于血浆中的钙主要和白蛋白结合，因而白蛋白水平可影响血钙水平，白蛋白每降低1 g/dl，血浆总钙下降0.8 mg/dl。对于低白蛋白血症的患者，可通过以下公式进行血钙的校正：校正的总钙（mg/dl）=总钙（mg/dl）+0.8×[4-人血白蛋白（g/dl）]或校正的总钙（mmol/L）=总钙（mmol/L）+0.02×[40-人血白蛋白（g/L）]。

人体钙的主要来源是食物，成人每日钙摄入最好在800~1 200 mg，如摄入1 000 mg钙，肠道净吸收量约为200 mg。钙在人体内处于动态平衡，参与钙平衡的器官包括肠道、肾脏、骨骼等。钙平衡的调节依赖PTH、维生素

D、降钙素共同作用于骨、肾及消化道。

钙具有多种生理功能，包括：参与骨骼的形成，维持及调节正常的神经肌肉兴奋性，参与肌肉的收缩耦联，维持心脏正常的电生理活动，影响腺体分泌，激活酶和补体，参与凝血过程，作为一些激素的第二信使等。

2.血钙水平异常

血清总钙的正常范围是2.10 ~ 2.50 mmol/L。

血钙高于2.75 mmol/L称为高钙血症，PTH升高、活性维生素D水平升高、骨吸收增加、小肠对钙的吸收增加、肾脏排出钙减少、骨形成和骨钙化不良均可导致血钙增高。发生高钙血症时，患者可能出现肌无力、厌食、恶心、呕吐、便秘、高血压、QT间期缩短、心动过缓、反应迟钝、头晕、嗜睡、昏迷等症状。

血钙水平低于2.10 mmol/L称为低钙血症。引起血钙偏低的因素包括甲状旁腺功能减退或PTH抵抗、维生素D缺乏或抵抗、慢性肾衰竭、高磷血症、骨饥饿综合征、骨转移瘤、急性胰腺炎、革兰氏阴性菌败血症、抗骨吸收药物、枸橼酸中毒等。低钙血症常常没有明显的临床症状。当血钙水平下降过快或程度过重时，可能出现口唇和（或）指尖麻木、四肢及面部肌肉抽搐、平滑肌痉挛、焦虑、抑郁、恶心、呕吐、腹泻、便秘、QT间期延长、TS段延长平坦、T波低平倒置等。当血钙低于0.88 mmol/L时，可发生低血钙危象，患者可出现严重的肌痉挛，包括惊厥、癫痫发作、严重哮喘，甚至心脏骤停。慢性低钙血症可导致骨骼改变包括佝偻病样改变、软骨病、纤维性骨炎等，以及转移性钙化包括基底节钙化、小脑钙化、肌腱关节钙化等。

3.慢性肾脏病（chronic kidney disease，CKD）患者的血钙异常

在CKD-MBD发生过程中，由于磷酸盐潴留、1，25-（OH）$_2$-D$_3$浓度降低，以及骨对PTH抵抗，往往先发生低钙血症。CKD后期，由于多种因素包括透析液的钙浓度过高、不合理地使用含钙药物或促进钙吸收的药物、高动力骨病或无动力骨病导致的钙从骨向细胞外液转移、三发性甲状旁腺功

能亢进等，低钙血症亦可转变为高钙血症。

腹膜透析时透析液钙离子转运对腹膜透析患者的血钙有重要影响。使用1.75 mmol/L高钙透析液可导致正钙平衡，而当透析液钙浓度降至1.05 mmol/L时即可出现负钙平衡。另外，高糖透析液可通过增加钙的对流交换影响钙的转运。

CKD患者的低钙血症和高钙血症均和死亡率增加相关。DOPPS研究数据显示，当透析患者的血钙在2.15～2.50 mmol/L时，患者死亡风险最低；血钙大于2.5 mmol/L时，全因和心血管死亡风险最高；血钙低于2.13 mmol/L同样增高患者的全因死亡风险。一项纳入了12 116例腹膜透析患者的回顾性研究同样提示，血钙高于2.375 mmol/L（9.5 mg/dl）和腹膜透析患者的死亡率增高相关。

## （二）磷

### 1.磷的正常代谢

人体的磷80%～85%分布于骨骼，15%分布于软组织，1%分布于细胞外液。血清中的磷85%以离子形式存在，15%和蛋白结合。磷在人体主要的生理功能包括参与骨骼的构成、参与细胞代谢（如合成三磷酸腺苷）、组成细胞膜以及影响多种代谢过程。

体内磷的平衡主要包括肠道吸收和肾脏排泄。肠道吸收磷的主要部位是小肠，其吸收呈线性不饱和状态，即摄入的磷越多，吸收的磷越多。在正常情况下，每日经肾脏排出的磷的量等于摄入磷的量，因此肾脏对于维持血磷具有重要作用。

### 2.血磷异常

血磷的正常范围是0.87～1.45 mmol/L，血磷水平根据昼夜、季节、年龄有所不同。

低磷血症可能由摄入减少、吸收不良、排出增加、磷向细胞内转移、电解质异常（高血钙、低血镁、代谢性碱中毒）等导致，轻度的低磷血症往往没有临床症状，急性的严重低血磷可导致急性溶血，严重的慢性低磷血症可表现为食欲减退、肌肉骨骼疼痛，严重的可骨折。

　　高磷血症最常见的病因为肾功能不全，其他因素包括细胞外液磷负荷增加（如维生素D或磷制剂摄入过多、横纹肌溶解、恶性肿瘤化疗引起细胞破坏、代谢性或呼吸性酸中毒等）、其他因素引起的尿磷排泄减少（甲状旁腺功能减退、生长激素过量等）、假性高磷血症（多发性骨髓瘤、高甘油三酯血症、细胞溶解）。高磷血症本身无明显症状，长期高磷血症继发软组织钙化及心血管钙化可出现钙化相关的临床表现。

　　3.CKD患者的血磷异常

　　随肾小球滤过率（glomerular filtration rate，GFR）降低，磷排出减少，CKD患者往往出现磷酸盐潴留，该变化被认为是CKD-MBD的启动因素。磷酸盐潴留可诱发血钙降低、减少活性维生素D的合成或活性、促进PTH基因表达，因而导致继发性甲状旁腺功能亢进。PTH可将近端小管对磷的重吸收从80%~95%抑制到最低15%，大部分CKD早期患者血磷水平升高并不明显，可能即由于PTH和成纤维细胞生长因子23（fibroblast growth factor 23，FGF23）对肾小管重吸收磷酸盐的抑制作用。早期的PTH分泌增加对于稳定血磷水平有一定帮助，但当CKD进一步进展，PTH和FGF23对肾小管磷重吸收的抑制作用无法维持血磷水平，PTH诱导的骨磷释放反而加重了血磷的升高，患者即出现高磷血症。

　　一项纳入47项研究327 644例CKD患者的Meta分析提示，血磷每升高1 mg/dl，CKD患者全因死亡率增加18%，心血管死亡率增加10%。高磷血症影响CKD患者的预后，但目前透析患者的血磷控制多不理想。根据2012年一项国内多中心研究，我国腹膜透析患者高磷血症的发生率为47.40%，虽较血液透析患者低（57.40%），但也不容乐观。腹膜透析和血液透析血磷控制的整体达标率在22.5%~38.5%，其中腹膜透析血磷达标率约31.5%。

## （三）甲状旁腺激素

　　1.PTH的合成和检测

　　PTH是含有84个氨基酸的多肽激素，由甲状旁腺主细胞分泌，在血液循环中的PTH包括四种形式——全段PTH（1-84PTH）、氨基端片段PTH、中间段PTH、羧基端片段PTH，其中后两者无生物活性。PTH的检测方法有三代，第一代检测氨基或羧基末端，准确性低，目前已淘汰；第二代PTH检测技术使用两个有免疫亲和力的抗体，一个结合在氨基端，一个结合在羧基端，可测定1-84PTH和7-84PTH，目前应用最广；第三代PTH检测技术检测1-84氨基酸全长的PTH分子，临床尚未广泛开展。

2. PTH的调控和生理作用

PTH受到多种因素的调控，活性维生素D、降钙素、高钙血症可抑制PTH的合成；低血钙、糖皮质激素、雌激素可促进PTH合成；低血钙、β肾上腺素能激动剂、多巴胺和前列腺素$E_2$可促进PTH释放；低镁血症可抑制PTH释放。PTH参与钙磷平衡的调节：其作用于肾脏，可增加钙的重吸收，抑制磷的重吸收，增加1α羟化酶的活性，促进活性维生素D的生成；PTH作用于骨骼，具有双重效应，既可促进骨的形成，又可促进骨的溶解。

3. 继发性甲状旁腺功能亢进

继发性甲状旁腺功能亢进是CKD-MBD的重要特征，其在CKD早期即可出现，当eGFR下降至60 ml/（min·1.73 m²）时开始显著，随CKD进展逐渐加重。目前认为，导致CKD患者继发性甲状旁腺功能亢进的因素包括：磷酸盐潴留，游离钙离子浓度降低，活性维生素D浓度降低，FGF23水平升高，甲状旁腺中维生素D受体（vitamin D receptor，VDR）、钙敏感受体（calcium-sensitive receptor，CaSR）、FGF受体及klotho蛋白表达减少。继发性甲状旁腺功能亢进不仅导致骨骼损害，还可以引起促红素抵抗、神经系统损害及心血管疾病，临床研究提示PTH高的患者心血管及全因死亡率均增高。

4.三发性甲状旁腺功能亢进

部分患者PTH升高并伴有高钙血症，内科治疗无法纠正PTH的高分泌，最终需要手术切除甲状旁腺，这种情况被称为三发性甲状旁腺功能亢进。三发性甲状旁腺功能亢进多出现在甲状旁腺细胞受到长期低钙、高磷和低骨化三醇刺激后，甲状旁腺组织中出现了自主分泌的甲状旁腺细胞，甚至出现甲状旁腺细胞的单克隆性增殖，此时增加钙或维生素D类似物、甚至肾移植手术都无法抑制其PTH的分泌。

### （四）维生素D

#### 1. 维生素D的合成和生理功能

人体维生素D的来源有皮肤合成和肠道吸收，普通的维生素D在肝脏和肾脏代谢后，形成具有生理活性的1，25-（OH）$_2$-D$_3$，通过维生素D结合蛋白转运到远端肾小管细胞、肠上皮细胞、甲状旁腺细胞和骨细胞发挥作用。在肠道，活性维生素D可促进钙和磷的吸收。在骨骼，活性维生素D既可促进新骨钙化，又可促进钙从骨骼中游离出来。在肾脏，活性维生素D增加肾小管对钙的重吸收。此外，一些研究提示，维生素D还具有多种其他生理功能，包括参与调节血管平滑肌细胞增生和钙化，降低心血管疾病、糖尿病、肿瘤风险，调节肾素—血管紧张素系统以及免疫系统等。

#### 2. 肾功能衰竭和维生素D缺乏

CKD患者往往存在活性维生素D的缺乏。在CKD早期，FGF23水平升高，FGF23在近端肾小管可抑制1-α羟化酶活性和增强24-羟化酶活性，因而导致25-OH-D$_3$更多地转化为无活性的24，25-（OH）$_2$-D$_3$而非活性的1，25-（OH）$_2$-D$_3$。随肾功能不全进展，磷酸盐潴留加重亦可抑制1-α羟化酶的活性；另外肾实质丢失直接导致1-α羟化酶减少，进而减少了1，25-（OH）$_2$-D$_3$的合成。另外，腹膜透析可清除维生素D结合蛋白，导致1，25-（OH）$_2$-D$_3$、24，25-（OH）$_2$D$_3$以及25-（OH）-D$_3$的大量丢失，因此腹膜透析患者更易出现维生素D缺乏。根据文献报道，腹膜透析患者维生素D缺乏或不足的比例高达87%~92%。其中，女性、糖尿病、无残余肾功能的腹膜透析患者可能更易出现维生素D缺乏。

活性维生素D的缺乏可直接刺激PTH分泌，同时由于失去了活性维生素D的促进作用，肠道钙吸收和骨骼钙释放减少可导致血钙降低，进一步促进了PTH的分泌。1，25-（OH）$_2$-D$_3$浓度下降还会导致甲状旁腺细胞上VDR数量减少，这两者均可能通过潜在的非基因组效应促进甲状旁腺主细胞增生和结节形成。

### （五）成纤维细胞生长因子 23

FGF23由骨细胞和成骨细胞分泌，骨化三醇、饮食磷负荷增加、PTH和钙均可刺激FGF23分泌。另外，CKD患者FGF23清除减少也是其水平增高的原因之一。FGF23可能是CKD-MBD的早期标志物之一，其水平升高甚至发生在钙、磷、PTH异常之前。FGF23的主要生理学作用是维持血清磷的水平。在肾脏近端小管，FGF23与FGF受体及其辅助受体klotho蛋白结合，引起管腔膜上钠磷协同转运蛋白下调，进而减少肾小管对磷的重吸收；另一方面，FGF23可抑制近端小管1-α羟化酶的合成，降低骨化三醇的水平，进而抑制肠道对磷的吸收。正常情况下FGF23可抑制PTH的分泌，但CKD患者多出现FGF23抵抗而导致PTH分泌不受FGF23的抑制，这可能和增生的甲状旁腺中FGF受体1和klotho蛋白表达下降相关。在CKD患者中，FGF23的水平和心血管疾病及全因死亡风险相关，有研究提示其对左心室肥大具有直接的致病作用。

## 二、肾性骨营养不良

### （一）肾性骨营养不良的类型

骨骼的病理特征可采用三个参数来进行评估，即骨转化、骨矿化和骨量（turnover，mineralization，volume，TMV）系统。骨转化指单个功能性骨单位重建过程中破骨细胞活化及骨吸收/成骨细胞活化和骨形成动态平衡的过程，骨转化率取决于破骨细胞活化的程度；骨矿化指钙、磷等无机盐以羟基磷灰石晶体的形式沉积到类骨质中形成正常骨质的过程；骨量指骨质量的多少，用骨矿物质含量或骨密度表示，其中骨密度指单位面积或体积骨的矿物质含量多少。根据组织学上骨转化和矿化情况，肾性骨病可分为不同的类型。

1.高转化型骨病

常继发于甲状旁腺功能亢进，表现为高骨转化。典型病变为纤维性骨炎。病理学特征为骨形成和骨吸收均明显增加：成骨细胞活性增加，使类骨质增加，成骨细胞形成的成纤维细胞分泌骨胶原纤维，沉积于髓腔，表现为骨小梁周围纤维化，新生的骨基质结构紊乱，称"交织骨"；破骨细胞数量和活性增强，破骨细胞穿入骨小梁形成大量吸收腔隙，骨皮质变薄、小梁骨稀疏变细以致消失。总体而言，破骨细胞增加幅度大于成骨细胞，由于骨吸收率大于骨形成率，骨体积减小。

2.无动力骨病

甲状旁腺过度抑制和铝沉积均可导致，主要表现为低骨转化。病理学提示骨形成减少伴骨矿化减少，类骨质层很少甚至没有，骨容积往往下降。这是腹膜透析患者中主要的骨病类型。文献报道，CAPD患者无动力骨病发生率高达79%，明显高于血液透析患者（19%～59%）。无动力骨病的危险因素包括高龄、PTH过度抑制、糖尿病、循环中存在PTH抑制物以及高钙透析液导致的钙负荷过重。

3.骨软化症

可能由于维生素D缺乏、磷不足，或铝过量导致。主要表现为低骨转化伴骨矿化异常。病理学提示非矿化的骨基质沉积，占据了骨小梁容积的大部分，不伴骨内膜纤维化。既往骨软化多由铝蓄积导致，血铝升高时和转铁蛋白结合，形成大分子物质沉积在骨和甲状旁腺中导致铝性骨病，其病理学上除提示骨形成率低外，还表现为铝染色阳性表面。需要注意的是，骨铝染色阳性不一定是骨软化症，其中50%属于混合性骨病，5%～15%为甲状旁腺亢进骨病。随含铝的磷结合剂使用减少，目前这种类型的骨病已相对少见。

4.混合型

主要表现为高骨转化或低骨转化以及矿化异常。既有大量纤维化组织形成，又有因骨矿化障碍引起的类骨质面积增加。

有学者提出还有第5种类型为骨囊肿,发生于长期透析的患者,主要由 $\beta_2$-微球蛋白相关淀粉样物质沉积导致。

腹膜透析患者各种类型骨病发生率不同,其中无动力骨病最高约50%,纤维性骨炎约18%,混合性骨病和骨软化症各约5%,轻微性骨病约20%。随时间变化,患者的骨病类型可能发生改变。一项纳入了24例腹膜透析患者的小型研究提示,19例初始骨活检提示无动力骨病的患者在随访1年后,有7例转变为了高转化型骨病,由于这些患者同时出现了白蛋白的升高,作者认为蛋白质营养状态可能对于骨病预后有所影响。

## (二)肾性骨病的诊断

### 1.骨活检

双四环素标记的骨活检可反应骨结构、形态和再吸收等静态指标,以及骨转化和骨形成的动态参数,是目前诊断肾性骨病的金标准。但由于临床实施困难,目前尚不推荐作为CKD-MBD的常规检查项目。根据KDIGO指南推荐,当骨病类型对治疗决策有影响时,可考虑行骨活检。我国CKD-MBD指南建议,对于具备以下指征的患者,在有条件的情况下建议行骨活检以明确诊断:①不明原因骨折;②持续性骨痛;③不明原因高钙血症;④不明原因低磷血症;⑤可能存在铝中毒;⑥使用双磷酸盐治疗CKD-MBD前。

### 2.骨密度

骨密度(bone mass density,BMD)由骨的矿物质含量除以被测量骨的透射面积或体积得到。目前常用的BMD检测方法为双能X线吸收法,结果通常用T-Score(T值)表示,T值=(测定值-骨峰值)/正常成人BMD标准差。对于正常人及CKD1~3期的患者,如T值在-1~-2.5标准差,考虑存在骨量减少,如T值≤-2.5标准差,考虑存在骨质疏松症。而CKD G3期以后的CKD患者如检查提示骨密度低,则多诊断为"CKD-MBD伴低BMD"。有研究提示,在透析第一年,腹膜透析患者的骨密度高于血液透析患者,对于降低患者的全因死亡有重要意义。

BMD不能完全反应骨代谢的情况，不能作为肾性营养不良分型的依据，但由于其对骨折风险有预测价值，且测量简便，对于有CKD-MBD证据的CKD G3a～G5期患者，如果临床考虑骨密度结果会影响治疗选择，可进行骨密度检测。

3.骨代谢血清学标志物

骨代谢的血清学标志物包括：①生化指标，如iPTH、降钙素、钙、磷、维生素D、FGF23；②骨吸收标志物，如抗酒石酸酸性磷酸酶、Ⅰ型胶原羧基末端肽、Ⅰ型胶原氨基末端肽、尿脱氧吡啶啉；③骨形成标志物，如骨特异性碱性磷酸酶、骨钙素、骨保护素。

对于透析患者，PTH或骨碱性磷酸酶水平可用于评估骨病类型。碱性磷酸酶广泛分布于人体各器官，主要来源是肝脏和骨骼，可以一定程度反映骨代谢水平。骨特异性碱性磷酸酶源于成骨细胞和成骨细胞前体，占血总碱性磷酸酶的20%～30%，其水平反映了成骨细胞活性状态和骨形成状态，和肾性骨病有较好的相关性。一般认为，骨特异性碱性磷酸酶水平升高（如超过20 ng/ml）提示高转化性骨病，如骨特异性碱性磷酸酶降低伴血浆iPTH降低（＜150 pg/ml）提示无动力骨病。除提示骨病类型外，有研究发现，"低iPTH+高ALP"组的腹膜透析患者全因死亡率较"高iPTH+低ALP"组患者增加96%，心血管死亡率增加2.35倍，是提示腹膜透析患者预后的重要指标。此外，血钙水平对于骨病类型也有一定提示意义，高转化型骨病和混合型骨病时血钙低于正常值，但低转化型骨病时血钙正常或偏高。需要注意的是，虽然上述指标和骨转化类型相关，但不论单个还是联合上述指标均不足以诊断肾性骨营养不良的类型。

另外一些骨转化标志物临床尚未常规开展。活性成骨细胞可分泌Ⅰ型前胶原，在血液中切割可得到Ⅰ型胶原羧基末端肽和氨基末端肽，这些胶原分子通过共价结合形成吡啶交联，这些胶原标志物和正常人的骨形成/吸收率密切相关，但在肾性骨病中的意义尚不明确。目前，KDIGO指南并不推荐常规检测骨源性胶原代谢转换标志物（如Ⅰ型前胶原末端肽、Ⅰ型胶原羧基末端肽、Ⅰ型胶原氨基末端肽、吡啶酚、脱氧吡啶酚）。骨钙素源自成骨细胞的非胶原性蛋白，可反应成骨细胞活性，其水平和iPTH相关，但半衰期较短，临床应用不如iPTH。抗酒石酸酸性磷酸酶主要由破骨细胞释放，因而反映了破骨细胞活性和骨吸收状态，在高转化型骨病、高转化率的骨质疏松患者中水平升高，而低转化型骨病中水平正常或下降。

### （三）临床表现

早期的肾性骨营养不良可能没有明显的症状，后期可出现骨折、骨痛、骨变形。由于骨的质和量均异常，肾性骨营养不良的患者骨脆性增加，骨折风险增高。一般透析人群骨折发生率可达40%，50岁以上透析患者骨折发生率高达50%，且骨折发生率随透龄增加而增加。透析患者骨折发生率和骨病类型相关，无动力骨病、骨软化症的骨折风险明显高于高转化型骨病。部分骨病的患者还可出现骨痛，常见于纤维性骨炎或骨软化症患者。骨痛一般为全身性，以下背部、臀部、小腿或膝部为重，运动或受压时加剧。骨变形可导致成人脊柱畸形、侧弯和胸廓变形，腰椎压缩性骨折可导致人变得矮小，甚至可出现"退缩人综合征"。儿童可出现生长受限。

## 三、骨外钙化

### （一）血管和瓣膜钙化

CKD患者早期即可出现血管钙化，新透析的患者约80%存在冠脉钙化。我国一项纳入1 520例接受血液透析或腹膜透析超过6个月的患者的多中心研究提示，透析患者总体钙化发生率为77.4%，其中血管钙化、腹主动脉钙化、心脏瓣膜钙化发生率分别为68.3%、46.8%、29.0%。腹膜透析患者钙化略低于血液透析，其血管钙化、腹主动脉钙化、心脏瓣膜钙化者分别为54.4%、34.6%、20.9%，且透析时间越长，多部位钙化越突出。

钙化可发生在动脉的内膜和中膜，前者多见于动脉粥样硬化，钙化位于粥样斑块中，在斑块形成的晚期发生，常引起心肌梗死、心绞痛、脑卒中等；后者矿物质弥漫沉积于动脉中膜，引起动脉僵硬、脉压增大、脉搏波速度增快，从而导致左心室肥厚、心力衰竭。

另外需要注意一种罕见但危及生命的周围血管钙化性疾病——钙化防御，其多见于中老年女性，主要发生于规律透析的患者，少部分发生于肾功能正常、早期CKD以及肾移植患者。血液透析患者中钙化防御的发生率在1‰～4‰，腹膜透析患者中仅小型横断面研究报道发生率为9/1 000人年。危险因素包括终末期肾病、女性、肥胖、营养不良、高钙、高磷、PTH过高或过低、炎症、使用维生素K拮抗剂等。临床特点是皮下脂肪组织和真皮中的微血管闭塞，可导致皮肤溃疡、剧烈疼痛和缺血性皮肤病变，多见于手指、足趾、大腿、小腿和脚踝等部位，皮肤溃烂可缓慢进展及并发感染，甚至导致败血症危及患者生命。钙化防御确诊后超过一半的患者在一年内死亡，中位生存时间仅151天。

CKD患者血管钙化的机制目前尚不明确，大量研究显示，高磷血症是导致血管钙化的危险因素，此外，血钙和PTH水平也可能影响了血管钙化的发生发展。

合并血管或瓣膜钙化的透析患者需考虑存在心血管高危风险，透析患者建议每6～12月进行一次心血管钙化评估，血管钙化的评估方法包括侧位腹平片、心脏彩超和CT等。

（二）软组织钙化

尿毒症患者还可以出现软组织钙化，包括内脏钙化（肺、腹部、心、肾、骨骼肌等）、眼钙化、关节周围钙化、皮肤钙化等，严重影响患者的生活质量和生存。

四、CKD-MBD的治疗

（一）针对钙磷的治疗

KDIGO指南推荐，对于透析患者，应每1～3月检测血钙、血磷水平，如接受CKD-MBD相关治疗，可适当增加检测频率。CKD患者针对钙磷的治疗决策应基于血钙、血磷，而非钙磷乘积。同时需注意的是，生化指标的检测受到测量方法、批次、样本来源、操作规范、饮食、昼夜节律、季节变异、透析等因素影响，因此，CKD-BMD的治疗决策应看重相关指标的变化趋势，而非仅仅取决于单次测量水平。

血钙的目标值是避免高钙血症（成人）或维持在适龄正常范围（儿童），由于高钙血症可能和血管钙化的发生相关，因此建议将透析患者的血钙维持在正常低限。预防高钙血症的措施包括合理应用含钙磷结合剂、合理使用活性维生素D及其类似物、减少高钙透析液的使用等。建议透析患者每日摄入元素钙总量不超过2 000 mg。对于出现高钙血症的患者，应减少和停用活性维生素D、含钙磷结合剂和使用低钙透析液。根据KDIGO指南，对于透析患者，推荐的透析液钙浓度为1.25 ~ 1.50 mmol/L。低钙透析液可能升高PTH水平，但该变化对骨代谢的影响可能不显著。一项研究比较了240例使用钙浓度1.75 mmol/L的透析液和106例使用1.25 mmol/L低钙透析液1 ~ 2年的患者的各项指标，结果提示低钙透析液组血清总钙和游离钙均较低，PTH较高，但血磷、骨代谢和高钙组无明显差异。另一项小型研究也提示，虽然升高了PTH，但低钙透析对于腹膜透析患者肾性骨病的类型转换无显著影响。

由于血磷过高和过低都和死亡风险增高相关，血磷的目标值是控制在正常范围。如血磷持续或进行性升高，则需开始降磷治疗。降磷治疗的方案包括：

（1）限制磷的摄入

透析患者应限制饮食磷的摄入（800 ~ 1 000 mg/d）。建议限制摄入蛋白质的总量，选择磷/蛋白比值低、磷吸收率低的食物，限制摄入含有大量磷添加剂的食物。通常蛋白摄入量在每天1.0 ~ 1.2 g/kg时，磷的摄入量大概在800 ~ 1 400 mg/d。烹饪方式可影响食物中磷的含量。焯水可部分去除食物中的磷，是降低食物磷/蛋白比的有效方法，水煮10 ~ 20分钟可减少肉类

30%～50%的磷，而蛋白仅丢失9%～17%。摄入植物蛋白可能比动物蛋白更有助于血磷的控制。研究提示，虽然动物蛋白和植物蛋白含磷量相似，但CKD患者进食植物蛋白后，血磷水平明显低于进食动物蛋白，尿磷排泄和血清FGF23水平也明显减低。

药品也是常被忽视的"隐藏磷"的来源之一，一些药物中的磷是其活性成分（如双磷酸盐），另一些药物则将磷作为赋形剂等。同一种化学名的药物，厂商不同也可能含磷量不同。有研究组对3 763种药物进行了检测，结果发现其中472种药物（12.5%）的辅料含磷，其中最常见的是采用磷酸盐作为赋形剂（78%）。

（2）充分透析

透析可清除血中的磷。腹膜透析每日可清除300～315 mg磷，较血液透析清除稍差（800 mg/次），所以往往在透析的基础上，需加用磷结合剂。

（3）药物治疗

目前磷结合剂主要包括含钙磷结合剂、含铝的磷结合剂、不含钙铝的磷结合剂。

含钙磷结合剂包括醋酸钙（含钙25%）、碳酸钙（含钙40%），其中醋酸钙比碳酸钙磷结合能力更强、钙吸收更少，但均存在高钙血症相关风险，如异位钙化和PTH抑制等。针对CKD3～4期患者的研究提示，含钙磷结合剂可能增加患者血管钙化和心血管事件风险。因此，目前指南建议不再将含钙磷结合剂作为降磷药物的首选，特别是对于存在血管钙化或血管钙化高风险的患者。如患者合并低钙血症且PTH进行性升高，可考虑使用含钙磷结合剂进行降磷治疗。

含铝磷结合剂包括碳酸铝、氢氧化铝、硫糖铝，其磷结合力强，但潜在铝中毒相关脑病、骨病、贫血等风险，因此目前建议尽量避免使用，如必须使用，尽量控制在4周内。

不含钙铝的磷结合剂是目前是应用最多的磷结合剂，包括司维拉姆、碳酸镧，二者均可有效降磷且不增加血钙，副作用均是胃肠道反应。由于腹泻和便秘可能增加腹膜感染风险，Evenepoel等专门评估了司维拉姆和腹膜炎的相关性，结果提示，使用司维拉姆的患者中11%发生了腹膜炎，高于使用含钙磷结合剂的患者（4%），但该差异无统计学意义。

### （二）针对继发性甲状旁腺功能亢进的治疗

KDIGO指南推荐，对于透析患者，应每3~6月复查血PTH水平，如接受CKD-MBD相关治疗，可适当增加检测频率。目前针对透析患者iPTH的目标值尚无统一标准，KDIGO指南建议将其维持在正常上限的2~9倍。一些大型观察研究提示，iPTH升高到300 pg/ml以上时，即可出现心血管死亡和全因死亡风险的增高；DOPPS研究数据提示，当PTH在300~450 pg/ml时，患者全因死亡风险增加9%；当PTH超过600 pg/ml时，患者全因死亡风险增加23%；当PTH大于900 pg/ml时，新发骨折风险增加约70%。因此，美国肾脏病基金会（national kidney foundation，NKF）在协助肾脏疾病患者生存质量（kidney disease outcomes quality initiative，KDOQI）指南中推荐，将iPTH控制在150~300 pg/ml。针对继发性甲状旁腺功能亢进的治疗，包括降低血磷、控制血钙，应用维生素D受体激动剂和（或）拟钙剂，以及手术治疗。

#### 1.药物治疗

对于需要降PTH治疗的透析患者，建议使用活性维生素D及其类似物、拟钙剂，或二者联合治疗。

#### （1）维生素D受体激动剂

维生素D受体激动剂（vitamin D receptor activator，VDRA）和维生素D受体亲和力高，可和维生素D受体结合并使之活化，包括活性维生素D及其类似物。其可降低患者PTH水平，改善患者预后，常见的不良反应是高钙血症、高磷血症。有文献报道，维生素D缺乏可能是腹膜透析患者心血管事件的危险因素。但针对CKD3~5期伴左心室肥厚的患者的随机对照研究提示，活性维生素D虽可有效降低患者的PTH，但不能改善患者左室质量指数，且部分患者出现高钙血症，因此CKD患者活性维生素D的补充需充分掌握适应证后进行。

根据其对于维生素D受体的选择性，可将VDRA分为非选择性VDRA和选择性VDRA两大类。非选择性VDRA包括骨化三醇、阿法骨化醇。选择性VDRA包括帕立骨化醇、度骨化醇、马沙骨化醇，其对甲状旁腺亲和力高于肠道，因而对肠道钙磷吸收的影响更小，但治疗过程仍可能出现高钙血症、高磷血症，因此同样需要定期监测钙磷水平。曾有研究提示腹膜透析患者经腹腔给VDRA类药物可达到良好的降PTH效果，但之后的药代动力学研究发现口服和经腹腔给药后血清活性维生素D水平无显著差异，考虑到经腹腔给药操作复杂且可能增加感染风险，我们目前仍建议口服给药。不同类型的VDRA效果相当，一项纳入了1 372例腹膜透析患者的观察性研究提示，骨化三醇、度骨化醇和帕立骨化醇在骨代谢指标的改善上无显著差异。

（2）拟钙剂

钙敏感受体在多种组织中表达，包括甲状旁腺、肾脏、骨髓、破骨细胞、成骨细胞、乳腺、甲状腺C细胞等。CaSR可感知血清钙离子的微小变化，相应地调节PTH分泌和尿钙排泄，以维持血钙稳定。钙敏感受体激动剂又称拟钙剂，其作用于CaSR，模拟钙的作用。目前市场上的拟钙剂主要为西那卡塞，其可降低PTH和FGF23，避免高钙血症，延缓心脏瓣膜钙化；主要的不良反应是胃肠道反应、低钙血症、上呼吸道感染、Q-T间期延长。Etelcalcetide是一种可以静脉给药的拟钙剂，研究提示其在中重度甲状旁腺功能亢进的血液透析患者中，疗效不低于西那卡塞。

（3）联合用药

在控制磷摄入的基础上，单独使用活性维生素D及其类似物或拟钙剂的情况下，如果iPTH仍无法达标，排除使用禁忌后，可联合用药。针对血液透析患者的多项研究提示，联合使用维生素D受体激动剂和西那卡塞在控制继发性甲状旁腺功能亢进的疗效上较单用维生素D受体激动剂更具有优势，并可能减少西那卡塞发生低钙血症的风险。

2.手术治疗

根据我国CKD-MBD指南，当CKD3～5期患者合并严重继发性甲状旁腺功能亢进，药物治疗无效，建议行甲状旁腺切除术。包括以下情况：①iPTH持续高于800 pg/ml；②药物治疗无效的持续性高钙和（或）高磷血症；③具备至少一枚甲状旁腺增大的影像学证据，如高频彩超显示甲状旁腺增大，直径大于1 cm且血供丰富；④以往对活性维生素D及其类似药物治疗抵抗。

甲状旁腺切除手术的方式主要有三种：①甲状旁腺全切除+自体移植术，这是最常见的推荐术式，要求切除所有甲状旁腺腺体，同时即刻行自体部分甲状旁腺组织移植，移植部位可在前臂肌肉或胸锁乳突肌，其中前臂肌肉移植更便于术后iPTH的监测和再次手术，该术式的主要缺点是术后可能复发。②甲状旁腺次全切除，该术式要求探查并发现全部的甲状旁腺腺体，切除其中的三枚半，仅保留增生程度相对较轻、最小腺体的1/2或1/3，由于保留了部分甲状旁腺，所以该术式术后低钙发生率更低，但由于术中无法准确判断欲保留甲状旁腺有无结节增生，术后可能复发，且复发后再次手术难度较大。③甲状旁腺全切除但不做自体移植，该手术可导致永久性的甲状旁腺功能减退，患者可能需长期补充钙剂和活性维生素D，且可能导致无动力性骨病及难治性骨软化症。

甲状旁腺切除术后需密切监测血钙、磷、PTH水平。由于甲状旁腺切除后PTH迅速下降，肠道钙吸收减少，但骨骼仍处于高转化状态、大量吸收血钙血磷，因此可能发生低钙血症和低磷血症，称"骨饥饿"现象。对于低钙血症的患者，需注意活性维生素D和钙剂的补充。

## （三）针对血管钙化的防治

目前针对CKD-MBD患者的血管钙化尚无理想的防治方案，主要的策略有：①降低钙化的危险因素，包括控制高血磷，避免高钙血症，合理治疗继发性甲状旁腺功能亢进，控制炎症，控制血压，降脂治疗，以及肾脏移植。②调节钙化因子。硫代硫酸钠可以促进已经沉积在血管壁的钙盐溶解，且具有抗氧化和修复血管内皮细胞的作用，文献报道其可改善钙化防御患者的临床症状和降低一年死亡率。双磷酸盐可抑制破骨细胞的活性，在一些回顾性研究中对血管钙化也有一定疗效，但存在导致低转运骨病的风险，目前尚缺乏足够的临床证据。另外一些抑制血管钙化的新药如SNF472目前尚在研究当中。

### （四）针对骨质疏松的治疗

#### 1.基础治疗

均衡膳食，进行适当的户外锻炼和增加日照，戒烟，避免酗酒，慎用影响骨代谢的药物。对于骨折高风险的患者，需防止跌倒，加强自身和环境的保护措施。

#### 2.药物治疗

CKD患者如合并骨质疏松和（或）高骨折风险，排除禁忌后可予钙剂、活性维生素D及其类似物治疗。透析患者不建议将常规补钙作为骨质疏松的预防和治疗措施，活性维生素D及其类似物也建议在夜间睡眠前给药以减少钙的吸收；且若iPTH水平低于正常值上限的2倍，应注意减停活性维生素D及其类似物。

双磷酸盐是一类有效的抗骨吸收药物，但由于其主要经肾脏排泄，在GFR低于30 ml/（min · 1.73 m²）的患者中往往不建议使用。此外，由于其对骨吸收的强烈抑制作用，因而对低动力骨病的患者禁用。

降钙素是一种参与钙的骨质代谢的多肽类激素，其可对破骨细胞产生急性抑制作用，减少骨骼的钙向血液转移，同时可作用于肾脏、肠道，减少血钙水平。不建议对CKD-MBD患者常规使用降钙素，对于其他药物治疗无效的骨质疏松症患者、骨质溶解或骨质减少引起骨痛的患者、严重高钙血症的患者，可考虑使用降钙素治疗。

Denosumab是一类靶向核因子κB配体受体激动剂（receptor activator of nuclear factor-kappa B ligand，RANKL）的单克隆抗体，其能阻止RANKL和其受体结合，抑制破骨细胞活化和分化，减少骨吸收，增加骨密度，对于肾功能损伤的患者无须调整剂量，有研究报道其在透析患者中使用亦安全有效，但由于该药物的抗骨吸收作用，使用前需排除无动力骨病。

其他药物包括重组人甲状旁腺激素、雌激素类药物等，目前在透析患者中尚缺乏充分的临床证据。

# 第四节　低钾血症和高钾血症

## 一、钾的代谢平衡

### （一）钾的平衡

钾是体内含量最大的阳离子，正常人体内含钾量约50 mmol/kg，其中98%～99%分布在细胞内，仅少量钾存在于细胞外液。机体通过多种机制将血钾稳定在3.5～5.0 mmol/L。钾的平衡主要包括三个部分：摄入、排出、分布。钾的摄入主要经胃肠道进行，常规饮食下，每日钾摄入量为100 mmol左右。正常情况下，每日摄入的钾均通过尿液或粪便排出体外，其中90%自肾脏排泄，剩余约10%则通过肠道排泄。

### （二）腹膜透析患者钾的排出

尿毒症患者尿钾排出往往无法维持其体内的钾平衡，即使对于有残肾功能的患者，其尿钾排泄率也偏低，此时，直肠、小肠黏膜对钾的排泄能力就代偿性增强。研究提示，在口服30 mmol钾后，尿毒症患者肠道排钾量大于对照组和CKD未透析组。尿毒症患者肠道排钾能力增强的机制尚不清楚，有学者认为，尿毒症患者直肠上皮细胞基底侧细胞膜上$Na^+$-$K^+$-$ATP$酶位点增加，导致上皮细胞内钾浓度增高，而管腔侧大电导钾通道（BK通道）表达增加，促进钾经肠道的排泄。

透析液对钾的清除是腹膜透析患者钾排出的重要途径。普通透析液不含钾，其对钾的清除可通过弥散和对流途径，以弥散作用为主。通常经过4～6小时的留腹，透析液和血清的钾可达到平衡。透析液对钾的清除速率和透析液葡萄糖浓度以及透析液—血钾浓度梯度相关：当透析液不含钾时，1.5%葡萄糖透析液对钾的清除速率为16.9 ml/min，7.0%葡萄糖透析液对钾的清除速率约为22.0 ml/min；当透析液钾浓度和血钾浓度之比在0.95 ~ 1.05时，1.5%和7.0%葡萄糖透析液对钾的清除速率分别下降至-0.2 ml/min和3.0 ml/min。虽然和常规血液透析相比（钾清除速率约100 ml/min），腹膜透析钾清除的速率较低，但由于其持续进行，往往能达到较血液透析更稳定的血钾控制效果。

（三）钾的分布

影响体内钾分布的因素较多，包括激素如胰岛素、儿茶酚胺、醛固酮、甲状腺素，以及体内的酸碱状态等。

胰岛素是重要的影响钾在体内分布的激素。胰岛素和钾之间存在负反馈关系，高钾可刺激胰岛素的分泌，胰岛素则可以促进钾向细胞内转运。胰岛素可以活化$Na^+$-$K^+$-ATP酶，增加肝脏、骨骼肌、心肌和脂肪对钾的摄取；还可以使骨骼肌细胞$Na^+$-$K^+$-ATP酶$\alpha_2$亚单位向血浆侧膜转移；此外，胰岛素使细胞血浆侧膜过度极化，可促使钾通过被动转运进入细胞内。

急性酸碱平衡紊乱影响钾的分布，酸血症促进钾向细胞外释放，碱血症促进钾向细胞内转移，一般认为，血pH值每增高或降低0.1，血清钾降低或增高0.6 mmol/L。

## 二、低钾血症

（一）概述

血钾低于3.5 mmol/L称为低钾血症。根据文献报道，10% ~ 58%腹膜透析患者出现低钾血症或需要补钾才能维持血钾正常。文献报道我国腹膜透析患者低钾血症发生率大概在20.3%。

（二）腹膜透析患者低钾血症的相关机制

虽然CKD患者尤其是血液透析患者易合并高钾血症，腹膜透析患者反而更常发生低钾血症，可能和多因素共同作用相关：

1.透析清除

因为透析液不含钾，故通过透析弥散和对流会丢失钾。一般通过4～6小时交换，血清和透析液钾浓度相近。腹膜透析对钾的清除持续而缓慢，CAPD患者血钾清除速率约7 ml/min，如果采用7%葡萄糖透析液短时透析，钾的清除速率可增至最大约26 ml/min。每日进行10 L透析液交换大约可以清除35～46 mmol钾，虽然和单次血液透析相比钾清除较少（80～140 mmol/次），但由于钾持续丢失，总的钾清除量亦不容忽视。通常来说，Kt/V高的患者血钾更低，研究还提示低钾血症和超滤量存在微弱的正相关。

2.摄入减少

腹膜透析患者如透析不充分，可导致厌食、恶心、呕吐等消化道症状，引起食物中钾摄入不足。一项纳入了253例CAPD患者的研究提示，低钾血症患者和血钾正常的患者相比透析液中钾的清除量相当，但前者往往饮食摄入较差。低钾血症往往和腹膜透析患者整体营养状态相关，研究提示，低钾血症和低白蛋白水平、低标化氮表现率蛋白相当量（normalized protein nitrogen appearance，nPNA）、低肌肉含量、低血肌酐和低血磷相关。由于种族文化差异，亚裔和非洲裔整体钾摄入低于高加索人，其中黑人患者饮食结构中蔬菜、水果占比偏少，而传统中国饮食虽然富含蔬菜，但常用的油炸、久炖的烹饪方式导致食物中的钾大量流失，同样导致钾摄入不足，据研究，正常肾功能的老年中国人群按照传统饮食，每日钾摄入量仅30～40 mmol。

3.消化道丢失

患者呕吐、腹泻时钾从消化道丢失。另外，尿毒症患者肠道排钾代偿性增加，也是钾排泄的重要途径。

4.残余肾排出

对于有残肾功能的患者，残余肾也起到一定的排钾作用。一项纳入了243例长期CAPD患者的研究提示，有尿的腹膜透析患者整体钾清除高于无尿患者，其中肾脏对钾的清除和尿素Kt/V正相关。

### 5.钾向细胞内转移

研究发现，如果只考虑肾脏、腹膜透析和肠道对钾的清除，并不能完全解释腹膜透析患者的低钾血症，因此腹膜透析患者血钾偏低还存在其他机制。腹膜透析患者腹腔内长期留置含葡萄糖的透析液，透析液内葡萄糖的吸收刺激胰岛素分泌，胰岛素促进血钾转移入细胞内，可导致腹膜透析患者低钾。研究提示，采用艾考糊精透析液夜间留腹的患者，血钾较常规葡萄糖透析液夜间留腹的患者稍高（4.6±0.1 mmol/L vs. 4.4±0.1 mmol/L，$P<0.05$），另外，分别向2.5%葡萄糖透析液和艾考糊精透析液中加入20 mmol/L钾后，使用艾考糊精透析液的患者血钾升高更明显（0.56±0.1 mmol/L vs. 0.18±0.1 mmol/L，$P<0.05$）。另外，医源性使用碱性药物纠正腹膜透析患者代谢性酸中毒时，也可导致细胞外钾向细胞内转移而降低血钾。

## （三）临床症状

### 1.神经肌肉症状

血钾低于3.0 mmol/L时，常出现神经肌肉症状。低钾血症可改变组织的兴奋性，导致肌肉无力、疲劳甚至肌肉麻痹，偶尔可有肌痛。胃肠道平滑肌受累可出现腹胀、厌食、恶心、呕吐、便秘，严重时可出现麻痹性肠梗阻。泌尿系统平滑肌受累可出现尿潴留。膈肌麻痹可导致呼吸困难。严重低钾血症可导致横纹肌溶解。

### 2.心脏症状

低钾血症可导致特征性心电图表现，包括ST段降低和T波低平（或倒置），T-U波融合和QT延长。心律失常较为常见，包括心房纤颤、室性期前收缩、室上性心动过速、交界性心动过速，以及二度Ⅰ型房室传导阻滞，严重时可发生室性心动过速和室颤。尤其对于使用洋地黄类药物的患者，发生低钾血症时更易出现心律失常。

## （四）低钾血症对腹膜透析患者预后的影响

腹膜透析患者低钾血症可能和腹膜炎以及死亡风险相关。

　　低钾血症是腹膜透析患者发生腹膜炎的危险因素。一项纳入了140例亚洲CAPD患者的研究提示，58.6%的患者两年内至少一次检测提示血钾低于3.5 mmol/L，低钾血症患者比非低钾血症患者更易合并营养不良和腹膜炎（腹膜炎发生率6.9% vs. 2.1%，$P<0.001$），其中大部分腹膜炎是肠道细菌导致。该研究组进一步在低钾血症和正常血钾的腹膜透析患者中完善了氢呼气试验，结果发现，合并低钾血症的糖尿病腹膜透析患者，小肠细菌过度生长的发生率高于正常血钾的患者（80.0% vs. 22.2%，$P=0.09$）。因此，低钾血症可能抑制腹膜透析患者（尤其是合并糖尿病的腹膜透析患者）的肠道蠕动和导致细菌过度生长，加上这些患者多合并营养不良，导致其免疫力和肠襻功能低下，共同增加了细菌跨肠壁移位和肠道细菌相关腹膜炎的风险。

　　Szeto等发现，在校正了混杂因素后，低钾血症患者实际生存率远远低于非低钾血症患者，他们同时发现，这些低钾血症的患者血钾水平和营养状态、合并症的严重程度相关；进一步的多因素分析提示，血钾每增加1 mmol/L，校正全因死亡率降低约40%。另一项纳入了10 468例腹膜透析患者和111 651例血液透析患者的队列研究提示，腹膜透析患者血钾低于4 mmol/L的风险高于血液透析患者（校正OR=3；95%CI：3.05～3.56），血钾水平和腹膜透析患者的心血管及全因死亡率存在"U"形相关，当血钾<3.5 mmol/L时全因死亡的风险比为1.51（95%CI：1.29～1.76），当血钾≥5.5 mmol/L时全因死亡的风险比为1.52（95%CI：1.32～1.75）。然而，另一项回顾性研究比较了1 174例腹膜透析患者口服补钾和不补钾的预后后则得出，口服补钾和不补钾的腹膜透析患者死亡率无显著差异。

　　因透析剂量较大，钾丢失在急性腹膜透析患者中较为严重，每2 L的交换就可能丢失2×血钾浓度的钾离子量。这种严重的钾丢失可导致或加重心血管并发症。

（五）治疗

　　腹膜透析患者常用的补钾治疗如下：

1.口服补钾

通常腹膜透析患者采取口服补钾。口服补钾的药物包括氯化钾、枸橼酸钾和碳酸氢钾。

2.静脉补钾

如低钾血症严重，可给予静脉补钾，静脉补钾常采用10%氯化钾溶于无糖溶液（浓度不得超过3%）后静脉滴注，建议补钾速度每小时不超过0.5～0.7 mmol/kg。由于浓度限制，静脉补钾往往需同时输注大量的液体，对于限液要求严格的患者，亦可通过中心静脉泵钾，此时泵入溶液的钾浓度可＞60 mmol/L，但应控制泵钾速度。

3.透析液补钾

腹膜透析患者还可通过向透析液中加钾来提高血钾水平。透析液中加入20 mmol/L的钾后进行4小时的透析液交换，约29 mmol（73%）的钾可被吸收入血，患者的血钾提高约0.44 mmol/L。为避免局部刺激，透析液加钾的量不宜过大，有研究向一例患者透析液中加入40 mmol/L钾，患者迅速出现了腹痛和抽筋，因此建议透析液加钾的浓度以低于20 mmol/L为宜。

在AKI 腹膜透析患者中，如血钾低于4 mmol/L，推荐在透析液中加钾（3.5～5 mmol/L），以防止低钾血症。

4.影响血钾的药物及其他因素

ACEI类药物常见的副作用即高钾血症，对于血钾偏低的患者较为适用。研究提示，ACEI类药物可减少透析液对钾的清除，因此即使没有残余肾功能的腹膜透析患者，在使用了ACEI类药物后，血钾水平也高于未使用ACEI类药物的患者。保钾利尿药对腹膜透析患者的血钾水平的影响目前尚存争议。一项随机、双盲、交叉对照研究提示，不论对于有尿还是无尿的腹膜透析患者，每日给予25 mg螺内酯均不影响血钾水平，亦不影响尿和透析液钾的排出。另一项研究给予13例低钾血症的患者（尿量≥100 ml/d）补充每日25 mg螺内酯三月后，其血钾水平从（3.2±0.3）mmol/L升高到（3.9±0.4）mmol/L。

此外，如患者同时合并低镁血症，建议同时进行补镁治疗，建议采用氯化镁或乳酸镁进行镁的补充。

要注意的是，补钾过程中需要不断地进行监测和调整，以达到适宜的血钾浓度。

### 三、高钾血症

#### （一）概述

血钾浓度＞5.0 mmol/L定义为高钾血症。腹膜透析患者高钾血症的发生率较低，多见于急性透析的患者，可能原因是糖原的分解，导致细胞内钾转移至细胞外而血钾水平升高，另外，一些高分解代谢、重症感染、横纹肌溶解的患者也可能发生高钾血症。针对透析患者的研究提示，高钾血症的发生和体内总钾含量无关，高钾血症的腹膜透析患者体内储存钾水平可正常、增加或减少。尿毒症毒素对$Na^+$-$K^+$-ATP酶活性的影响导致钾向细胞内转移受到一定程度的抑制，这种情况下，补钾治疗无法纠正细胞内缺钾，这可能是部分患者全身钾低但发生高钾血症的原因之一。

需要注意除外的是假性高钾血症，多由标本溶血导致，如静脉穿刺时机械损伤、扎止血带后反复握拳等导致。另外，血细胞过多如白血病（白细胞计数＞50 000/mm³）、真性红细胞增多症、原发性血小板增多症（血小板计数＞1 000 000/mm³），血细胞在凝血过程中释放钾，也可导致检测的钾水平偏高。

#### （二）临床症状

##### 1.神经肌肉症状

高钾血症可引起骨骼肌软弱和麻痹，患者可表现为全身无力、四肢瘫软，严重者可由于呼吸肌麻痹而出现呼吸困难。平滑肌麻痹则可导致便秘、肠麻痹等。高钾血症引起严重肌肉麻痹在临床上并不易见到，因为在此之前已发生致命性心律失常。

2.心脏血管症状

高钾血症可导致典型的心电图变化：当血钾水平在6～7 mmol/L时，开始出现T波高尖；随血钾逐渐升高到7～8 mmol/L，心电图可表现为P波扁平、RR间期延长、ST段压低、T波进一步高尖；血钾升高至8～9 mmol/L可出现心房停搏、QRS间期延长，此时T波高尖更加明显；血钾超过9 mmol/L，可出现正弦形心电图。

## （三）治疗

如果高钾血症患者出现心电图变化，应进行紧急处理，尤其当血钾＞6.5 mmol/L时，建议给予持续心电监护。治疗上主要包括以下几点。

1.去除诱因和加重因素

如题。

2.对抗钾对心脏的抑制

虽然并不能降低血钾，但钙剂可拮抗钾的心肌毒性，稳定细胞膜，并降低细胞的兴奋性。通常使用10%葡萄糖酸钙10 ml静脉推注，如10～20分钟未见效，可给予重复注射。钙剂治疗的起效时间约几分钟，但作用持续时间仅30～60分钟，因此如果高钾血症持续存在且血钙持续偏低，可重复给药。

3.促进钾向细胞内转移

（1）胰岛素及葡萄糖治疗

胰岛素可通过剂量依赖的作用降低血钾。如血糖高于13.9 mmol/L，可直接给予胰岛素，并监测血糖。如血糖不高，为避免低血糖，则应给同时给予葡萄糖及胰岛素，同样需要监测血糖水平。常见的用法是500 ml10%葡萄糖溶液内加入10～20 U普通胰岛素，在60分钟内静脉滴注。如果需要限制液体入量或情况紧急，也可给予10U普通胰岛素静脉注射，然后马上注射50 ml50%葡萄糖（25 g葡萄糖）。胰岛素的降钾作用多在10～20分钟开始，在30～60分钟达峰，持续4～6小时，血钾可下降0.5～1.2 mmol/L，对于肾功能衰竭的患者，胰岛素降血糖的效果可能变弱，但其降血钾的效果多不受影响。

（2）碳酸氢钠

对于合并严重代谢性酸中毒的患者，可给予碳酸氢钠治疗。虽然该治疗已沿用多年，但不同学者对于碳酸氢钠纠正高钾血症的作用仍存在不同主张。有研究提示给予碳酸氢钠6小时后血钾可降低0.7 mmol/L；但也有研究认为，碳酸氢钠并不能改善高钾血症。

（3）$\beta_2$肾上腺素能受体兴奋剂

兴奋$\beta_2$肾上腺素能受体可使钾转运至细胞内，如喷雾剂Albuterol。其可降低血钾0.5~1.5 mmol/L，有效时间2~4小时，但在缺血性心脏病患者中慎用。

4.促进钾的清除

（1）透析

腹膜透析对钾的清除低于血液透析，但亦不乏通过腹膜透析纠正高钾血症的病例报道，对于本身即采用腹膜透析的患者，可以继续予腹膜透析治疗。

（2）阳离子交换树脂

正常人十二指肠含钾5 mmol、钠140 mmol，远端回肠含钾9 mmol、钠125 mmol，结肠含钾90 mmol、钠40 mmol，因此用树脂进行钠—钾交换，降低肠道钾浓度，可促进肠道钾的分泌。

聚苯乙烯磺酸钠每克含4 mmol钠，理论上可以结合4 mmol钾，不过由于实际情况复杂，临床上每克可结合钾0.6~0.7 mmol，其降钾效果较缓慢，主要用于慢性高钾的患者，且存在便秘副作用，限制了其临床应用。

环硅酸锆钠是一类新型的交换树脂，在胃、小肠、结直肠均有钾的吸收，研究提示，这种降钾树脂可以在服用1小时内降低血钾水平，且长期服用耐受性良好。由于环硅酸锆钠可影响pH值依赖的药物的溶解度和吸收，建议和这一类药物（如唑类抗真菌药、络氨酸激酶抑制剂等）间隔2小时给药。

（3）襻利尿剂

对于有残余肾功能的患者，襻利尿剂可以起到一定的增加排钾的作用，不过该作用较弱。

（4）盐皮质激素

盐皮质激素如醛固酮可刺激肾脏对钠的重吸收和钾的排泄；另外，大部分直肠上皮细胞也表达盐皮质激素受体和盐皮质激素受体抑制蛋白11β羟类固醇脱氢酶（11β–HSD2），因此盐皮质激素也可能通过肠道影响钾的排泄。有研究提示，在血液透析患者中使用氟氢化可的松、11β–HSD2抑制剂可降低血钾水平，目前在腹膜透析患者中尚无相关药物的使用经验。

5.减少钾的摄入

低钾饮食，向患者宣教，注意避免高钾食物的摄入。同时需避免医源性钾的摄入。

# 第五节　高钠血症和低钠血症

## 一、钠的代谢平衡

钠是细胞外液主要的阳离子，也是细胞外液的主要渗透溶质。细胞内钠离子的浓度为10 mmol/L，细胞外钠离子的浓度为145 mmol/L，血清钠离子的浓度正常范围在135～145 mmol/L。

## 二、高钠血症

### （一）概述

血清钠离子浓度高于145 mmol/L定义为高钠血症。腹膜透析患者易合并高钠血症，过高的钠水平不仅可导致容量负荷过重、高血压、左心室肥厚，还可能对腹膜产生直接的毒性作用。一项纳入了125例腹膜透析患者的前瞻性研究提示，血钠水平是影响腹膜透析患者3年生存率的独立危险因素；钠的清除同时还影响腹膜透析患者的住院率。

## （二）钠的清除

钠经腹膜透析的清除包括对流和弥散清除。对流清除是腹膜透析清除钠的主要方式，每升超滤液的净钠排出量约为70 mmol/L，超滤量在较大范围波动可显著影响钠的对流清除。透析液钠浓度通常在132～134 mmol/L，而血清钠浓度通常在135～145 mmol/L，透析液和血液中钠浓度梯度较小，因此钠通过弥散清除速率较低。研究提示，普通钠浓度3.86%葡萄糖透析液的钠溶质转运面积系数（mass transfer area coefficient，MTAC，指从透析0点开始最大的理论弥散清除量）约为4 ml/min，如果透析液钠浓度在102～105 mmol/L，其钠MTAC可达7～8 ml/min，这一速率低于其他小分子如尿素（16 ml/min）、肌酐（10 ml/min）。有学者认为，可能钠离子和水分子相互作用导致其表面产生了一个"水壳"，使钠离子的转运特性更类似一个大分子而非小分子。研究提示，留腹6小时后，经弥散清除的钠大约是经对流清除钠的一半。透析模式不同，钠的清除也有所差异，一项Meta分析提示，CAPD比自动化腹膜透析（automated peritoneal dialysis，APD）具有更好的钠清除效果（141.3 mmol/d，vs. 86.2 mmol/L，P=0.015），在CAPD患者中，钠清除和超滤存在正相关性，而APD中该相关性则不显著。

此外，残余肾功能还可以排出部分的钠，有文献认为，如果没有激素异常如抗利尿激素异常分泌综合征，尿量的含量可稳定在70 mmol/L左右。

## （三）高钠血症的分类

### 1."正常"容量高钠血症伴总体钠正常

主要见于水分丢失过多，单纯的水分丢失不引起容量不足，但可导致血钠增高。如发热导致的非显性失水、尿崩导致的肾性失水、血液透析或腹膜透析时水分清除过多等。

### 2.低容量高钠血症伴总体钠减少

主要见于水分丢失大于钠的丢失同时伴水分摄入不足，临床上有容量不足的表现。可见于呕吐、腹泻、出汗、利尿等。

**3.高容量高钠血症伴总体钠增多**

主要见于钠摄入过多，常为医源性，如液体复苏、纠正代谢性酸中毒时输入大量高张含钠溶液。

### （四）腹膜透析相关高钠血症的发病机制

在腹膜透析开始时，透析液中的钠浓度首先降低，并在1～2小时达到最低值，此后逐渐上升，这种现象被称为"钠筛"现象。"钠筛现象"主要由于细胞外液体通过超小孔（水孔蛋白）转运导致，其他因素包括间质组织短暂性结合钠离子也可能参与其中。由于透析前期自由水的清除多于钠的清除，钠水转运的不平衡可导致血钠升高。对于CAPD的患者，透析前期"钠筛"现象导致腹腔内钠浓度减低，增加了透析液和血钠的浓度梯度，促进了后期钠通过小孔的弥散清除，由于透析后期钠弥散增加抵消了前期的清除不足，因而相对不容易发生高钠血症。但在APD时，由于透析液留腹时间短，透析液中的钠没有足够的时间和血浆中的钠浓度达到平衡，最终水清除明显超过钠的清除，而出现高钠血症。

### （五）临床表现

慢性高钠血症可能无明显症状，患者可因渗透压增高而口渴。急性高钠血症可导致脑细胞脱水，脑细胞迅速皱缩甚至可能撕裂静脉导致蛛网膜下腔出血，患者可表现为烦渴、易兴奋、不安、嗜睡、昏迷、反射亢进、痉挛、肌肉抽搐、癫痫、高热、恶心、呕吐、过度通气。

### （六）治疗

高钠血症的治疗主要目的是恢复血浆张力，针对容量不同给予不同的处理。低容量患者可输注等张盐水，高容量患者则需清除多余的钠，必要时给予透析治疗。腹膜透析本身即可治疗高钠血症，由于其对钠的清除相对缓慢，可避免血钠迅速下降带来的副作用，因此在高钠血症的患者中是一个较优的选择。

针对腹膜透析患者慢性高钠血症的治疗策略包括限制钠盐的摄入、适当利尿和根据腹膜通透性进行合理的钠清除，后者包括以下方面：

1.使用低钠透析液

Nakayama等研究了含钠分别为133 mmol/L、126 mmol/L、118 mmol/L透析液的钠清除情况，结果提示，126 mmol/L和118 mmol/L的透析液和普通钠透析液相比，超滤效果相当，但钠清除增加。透析液钠浓度如果减少到100 mmol/L，钠清除可增加3倍。使用120 mmol/L低钠透析液和2.25%葡萄糖透析液联合透析1周后，研究者发现患者的血钠从（137±1）mmol/L下降至（132±2）mmol/L。不过过低的透析液钠浓度可能对超滤有一定影响，Vrtovsnik等在每天的透析液中增加一次102 mmol/L低钠透析液后8周发现，102 mmol/L低钠透析液和标准葡萄糖透析液相比，虽然钠清除增加、渴感减弱，但超滤量有所减少。

2.调整透析模式

有学者提出改良APD（adapted APD）的透析模式，首先进行两次短时小剂量透析，在该过程中"钠筛"和水清除加强，使得透析液和血清钠浓度梯度显著增加，此后再进行三次长时大剂量透析，在长时留腹的过程中，由于透析液和血清的高钠浓度梯度，多余的钠可通过弥散作用得到充分清除。作者针对该方案进行了一项小型随机交叉研究，结果提示，改良APD的超滤清除虽然仅仅增加15%～20%，但钠的清除是传统APD的近2倍。

3.使用胶体透析液或晶体-胶体混合透析液

非高张透析液不会引起"钠筛"现象，因为它们主要通过胶体渗透压进行水分清除，不会引起跨细胞的水转运。艾考糊精透析液由于增加了钠通过小孔的对流清除而增加钠的清除，由于这一效应和患者的腹膜转运特性无关，因此适用于所有腹膜转运特性的高钠血症的患者。

## 三、低钠血症

### （一）概述

低钠血症指血钠低于135 mmol/L。若血钠水平在36～48小时内降到

125 mmol/L以下，且伴有中枢神经系统症状，则称为急性低钠血症。根据文献报道，低钠血症在腹膜透析患者中的发生率为11%～26%。

### （二）病因

当实验室检查提示血钠降低时，首先需要排除的是假性低钠，该情况可发生于副蛋白血症、严重高脂血症的患者，主要和血钠的检测方法相关，采用特异性离子电极测定可排除。腹膜透析患者低钠血症的病因和正常肾功能的人群有所差别。低钠血症的发生分以下几种情况。

#### 1.低张性低钠血症

发生低钠血症的同时血渗透压降低，是低钠血症最常见的类型，发生机制主要是溶质丢失或水潴留，根据细胞外容量的不同又分为三种情况。

（1）细胞外容量增加

多数学者认为，导致腹膜透析患者低钠血症的主要病因是自由水过多。患者由于自由水摄入过多或排出过少，可导致低钠血症伴细胞外容量增加，称为低张性低钠。患者体重增加，且可出现容量负荷过重的临床症状如水肿、静脉充盈、高血压等，渴觉异常、残余肾功能丢失、超滤不当可能加重这种情况。这些患者在限制水钠摄入、体重下降后，血钠常可恢复正常。

（2）细胞外容量正常

有研究发现，在腹膜透析和血液透析患者中，营养不良是低钠血症的预测因子。腹膜透析患者由于透析液大量丢失蛋白，易合并蛋白质能量消耗，营养不良时组织分解代谢增强，细胞内大分子溶质如核糖核酸（ribonucleic acid，RNA）等分解，有机磷分解为无机磷并随钾离子一起离开细胞内液，经透析排出体外，引起细胞内溶质如钾、无机磷的减少，导致细胞内低渗，细胞外钠代偿性转运至细胞内，同样可以导致低钠血症。该类患者没有容量不足的表现，但可出现瘦体重下降。

抗利尿激素分泌不当综合征，可由恶性肿瘤、肺病、中枢神经系统疾病以及一些药物（如卡马西平等）导致，由于抗利尿激素分泌不受血浆渗透压等因素调节而过量分泌，导致体内水潴留引起稀释性低钠血症，实验室检查可提示细胞外液有效渗透压下降、尿浓缩功能异常。通常这一疾病的诊断需要排除其他可能导致低钠血症的原因。对于有一定残肾功能的患者[肾小球滤过率15～20 ml/（min·1.73 m²）]，抗利尿激素分泌不当综合征也可能在低钠血症的发生中起到一定作用。

血清钠张力调定点改变，该机制目前主要为学者设想，缺乏足够的证据支持，对于细胞外容量正常但无残肾功能的患者，排除其他因素后需考虑这一诊断。

（3）细胞外容量减少

这种情况在透析患者中相对少见。

摄入减少或丢失过多导致细胞外液钠盐缺乏，包括经肾脏的丢失（见于残肾功能较好的患者，病因包括利尿剂、渗透性利尿、盐皮质激素缺乏、失盐性肾病、近端肾小管酸中毒、大脑盐消耗等）和肾外丢失（如呕吐、腹泻、液体进入第三间隙）。患者可出现体重下降及容量不足的临床表现，如血压降低、体位性低血压等，人体成分分析可提示体内总含水量偏低。

摄入减少或丢失过多导致机体缺钾，如利尿剂导致钾流失，细胞内缺钾可诱导钠从细胞外间隙转移至细胞内，进而导致低钠血症和细胞外容量减少，同样可以出现体重减轻和容量不足的临床症状。

2.等张性低钠血症

使用内镜行泌尿外科或妇科手术时常使用大量的不含钠冲洗液（如甘氨酸、山梨醇、甘露醇），这些物质被人体吸收后，由于增加了血张力水平，导致细胞内水转移至细胞外，可引起稀释性低钠血症，又称"冲洗液吸收综合征"。其中甘氨酸在体内代谢为丝氨酸和其他氨基酸，最终代谢产物为尿素和氨，可被透析清除；山梨醇在体内转化为果糖和葡萄糖，最后代谢产生二氧化碳和水；甘露醇则不被机体代谢。

在腹膜透析患者中，需要注意的是艾考糊精透析液相关的低钠血症，艾考糊精被人体吸收后可代谢产生寡糖（如麦芽糖、麦芽三糖），这些代谢产物可导致血张力增高，同样可以通过稀释作用导致低钠血症。既往有文献报道，在进行艾考糊精透析液交换时，血钠水平在透析开始出现急性下降，之后随透析进行逐渐稳定并在透析结束时恢复基线水平。虽然艾考糊精相关血钠改变通常比较轻微，但部分患者仍可出现严重的神经系统症状（如抽搐等），对于本身即合并引起低钠血症的其他危险因素（如高血糖）的患者应格外注意。

### 3.高张性低钠血症

血糖增高，以及注射高张溶液如甘露醇、甘露糖作为溶剂的免疫球蛋白可导致细胞外液张力增高，水自细胞内转移到细胞外，同样可导致稀释性低钠血症。如血糖每升高5 mmol/L，血钠可下降1~3 mmol/L。

### （三）影响因素

针对腹膜透析患者低钠血症影响因素的研究较少。目前多认为，残肾功能和营养状态是腹膜透析患者低钠血症主要的影响因素。Dimitriadis等在分析了166例腹膜透析患者后发现，其血钠水平和残肾功能正相关、和艾考糊精透析液的使用负相关，在针对其中24例低钠血症患者的亚组分析中，研究者发现体重减少、低钾血症和低钠血症具有显著相关性，提示营养不良是低钠血症的危险因素。另一项横断面研究则发现，残肾功能差、白蛋白低的患者发生低钠血症的风险较高。

### （四）临床表现

低钠血症的临床表现和其严重程度、发生缓急有关，其最主要的症状为神经系统障碍。

急性低钠血症往往表现出一定的临床症状，轻症者可有恶心、呕吐、厌食、无力、肌肉痛性痉挛、头痛、注意力不集中、记忆力减退；严重的患者可出现神志模糊、幻觉、迟钝、大小便失禁、呼吸困难、昏迷、抽搐甚至呼吸骤停。影像学检查可提示脑水肿。

慢性低钠血症多发生隐匿，症状不典型且和低钠血症的严重程度不平行，包括疲乏、定向力障碍、呃逆、肌肉痛性痉挛、神经错乱、步态异常、抽搐、昏迷等。

低钠血症脑病的危险因素主要是影响大脑对低钠血症适应性的因素，包括年龄、性别、缺氧、缺钾、酒精中毒、肝病和营养不良。

### （五）低钠血症对腹膜透析患者预后的影响

低钠血症和腹膜透析患者的死亡率存在相关性。2014年，Chang等首次在一项前瞻性研究中分析了腹膜透析患者血钠水平和死亡的相关性，并发现血钠低于137 mmol/L和高全因死亡及感染相关死亡正相关。此后Al-Chidadi等研究了英国肾病资源中心的3 108例腹膜透析患者，并提出血钠低于138 mmol/L和腹膜透析患者死亡率增高相关。另一项纳入了4 687例腹膜透析患者的研究则根据时变分析得出，血钠低于136 mmol/L，死亡风险增高。然而，低钠血症仅仅是一个合并情况还是导致腹膜透析患者死亡率增高的危险因素，目前仍存在争议。

低钠血症可能导致透析患者高死亡风险的可能机制包括如下几个方面：①中枢神经系统毒性，低钠血症可能通过诱发脑水肿、脑疝、脑病、抽搐和昏迷造成中枢神经系统损伤。一项国内研究对腹膜透析患者进行了三个维度的认知检测，包括简易智力状况检查法、连线测验和重复性神经心理状态测验，结果提示血钠≤135 mmol/L和认知及执行功能下降相关。②摔倒风险，研究提示，即使轻度的血钠下降也可导致平衡性下降、步态不稳、摔倒和继发骨折。此外，低钠血症还可能降低骨密度和骨体积。在一项针对腹膜透析患者的研究中发现，血钠低于136 mmol/L的患者PTH水平更高，提示低钠血症可能通过影响PTH影响骨代谢；动物实验中则发现，低钠血症本身也可能起到激活破骨细胞的作用。③免疫功能异常和感染，低钠血症可能影响产白介素-17的辅助T淋巴细胞，降低免疫功能进而增加感染风险。我国一项纳入了99例腹膜透析相关腹膜炎的患者的回顾性分析提示，腹膜炎患者中27%血钠水平低于130 mmol/L，这些低钠血症的患者的腹膜炎更多表现为革兰氏阴性菌感染。④心血管合并症，低钠血症可抑制心脏钙通道环路而影响心脏功能，有学者将441例腹膜透析患者按照血钠水平分为了四组，结果提示血钠最低组新发心血管事件的风险最高。

（六）诊治

目前针对低钠血症处理的主要原则是：根据有无神经系统症状，而非血钠的绝对值进行处理；针对无症状低钠血症患者，无须给予高张盐水。

对于有症状的低钠血症患者，建议在监测容量负荷的前提下，给予100 ml 3%高张盐水。急性严重低钠血症特别是有癫痫发作或呼吸骤停先兆时需迅速纠正，需注意在最初48小时内血钠提高幅度不应超过20 mmol/L，以避免脑白质脱髓鞘。

腹膜透析患者可以进行透析处方的调整，如从艾考糊精透析液改为葡萄糖透析液；对于有残肾功能的患者，可以给予利尿剂治疗。血管加压素受体阻断剂在肝硬化、心力衰竭、抗利尿激素分泌不当综合征导致的低钠血症中具有较好的效果，但由于肾脏功能衰竭，其在透析患者中往往疗效不佳。

对于无症状低钠血症的腹膜透析患者，不需要迅速纠正低钠血症，主要是限制液体和处理原发病。Musso等提出了如下的诊治流程建议：首先，排除假性低钠（检查是否存在副蛋白血症及严重的脂代谢异常）；第二步，评估是否存在高渗性低钠血症因素（如高血糖、艾考糊精透析液、高渗药物输注等）；第三步，评估血钾和营养状态，如患者存在低钾血症，或严重怀疑患者存在细胞内钾缺乏，可在监测血钾的情况下给予补钾治疗；如患者合并营养不良，应进行营养干预；第四步，评估细胞外容量，如细胞外容量过高，需要减轻容量负荷；如细胞外容量偏低，需补充钠盐；如细胞外容量正常，则需评估残肾功能，如残肾功能较好，需考虑是否存在抗利尿激素分泌不当综合征，如无残肾功能，则需考虑血清钠张力调定点改变。

（七）中心性脑桥髓鞘溶解

在治疗低钠血症的过程中，如果血钠纠正速度过快，可能发生严重的并发症——中心性脑桥髓鞘溶解。其发病机制目前认为和局部渗透失衡相关，脑细胞内的渗透压升高和血渗透压升高不平行，导致脑细胞脱水和白质脱髓鞘。病理表现为以中线为中心对称性边界清楚的灶性脱色和颗粒样变，受累最主要的是星形胶质细胞。患者可出现运动障碍、假性延髓麻痹、精神异常，部分患者可无临床症状。CT和磁共振成像（magnetic resonance imaging，MRI）可辅助诊断，其中MRI敏感性更高。MRI中可见其病变位于脑桥中央，多呈对称性分布，典型者出现特征性"厚花环状"或"蝙蝠翅膀样"改变，一般无出血征象和占位征象，脑桥周边仍保持正常。

# 第六节　血镁异常

## 一、镁的正常代谢

镁是体内含量第四的阳离子，也是继钾离子外细胞内含量第二的阳离子，其参与了细胞内大多数生理活动。镁的平衡调节主要取决于摄入和排泄。人体每日摄入镁300~360 mg。肠上皮细胞通过跨细胞途径和细胞间途径吸收镁，该过程受到1, 25（OH）$_2$D$_3$的轻度促进，且和饮食摄入镁的量密切相关。正常饮食下，食物中的镁30%~50%被人体吸收，低镁饮食时镁的吸收率可高达65%~80%，而高镁饮食下镁的吸收率可降低至11%。人体镁约60%储存在骨骼当中，39%储存在肌肉和软组织，仅1%位于细胞外液。骨骼中镁通常不轻易和循环中的镁进行交换，因此在负镁平衡时血镁浓度会迅速降低。血浆中的镁占体内镁总量的0.3%，包括60%的镁离子、33%的蛋白结合镁、7%的阴离子结合镁。其中镁离子和与阴离子结合的镁可以通过肾小球滤过，正常状态下血浆中70%~80%的镁在肾小球滤过，95%滤过的镁在肾小管重吸收，其中起重要作用的是亨氏襻的升支粗段。调节尿镁排泄的主要因素是血浆镁的浓度，高镁血症可刺激尿镁排泄，而低镁血症则抑制尿镁排泄。镁的调节和钙磷不同，目前人体内没有发现直接调节尿镁排泄相关的激素。机体缺乏肾功能不全时对镁的其他清除机制，因此肾功能不全的患者易发生高镁血症。

## 二、腹膜透析患者血镁的影响因素

正常人血镁水平多在0.65~1.05 mmol/L，离子镁在0.45~0.74 mmol/L。腹膜透析患者离子镁占总镁的比例较正常人群稍高。影响腹膜透析患者血镁浓度的因素很多，包括饮食、营养状态、白蛋白水平、药物如离子泵抑制剂，以及透析处方等。

营养是影响腹膜透析患者血镁的重要因素。研究提示，腹膜透析患者血镁水平和营养指标（白蛋白、总蛋白、蛋白代谢率）正相关。

腹膜透析患者镁的清除包括残肾的清除和腹膜透析清除。透析液有不同的镁离子浓度，包括0.75 mmol/L、0.5 mmol/L和0.25 mmol/L，不同研究得到的透析液镁清除率差异较大，但总的来说，采用0.75 mmol/L镁透析液的患者易发生高镁血症，而使用0.25 mmol/L镁透析液的患者则易合并低镁血症；另外，高糖透析液可通过增加超滤而增加镁的对流清除。一项纳入115例腹膜透析患者的研究提示，24小时腹膜透析清除的镁为（39.75±17.42）mg，透析液中镁的清除率和营养状态、透析液蛋白流失以及高转运特性正相关。亦有研究认为，腹膜高转运和低转运的患者透析液镁清除差异不大。

## 三、镁的生理功能

### 1.酶的激活剂

镁是体内300多种酶维持生理活性的辅助因子，包括和能量代谢密切相关的三磷酸腺苷（adenosine triphosphate，ATP）酶等。镁同时是维持细胞内蛋白和核酸稳定的辅助因子，对细胞内RNA、脱氧核糖核酸（deoxyribonucleic acid，DNA）的稳定具有重要作用。

2.离子泵的转运

镁对于多种离子泵的转运必不可少，尤其是在钙、钾的转运中起重要作用。

3.心血管系统

镁是多种酶的激活剂，尤其参与到多种能量代谢过程中，心肌细胞是体内能量代谢最旺盛的细胞之一，镁对于维持心肌细胞的正常结构、维持肌原纤维的收缩功能、保持心肌的正常电生理活动都非常重要。有研究提示，口服及饮食补镁可能减少普通人心血管疾病风险，改善内皮细胞功能和降低血脂水平。

4.神经肌肉系统

镁对于神经肌肉系统具有抑制作用，可降低肌肉的应激性，高镁血症甚至可以导致肌肉麻痹。

5.消化系统

镁可以降低胃肠道平滑肌的兴奋性，故又舒张平滑肌的作用，如舒张Oddis括约肌可导致胆汁排出。

6.镁对PTH的调节

血镁可能对PTH分泌具有调节作用，其机制尚未阐明。高镁血症对PTH的调节机制可能和高钙血症类似。镁可以结合CaSR，进而抑制PTH分泌，但其结合部位和钙有所不同，且激活能力和钙离子比相对较弱。低镁血症可能促进PTH分泌。研究提示，将透析液镁浓度从0.75 mmol/L降至0.25 mmol/L，可导致血PTH水平升高；反之亦然。大部分研究认为，腹膜透析患者血镁和PTH存在负相关，且该相关性不受钙、磷、维生素D水平的影响。也有研究提示，该负相关性在PTH低于300 pg/ml时较为显著，而当PTH水平继续升高时，该相关性消失。另一方面，严重的低镁血症也可抑制PTH分泌，此时即使低钙血症也无法升高PTH。

7.镁对骨骼的影响

虽然骨骼中的镁占全身镁的55%～66%，但镁仅占骨骼成分约0.5%，镁对于骨骼的影响目前尚无统一结论。有研究认为尿毒症患者骨骼镁含量和正常人无异，也有研究提示尿毒症患者骨骼镁含量高于正常值。

### 三、低镁血症

低镁血症指血镁低于0.75 mmol/L，由于细胞外液的镁仅占人体镁的1%，因此低镁血症不一定代表体内镁的缺乏。

#### （一）低镁血症的原因

##### 1.胃肠道原因

胃肠道丢失增加或摄入减少会导致低镁血症。尿毒症患者酸中毒、不佳的营养状态以及吸收不良均可能导致胃肠道镁摄入减少。另外有研究提示，肠道内高浓度的钙可能减少镁的吸收。

##### 2.肾脏丢失

肾脏对镁的排泄没有统一的标准，通常认为，肾功能正常时如果24小时尿镁超过10～30 mg，或镁排泄分数超过2%均提示肾性失镁。

襻利尿剂和噻嗪类利尿剂的使用可增加肾脏对镁的清除；另外血容量增加可降低镁的被动重吸收；钙和镁在髓袢升支粗段的转运中存在竞争，因此高钙血症可导致镁重吸收减少；酒精可损害肾小管功能，诱发胰腺炎等，也可导致低镁血症；肾毒性药物如顺铂、氨基糖苷类抗生素损伤肾小管，亦可导致镁的重吸收减少；另外，一些遗传代谢疾病如家族性低血镁、高尿钙和肾钙化（familial hypomagnesemia with hypercalciuria and nephrocalcinosis，FHHNC）、Batter综合征等也可见到低镁血症。

#### （二）低镁血症的临床表现

##### 1.神经肌肉表现

缺镁可导致神经兴奋性增高：①手足搐弱，查体可见陶瑟征和面神经征阳性。②癫痫发作，患者可出现全面强直阵挛性癫痫发作或多灶性运动性癫痫发作。③不自主运动，患者可表现为手足徐动症样或舞蹈病样运动。此外，患者还可能表现为情感淡漠、谵妄或昏迷。重度低镁血症的患者可出现垂直性眼球震颤。呼吸肌无力可导致呼吸衰竭。

### 2.心血管表现

镁缺乏时，$Na^+-K^+-ATP$酶功能受损，对心肌离子产生影响。镁缺乏时可表现出心电图改变：①轻度缺镁：QRS复合波增宽、T波高尖；②中度缺镁：可出现QRS波增宽和T波高尖；③重度缺镁：可出现PR间期延长、QRS复合波进行性增宽，T波低平、房性和室性心律失常。

### 3.钙代谢异常

低镁血症的患者常常出现低钙血症。血镁低于0.5 mmol/L常伴有症状的低钙血症，即使轻度低血镁也可导致血钙降低，长期低血镁可引起骨质疏松和骨软化。其原因包括甲状旁腺功能减退、PTH抵抗和骨化三醇合成减少。

### 4.低钾血症

40%~60%低镁血症伴有低钾血症，可能由于基础疾病如腹泻、利尿治疗导致，也有研究提示低镁血症的患者存在肾性失钾。

## （三）低镁血症和腹膜透析患者的预后

部分研究提示，低镁血症和腹膜透析患者的全因死亡相关。一项单中心研究纳入了253例腹膜透析患者，其中14.2%合并低镁血症，平均随访29月后发现，低镁血症和腹膜透析透龄、低白蛋白血症相关，且和高全因死亡及心血管死亡相关。另一项更大的队列研究纳入了10 692例腹膜透析患者，平均随访13月，结果提示，18%的患者血镁水平低于1.8 mg/dl，21%的患者血镁水平在1.8~2.0 mg/dl，仅19%的患者血镁水平高于2.4 mg/dl，其中血镁低于1.8 mg/dl的患者住院率[风险比（hazard ratio，HR）1.23，95%置信区间（confidence interval，CI）：1.14~1.33]和死亡率（HR 1.21，95%CI：1.03~1.42）均增高。另一项纳入402例腹膜透析患者的研究，在平均随访49.9月后同样得出，血镁水平偏低是心血管死亡的危险因素。

低镁血症可能是血管钙化的危险因素。动物实验提示低镁血症的动物模型更易发生异位钙化。在血液透析患者中的研究提示，低镁血症和颈总动脉粥样硬化、二尖瓣钙化及血管钙化相关。Ishimura等发现，血镁水平降低1 mg/dl，血液透析患者血管钙化风险增高71.6%。一项纳入44例CAPD患者的小型研究提示，低镁血症可能和腹膜透析患者的血管钙化相关。Molnar等发现，血镁水平每升高0.1 mmol/L，腹膜透析患者的腹主动脉钙化评分降低1.1分。

## （四）低镁血症的治疗

### 1.症状严重的患者

如患者出现镁缺乏的临床症状，如手足搐搦、心律失常或癫痫发作，应进行心电监护，并给予静脉补镁。如患者出现尖端扭转性室性心动过速，可给予1～2 g硫酸镁，给药持续2～15分钟。如患者血流动力学稳定但症状重，可将1～2 g硫酸镁溶于50～100 ml 5%葡萄糖溶液，给药时间5～60分钟。非紧急的补充方法为缓慢给予硫酸镁4～8 g，给药时间12～24小时。注意在静脉补镁后6～12小时复查血镁浓度，以调整治疗方案。

### 2.症状轻微或没有症状的患者

可采用口服补镁，常用的是缓释制剂，如氯化镁、左旋乳酸镁，轻度低镁血症的患者可以每日5～14 mmol，重度镁消耗患者可给予15～28 mmol/d。没有缓释制剂的情况下，也可以选择氧化镁20～40 mmol/d，分次服用，可能的副作用是腹泻。

如口服不耐受，或住院治疗，也可以给予静脉补镁，建议的方案有：血镁低于0.4 mmol/L，补充4～8 g镁，给药时间12～24小时，按需重复给药；血镁0.4～0.6 mmol/L，补充2～4 g镁，给药时间4～12小时；血镁浓度0.7～0.8 mmol/L，补充1～2 g镁，给药时间1～2小时。

### 3.肾功能不全的患者

肾功不全的患者补镁需特别小心，对于严重低镁血症且有症状，eGFR 15～30 ml/（min·1.73 m²）的患者，建议静脉用硫酸镁2～4 g，持续4～12小时；无症状患者存在重度低镁血症且肾功能中度下降时可给予口服制剂，剂量约为肾功能正常患者的一半。透析患者一般不会发生严重镁消耗，除非有腹泻等肾外丢失，此时治疗腹泻即可纠正低镁血症。

对于腹膜透析的患者，除口服补镁外，还可以通过透析液进行补镁治疗。曾有研究者对肾功能正常的患者采用经腹腔补镁治疗，结果发现腹腔给予2~4 g硫酸镁可引起剧烈腹痛，但腹膜透析患者由于透析液可对镁进行稀释，可提高耐受性。有研究对血镁水平1.5 mg/dl的患者进行透析液补镁（4 g硫酸镁加入2 L透析液）后进行观察，发现2、4、6~8、20~24小时后患者血镁水平分别上升2.5、2.9、2.6、2 mg/dl，且无显著不良反应。

## 四、高镁血症

血清镁超过1.25 mmol/L为高镁血症。高镁血症多由于肾功能不全同时摄入过多的镁导致。当肾功能轻度受损时，肾脏排泄分数升高可代偿肾功能不全引起的肾小球镁滤过减少，因而血镁水平往往正常。当CKD进展至4~5期，尤其当肌酐清除率低于10 ml/min时，尿镁排泄显著减低，因而常出现高镁血症。尿毒症患者血镁水平多在1~1.5 mmol/L，这种轻度的低镁血症往往没有临床症状，但亦有严重高镁血症引起心电图异常甚至误诊为高钾血症的报道。腹膜透析患者高镁血症非常常见，主要由于肾脏排泄不足及透析液含镁量高导致，通常见于使用0.75 mmol/L（1.8 mg/dl）镁透析液进行透析的患者。有研究提示，腹膜透析患者的高镁血症和高血磷、低PTH、低高敏C反应蛋白（C-reactive protein，CRP）相关。

### （一）高镁血症的影响

#### 1.神经肌肉系统

当血镁大于3 mmol/L时，膝腱反射减弱或消失；当血镁大于4.8 mmol/L时，出现肌无力、骨骼肌麻痹、呼吸衰竭；当血镁大于6 mmol/L时，出现中枢神经系统抑制，麻醉状态、木僵、昏迷。

#### 2.心血管系统

当血镁大于2 mmol/L时，出现低血压，同时心跳缓慢，皮肤血管扩张，皮肤发红。当血镁大于3.2 mmol/L时，PR间期延长，室内传导阻滞，QRS增宽，QT间期延长。当血镁大于7.2 mmol/L时，发生完全传导阻滞、心搏骤停。

3.消化系统

自主神经功能障碍，出现恶心、呕吐，肠蠕动减弱、尿潴留。

4.矿物质代谢和骨骼系统

虽然较低水平的高镁血症没有明显的临床症状，但研究提示血镁水平和PTH水平负相关，因此轻度高镁血症可能抑制PTH水平，因而可能和腹膜透析患者的低转运性骨病相关。

## （二）高镁血症的治疗

1.停用含镁的药物。

2.透析治疗。腹膜透析和血液透析均可清除镁。

3.对症治疗。静脉缓慢注射10%葡萄糖酸钙对抗镁对心肌的作用，呼吸及循环支持治疗。

## 第七节　维生素

维生素是一类人体不能自己合成，必须通过摄取获得的，促进机体正常新陈代谢的有机物，分为水溶性维生素和脂溶性维生素（表2-3-3）。

表2-3-3　不同维生素种类及缺乏症状

| 维生素 | 缺乏症状 |
| --- | --- |
| 水溶性维生素 | |
| 维生素B$_1$（硫胺素） | 脚气病（充血性心力衰竭、失声、外周神经病、Wernicke脑病、神志异常、昏迷） |
| 维生素B$_2$（核黄色） | 非特异症状（黏膜水肿、口角炎、舌炎、脂溢性皮炎） |
| 维生素B$_3$（烟酸） | 烟酸缺乏症（暴露部位皮炎、呕吐、腹泻、食欲不振、口炎、头痛、痴呆、外周神经病、记忆减退、谵妄、精神症状） |
| 维生素B$_6$ | 贫血、虚弱、失眠、行走困难、周围神经病、鼻唇脂溢性皮炎、唇炎、口炎 |

续表

| 维生素 | 缺乏症状 |
|---|---|
| 维生素B$_9$（叶酸） | 大细胞性贫血，可能出现感觉为主的神经病变 |
| 维生素B$_{12}$ | 大细胞性贫血，周围神经病 |
| 维生素C | 坏血病（乏力、淤点、淤斑、牙龈出血、抑郁、皮肤干燥、伤口愈合不良） |
| 生物素 | 非特异症状（精神状态改变、肌痛、感觉倒错、厌食、斑丘疹） |
| 脂溶性维生素 | |
| 维生素A | 夜盲，干眼症、角膜软化、Bitot斑、滤泡角化过度 |
| 维生素D | 佝偻病、骨软化症、颅骨软化、串珠肋 |
| 维生素E | 感觉和运动神经病、共济失调、视网膜变性、溶血性贫血 |
| 维生素K | 出血 |

# 一、脂溶性维生素

## （一）维生素 A

### 1. 来源和代谢

维生素A又称视黄酸，包括两种主要形式：一种是维生素A原，主要包括β-胡萝卜素、α-胡萝卜素、β-隐黄素，主要来源于植物性食物如绿叶酸菜、甘薯、胡萝卜，可以被哺乳动物转化为维生素A，这类物质需被分解为视黄醛才能被吸收，由于这一步骤受到维生素A浓度的反馈调节，因此过量摄入基本不会导致维生素A中毒；另一种形式为已形成的维生素A，包括视黄醇、视黄醛、视黄酸和视黄酯，主要存在于动物性食物如肝、肾、蛋黄和黄油中，是维生素A的活性形式，这类物质在小肠内水解为视黄醇，视黄醇再被酯化形成视黄酯，并通过肠黏膜吸收，由于其吸收和储存都非常高效，且不受反馈调节，因此摄入过量会有中毒风险。维生素A在吸收入血后进入肝脏，进一步代谢后最终和视黄醇结合蛋白（retinol binding protein，RBP）结合并储存在肝星状细胞内的脂质小体中。机体中50%～85%的视黄醇储存在肝脏中，当需要达到靶器官时，视黄醇与RBP分子结合形成视黄醇-RBP复合物释放入血。

2. 生理功能

维生素A的生理作用多样，主要和眼部细胞的功能及发育有关，包括：①视力。视网膜的感光细胞包括两种，视锥细胞负责强光的光觉和色觉，视杆细胞负责动作侦测和夜视，视黄醇进入视杆细胞后可和视蛋白结合产生视紫红素，进入视锥细胞后则可形成视紫蓝素。②细胞分化。维生素A对于眼部细胞的分化和完整性也有重要作用，结膜和视网膜所有细胞都有RBP，提示这些组织对视黄酸具有依赖性；动物研究提示，维生素A缺乏会导致胎儿眼组织发育异常。

3. 检测

维生素A的水平主要通过测定血清视黄醇水平来反应，低于20μg/dl提示维生素A缺乏。需要注意的是，由于大多数维生素A都储存在肝脏，血清维生素A浓度并不能反应全身维生素A的情况，即便维生素A中毒的患者，血清视黄醇水平也可能偏低。另外，重度炎症、营养不良时，血清视黄醇水平可能低估全身储备量；而药物补充视黄醇后，可能导致血清视黄醇水平一过性增高而高估全身储备量。另外一个反应维生素A水平的指标是空腹状态下血清视黄基酯的浓度，视黄基酯浓度超过总维生素浓度的10%提示异常，该比值有时被用作慢性维生素A中毒的检测指标，然而该比值同样无法反应肝脏维生素A储存的情况。

4. 生理需求

维生素A的推荐膳食摄入量（recommended dietary allowance，RDA）如下：成年男性3 000 IU，成年女性2 300 IU（1μg视黄醇约3.3 IU），患有特殊疾病的患者可能有所差异。在维生素A膳食摄入量充足的人群中，目前没有证据表明补充维生素A有助于预防心血管疾病，补充过量甚至有中毒风险，因此通常不推荐在维生素A膳食摄入充足的地区通过补充维生素A来预防疾病。

5. 维生素A缺乏

维生素A缺乏可能有一系列的临床表现：①眼部症状。维生素A缺乏可引起眼干燥症，表现为泪腺功能不全引起结膜和角膜干燥，进一步可进展为角膜干燥症和角膜软化症，晚期甚至可能不可逆转。另外可能发生的是夜盲症和视网膜病变。②皮肤病变。包括角化过度、毛囊破坏以及被黏液分泌腺替代。③免疫系统。由于维生素A对于吞噬细胞和T细胞有直接和间接作用，其缺乏可能影响体液和细胞免疫功能。④骨生长不良。

6. 维生素A过量

维生素A摄入过量可能出现维生素A中毒，包括三种情况：①急性中毒。成人单次摄入维生素A超过660 000 IU时发生，6月龄以下婴儿短期内摄入20 000 IU即可能出现急性中毒，症状包括恶心、呕吐、眩晕、视物模糊，剂量很大时甚至出现嗜睡。②慢性中毒。成人长期摄入约33 000 IU视黄醇可发生慢性中毒，患者可出现共济失调、皮肤干燥、脱发、骨骼和肌肉疼痛、视觉障碍、恶心、头痛、乏力、易激惹等，实验室检查可提示高脂血症、转氨酶升高，其肝脏毒性甚至可以导致肝硬化。长期摄入高剂量维生素A还会对骨骼产生不良影响，包括增加骨质疏松骨折风险等，但目前尚缺乏充足的证据。③致畸作用。在早期妊娠时，过量摄入视黄酸可导致自然流产和胎儿畸形如小头畸形和心脏畸形，目前认为妊娠期间维生素A摄入的安全上限为10 000 IU/d。

7. 维生素A的治疗用途

维生素A在一些疾病中具有治疗用途。①麻疹，在资源有限的国家及维生素A缺乏症流行的地区，推荐使用维生素A治疗儿童麻疹，这一治疗可能减少麻疹的并发症及死亡率。②皮肤病，维生素A的合成氧化代谢产物用于治疗多种皮肤病，如维A酸用于银屑病的治疗，13-顺式视黄酸用于痤疮的治疗等。③急性早幼粒白血病，全反式视黄酸（维A酸）在血液系统中被用于急性早幼粒白血病的治疗。

8. 腹膜透析和维生素A

由于肾小球滤过率下降导致RBP蓄积，慢性肾脏病患者常表现为高维生素A血症，同时这些患者肝脏、外周组织如皮肤的维生素A水平也往往偏高。研究提示，采用1.5%葡萄糖透析液进行透析，维生素A的清除率约为2.41μmol/6 h，RBP的清除率约0.03 g/6 h，其清除率均和血清水平正相关。由于清除较少，腹膜透析患者维生素A及RBP通常水平偏高，有报道称CAPD患者维生素A和RBP水平约为正常对照人群的2~4倍。考虑到潜在的毒性，KDOQI指南建议，不要常规给透析患者补充维生素A。

### （二）维生素D

#### 1.来源和代谢

维生素D的来源包括皮肤合成和食物。皮肤合成是维生素D的主要天然来源，日光中的紫外线可促使皮肤中的7-脱氢胆甾醇转化为维生素$D_3$的前体，进而形成维生素$D_3$。据估计，平时手臂和面部短暂地接受日照即相当于每日摄入维生素D200 U，但该结论并不适用于所有肤色、纬度、季节、时间的情况。食物中的维生素D主要来源于人工合成的维生素$D_2$（麦角钙化醇）或维生素$D_3$的强化，目前大多数国家的谷物和面包制品常采用维生素D强化。

来自皮肤合成或肠道吸收的维生素D首先在肝脏被25-羟化酶催化生成25-羟维生素D[25（OH）D]，即骨化二醇。25（OH）D在肾脏被肾小管细胞的1-α-羟化酶和24-α-羟化酶进一步羟基化产生1,25-二羟维生素D[1,25-dihydroxy vitamin D，1,25（OH）$_2$D]和24,25-二羟维生素D。肾脏的1-α-羟化酶受到多种因素的调节，如PTH分泌增加和低磷血症可激活1-α-羟化酶，FGF23则可抑制1-α-羟化酶的活性。除了肾脏之外，胃肠道、皮肤、血管、乳腺上皮细胞、成骨细胞和破骨细胞也表达1-α-羟化酶，另外一些肉芽肿性病变也可合成该酶。

#### 2.生理作用

1,25（OH）$_2$D是维生素D的活性形式，其可以促进肠上皮细胞分化和钙的肠道吸收，另外可促进肠道对磷的吸收、抑制PTH的释放、调节成骨细胞和破骨细胞的功能。

3. 检测

由于1，25-（OH）$_2$D半衰期仅8～12小时，而25（OH）D半衰期长达3周，目前常规监测的是25（OH）D的水平，不同检测方法测得的25（OH）D水平不同，目前最准确的检测方法包括液相色谱/串联质谱检测、高效液相色谱技术。目前对于维生素D的最佳水平尚无统一意见，现多认为：25（OH）D低于20 ng/dl为维生素D缺乏，25（OH）D在20～29 ng/ml为维生素D不足，25（OH）D超过100 ng/ml为维生素D可能的中毒剂量。

4. 生理需求量

不同人群对维生素D的RDA不同，1～18岁儿童和70岁以下成人、妊娠和哺乳期妇女建议摄入600 U/d，71岁以上成人建议摄入800 U/d，不超过12月的婴儿需摄入400 U/d，由于母乳中维生素D含量较低，母乳喂养的婴儿建议补充维生素D，每日摄入维生素D强化奶不足1L的儿童也建议补充维生素D。长期待在室内的老人和其他高危人群可能需要增加维生素D的摄入。

5. 维生素D缺乏和抵抗

维生素D缺乏可能由摄入不足（膳食中维生素D摄入不足、缺乏日晒）、羟基化作用受损（肝脏、肾脏疾病）导致，维生素D抵抗可由于终末器官对维生素D代谢产物不敏感导致，后者包括遗传性抗维生素D佝偻病、维生素D依赖性2型佝偻病。

大部分轻至中度维生素D缺乏的患者没有显著症状，血清钙磷及碱性磷酸酶水平也多正常，但若存在继发性PTH升高，则骨丢失加速的风险增高。

长期严重维生素D缺乏可导致肠道的钙磷吸收减少和低钙血症，继发甲状旁腺功能亢进，病程延长可导致儿童佝偻病和骨软化症，以及成人骨软化症，临床可表现为儿童骨骼畸形、骨痛、压痛、肌无力、骨折、行走困难。

6. 维生素D过量

大剂量补充维生素D可能出现毒性作用，急性中毒的症状常和高钙血症相关，包括多尿、烦渴、厌食、呕吐、肌无力和意识模糊。慢性中毒可引起肾钙质沉积、骨质脱矿和疼痛。

7. 维生素D补充

目前尚未对补充何种形式的维生素D达成共识。一项Meta研究提示维生素$D_3$较维生素$D_2$可更有效地升高血清25（OH）D水平（差值约6 ng/ml），但其临床意义尚不明确。对于吸收能力正常的患者，每补充100U维生素$D_3$，血清25（OH）D水平增加0.7～1.0 ng/ml。UPTODATE临床顾问给出的建议是：对于严重维生素D缺乏[25（OH）D＜10 ng/ml]的患者，给予口服维生素$D_2$或$D_3$补充，每周一次，每次50 000 U，连续6～8周，然后改为维生素$D_3$（800 U/d）；对于血清25（OH）D水平在10～20 ng/ml的患者，可补充维生素$D_3$ 800～1 000 U/d，治疗三月后复查；对于血清25（OH）D水平为20～30 ng/ml的患者，可补充维生素$D_3$ 600～800 U/d。上述推荐和美国内分泌学会年会（annual meeting and expo of the endocrine society，ENDO）意见大体一致，但ENDO对于成人维生素D缺乏的治疗更加积极，建议给予1 500～2 000 U/d来将25（OH）D浓度维持在30 ng/ml以上。对于CKD1-5D期的患者，KDOQI指南建议，若存在维生素D缺乏或不足，也应给予维生素D补充，其剂量较普通人群可能稍大。

（三）维生素 E

1. 来源和代谢

维生素E又称生育酚，存在于杏仁、植物油、谷类等多种食物中，其中橄榄油和向日葵油富含α-生育酚，大豆和玉米油富含γ-生育酚。α-生育酚的生物利用度取决于脂肪的消化和吸收。和α-生育酚相比，γ-生育酚的转运效率和血浆水平更低，但两者组织中水平相当。补充α-生育酚可降低血浆γ-生育酚的水平。

2. 生理作用

维生素E的主要生物活性形式是α-生育酚，其作为自由基清除剂，可保护细胞膜的主要结构成分不饱和脂肪酸免受过氧化，另外还具有一定的抑制细胞增殖、血小板聚集和单核细胞黏附功能。γ-生育酚似乎可以促进嗜酸性肺炎和气道高反应。

3. 检测

对于血脂和载脂蛋白水平正常的患者，可通过血清α-生育酚水平评估体内维生素E水平。α-生育酚低于0.5 mg/dl提示维生素E缺乏。而对于高脂血症的患者，血清α-生育酚水平不能准确反映体内维生素E的水平，对于这些患者可以计算α生育酚（mg）/总血脂（g，甘油三酯及胆固醇）比值。由于脂溶性维生素和载脂蛋白结合运输，因此对于低蛋白血症的患者，血清维生素E的测定同样不准确。

4. 生理需求量

根据美国国家科学院食品和营养委员会建议，青少年及成人每日应摄入α-生育酚15 mg，儿童则需每日摄入6 mg（1～3岁）～15 mg（14～18岁）。

5. 维生素E缺乏

维生素E缺乏一般发生在脂肪吸收障碍的患者，如胰腺外分泌功能障碍、胆汁淤积性肝病、广泛肠切除、遗传代谢疾病。临床表现主要包括神经肌肉功能紊乱和溶血。轻度的维生素E缺乏（低于0.5 mg/dl）可能没有明显的临床症状，或仅有轻度神经系统异常。重度维生素E缺乏可出现脊髓小脑综合征伴或不伴周围神经受累的症状，临床表现为共济失调、反射低下、本体感觉和振动觉丧失。患者可出现骨骼肌病和色素性视网膜病变，以及脂褐素在平滑肌线粒体积聚导致的棕色肠综合征。维生素E缺乏还可以导致红细胞寿命缩短，出现溶血性贫血，可能和氧化应激相关。

6. 腹膜透析和维生素E

针对慢性肾脏病患者的研究提示，CKD5期患者血清维生素E水平可以降低、不变或增高。早年的研究提示，腹膜透析几乎不清除维生素E。有研究对具有心血管高危因素的患者给予维生素E 400 U/d补充4.5年后发现，维生素E并不能改善这些患者的死亡率及心血管事件风险。维生素E对于炎症指标（CRP、白介素-6）、营养指标（白蛋白、体重指数、血脂谱）的改善也并不显著，仅一项研究提示，对于血液透析患者补充维生素E可能改善其主观整体营养评分（subjective global assessment，SGA）。因此，KDOQI指南并不推荐对CKD1-5D期患者常规补充维生素E。

### （四）维生素K

#### 1. 来源和代谢

维生素K包括维生素$K_1$（叶绿醌）和维生素$K_2$（甲基萘醌），其中维生素$K_1$可见于绿色蔬菜和一些油类，维生素$K_2$可见于肉类（尤其是肝脏）、奶酪、发酵大豆和蛋类，另外肠道菌群合成可提供一部分维生素K的膳食需要量。膳食中的维生素K与蛋白质结合，在小肠内通过胰酶水解释放，和乳糜微粒结合吸收进而转运至肝脏。在肝脏中，维生素K与VLDL结合，并以该形式少量存在于循环中。

#### 2. 生理作用

维生素K在凝血途径中起重要作用，是凝血因子Ⅶ、Ⅸ、Ⅹ和凝血酶原活化必不可少的因子。另外，体内的抗凝剂蛋白S和蛋白C的血栓形成作用也依赖维生素K。维生素K还参与了骨和矿物代谢过程。基质骨钙素（matrix gamma-carboxyglutamic acid protein，MGP）是一种维生素K依赖蛋白，其由血管平滑肌细胞表达，羧化后可结合钙盐结晶，抑制钙盐结晶进展，同时可结合骨形态发生蛋白-2（bone morphogenetic protein 2，BMP-2），抑制血管平滑肌细胞向成骨样细胞转分化，具有很强的抑制血管钙化作用。

#### 3. 检测

通常通过凝血功能的检测反应维生素K的情况。常监测的项目是凝血酶原时间（prothrombin time，PT）和国际标准化比值（international normalized ratio，INR），当维生素K缺乏时，PT延长，INR升高。维生素K缺乏诱导蛋白（protein induced in vitamin K absence，PIVKA）是比PT更敏感的反应维生素K缺乏的指标。另外，维生素K的状态还可以通过测定维生素K依赖因子包括凝血酶原、Ⅶ因子、Ⅸ因子、Ⅹ因子、蛋白C间接评估，当维生素K缺乏时，这些因子的水平可低于正常值的50%。

### 4. 生理需求量

维生素K的膳食需要量，女性为90 μg/d，男性为120 μg/d，儿童为400 μg/d（小婴儿）~900 μg/d（青春期）。

### 5. 维生素K缺乏

健康人群正常饮食不易出现维生素K缺乏，但如果具有易感因素则应注意，包括：囊性纤维化、原发性胆汁性胆管炎、原发性硬化性胆管炎、胆道闭塞、胆汁淤积、肠道吸收不良、肝衰竭、药物。维生素K拮抗剂如华法林可拮抗维生素K的作用而达到抗凝效果。抗生素可通过影响肠道菌群，以及直接影响肝内维生素K的活化引起维生素K缺乏，尤其是二代和三代头孢菌素。极大剂量的维生素E和维生素A可拮抗维生素K。

由于维生素K对于凝血功能的重要作用，维生素K缺乏可出现出血倾向，包括皮下及黏膜出血、黑便、血尿等。新生儿可出现脐出血和/或颅内出血。

### 6. 维生素K过量

维生素K中毒十分罕见。甲萘醌被应用于早产儿和低出生体重新生儿，其过量可引起婴儿溶血性贫血、高胆红素血症、黄疸和核黄疸。

### 7. 腹膜透析和维生素K

针对血液透析患者的研究提示，大部分血液透析患者饮食中维生素K摄入不足。有研究对158例CAPD患者随访约30月后发现，非磷酸化非羧化MGP（dephospho-uncarboxylated MGP，dp-ucMGP）高的患者，死亡率和心血管事件发生率均增高，由于dp-ucMGP反映了维生素K缺乏，研究者认为维生素K缺乏可能是CAPD患者死亡和心血管事件的危险因素。小样本研究提示，对17例CAPD患者补充维生素$K_2$（45 mg/d）1年后，患者的总胆固醇水平下降，但甘油三酯和HDL-C无明显变化。动物实验提示，补充维生素$K_2$可减少高胆固醇饮食兔的总胆固醇水平和抑制动脉粥样硬化进展，并可减少其血管平滑肌细胞钙化。但由于缺乏相关临床证据支持，目前尚无针对腹膜透析患者补充维生素K的指南意见。

## 二、水溶性维生素

腹膜透析患者易发生水溶性维生素缺乏，其原因包括以下方面：①摄入减少。Wang等研究提示，腹膜透析患者饮食中维生素摄入量在RDA的50%～75%。多数情况下，维生素摄入不足和厌食以及整体食物摄入不足相关；但进食量充足并不代表维生素摄入充分，即便营养摄入充分的患者，也可能由于饮食限制而缺乏某些种类的维生素。②吸收不良。大部分维生素的吸收需要通过特定的介质介导，在CKD动物模型中发现，维生素$B_1$、$B_2$、$B_6$、叶酸、生物素的介质表达均下降。③透析清除。腹膜透析可导致维生素的流失，其透析清除受维生素分子量、和蛋白结合情况、跨膜转运机制等影响。有研究比较了腹膜透析患者透析液和正常对照者尿液的维生素排出量，结果发现，除维生素$B_1$外，所有维生素经透析液排出量均大于正常人的尿液排出量。清除率最高的是维生素C和叶酸，清除率较低的则有维生素$B_1$和$B_6$。总的看来，腹膜透析似乎比血液透析清除的维生素量少，腹膜透析患者血叶酸、维生素$B_6$和$B_{12}$水平显著高于血液透析患者，两者维生素C水平相当。④尿液排泄。水溶性维生素可通过肾小球自由滤过并由肾小管重吸收，尿毒症患者肾小管功能障碍可导致维生素重吸收障碍而丢失增加。⑤代谢。大部分维生素通过磷酸化过程活化，CKD患者中维生素代谢异常导致维生素衍生物蓄积，如维生素$B_6$及烟酰胺的代谢产物，由于肾脏清除减少而在CKD患者中水平升高。

因此，NKF在KDOQI指南中建议，对于表现出饮食摄入不足的透析患者，可以考虑给予补充多种维生素，包括所有的水溶性维生素和必要的微量元素。

### （一）维生素 $B_1$

#### 1. 来源和代谢

维生素$B_1$即硫氨素，主要存在于酵母、豆类、猪肉、糙米、全谷物等食物中，精加工及烘焙、烹煮都可导致维生素$B_1$的损失，因此长期使用精米

（如抛光米）的人群易出现维生素B$_1$缺乏。其主要吸收部位是空肠和回肠，通过血液运输到全身各组织，其中以骨骼肌、肝脏、心脏、肾脏、大脑中含量最高，主要排泄途径为肾脏，小部分通过胆汁排泄，由于肾脏几乎可以清除所有过剩的维生素B$_1$，其几乎不可能出现过量中毒。硫胺素的生物半衰期为10~20天，因组织储存有限，因此需持续摄入。

2. 生理作用

维生素B$_1$参与了多种细胞代谢活动。它可以催化丙酮酸转化为乙酰辅酶A（coenzyme A，CoA）；在神经冲动传导的启动阶段，维生素B$_1$也发挥了重要作用，但机制目前尚不清楚，可能机制和谷氨酸及γ-氨基丁酸的合成、髓鞘功能的维持、胆碱能和5-羟色胺能神经传导和突触轴突传递等相关。

3. 检测

维生素B$_1$的水平可通过不同的检测评估：①血硫胺素浓度检查，大部分实验室通过直接检测血硫胺素浓度反映其体内水平，正常范围根据实验室不同有所差异，大致为80~180 nmol/L，该方法受到全身炎症状态和低白蛋白血症的影响；②红细胞硫胺素转酮醇酶活性（erythrocyte thiamine transketolase activity，ETKA），其结果受血红蛋白浓度的影响；③尿硫胺素排泄，该检测可评估硫胺素的摄入量，但对识别硫胺素缺乏效果欠佳。

4. 生理需求量

不同阶段对于维生素B$_1$的需求量有所不同，根据美国的指南推荐，儿童为0.5~0.9 mg/d，成年男性为1.2 mg/d，非妊娠成年女性为1.1 mg/d。

5. 维生素B$_1$缺乏

维生素B$_1$缺乏可导致两种疾病。①脚气病。婴儿脚气病主要见于膳食中缺乏维生素B$_1$的母亲母乳喂养的婴儿，在2~3月龄时出现明显的临床症状，包括爆发性心脏综合征伴心脏扩大、心动过速、尖声大哭、发绀、呼吸困难和呕吐，年龄较大的婴儿可能出现神经系统症状包括躁动、无声哭喊、呕吐、眼球震颤、无目的性运动、意识改变、痫性发作等。成人脚气病分为"干性"和"湿性"，"干性"脚气病表现为对称的周围神经病，"湿性"脚气病则表现为神经病变和心脏受累，如心脏扩大、心肌病、心功能不全、水肿和心动过速。②Wernicke-Korsakoff综合征。是维生素B$_1$缺乏导致的一种严重的神经系统并发症，Wernick脑病是一种急性神经系统病变，其特征包括眼球震颤、眼肌麻痹、共济失调和意识模糊，多见于长期酗酒或减重手术者；Korsakoff综合征是一种慢性神经系统疾病，其特征包括短期记忆受损和虚构症。

6. 腹膜透析和维生素B$_1$

腹膜透析的患者维生素B$_1$摄入减少，但往往血维生素B$_1$水平正常，这可能是由于维生素B$_1$腹膜透析及尿液排出减少代偿了摄入不足。对于严重营养不良的患者需要特别注意，因为透析液葡萄糖的吸收可能诱发急性维生素B$_1$缺乏，甚至可出现Wernicke脑病。

## （二）维生素 B$_2$

### 1. 来源和代谢

维生素B$_2$又称核黄素，存在于多种食物中，包括奶、蛋、肉、鱼、绿色蔬菜、酵母、强化谷物和面包等，其中乳制品是维生素B$_2$的优质来源，由于暴露在阳光下会破坏乳制品中的核黄素，因此通常乳制品建议采用不透明的容器包装。维生素B$_2$主要在近端小肠吸收，最终到达肝脏并代谢为黄素单核苷酸（flavin mononucleotide，FMN）和黄素—腺嘌呤二核苷酸（flavin-adenine dinucleotide，FAD），FAD常和其他蛋白结合形成黄素蛋白，体内大多数核黄素以黄素蛋白形式储存。由于过量的维生素B$_2$通常不被吸收，因此一般认为不会出现维生素B$_2$过量中毒。

### 2. 生理作用

维生素B$_2$是多种细胞代谢辅酶的重要组成部分，其参与的细胞功能包括三羧酸循环、脂肪酸β氧化过程、线粒体氧化还原反应等。

### 3. 检测

红细胞谷胱甘肽还原酶（erythrocyte glutathione reductase，EGR）可用于

反应核黄素摄入情况，如活性系数>1.4提示核黄素摄入不足。尿核黄素排泄一般用于反应人群核黄素膳食摄入量，但不能反映核黄素不足或缺乏。

4. 生理需求量

维生素$B_2$的需求量因人而异，根据美国的指南推荐，儿童为0.5~0.9 mg/d，成年男性为1.3 mg/d，非妊娠成年女性为1.1 mg/d。

5. 维生素$B_2$缺乏

由于食物中维生素$B_2$往往较为充足，因此单纯的维生素$B_2$缺乏并不多见，在普遍饥荒、粮食短缺的国家有所报道，另外可发生于神经性厌食、吸收不良综合征、长期服用巴比妥类药物，以及某系遗传代谢病患者。维生素$B_2$缺乏的临床表现包括：咽痛、咽黏膜充血、黏膜水肿、唇炎、口炎、舌炎、正细胞正色素贫血、脂溢性皮炎等。

6. 腹膜透析和维生素$B_2$

由于腹膜透析患者多低磷饮食，限制了其乳制品的摄入量，其维生素$B_2$的膳食摄入常在临界水平，但血清维生素$B_2$水平多正常或偏高。

（三）维生素$B_3$

1. 来源和代谢

维生素$B_3$即烟酸，包括尼克酸和烟酰胺。其广泛分布于植物和动物类食品中，优质来源包括酵母、肉类（尤其是肝脏）、谷物、豆类、经碱处理的玉米和种子类。成熟谷物中的烟酸主要为结合型烟酸，由于其与半纤维素结合，需通过处理（如碱性溶液中浸泡、烹煮谷物）将烟酸释放出来。膳食中的烟酸主要为烟酰胺腺嘌呤二核苷酸（nicotinamide adenine dinucleotide，NAD）和烟酰胺腺嘌呤二核苷酸磷酸（nicotinamide adenine dinucleotide phosphate，NADP）形式，这两者首先在肠道水解为烟酰胺，然后被肠道菌群转化为尼克酸，吸收入血后，烟酸可迅速被肝脏、肾脏和红细胞吸收。另外，食物中的色氨酸可以在肝脏内转化为烟酸衍生物（约60 mg色氨酸可产生1 mg烟酸），也是体内烟酸的部分来源。细胞内的烟酰胺和尼克酸被迅速转化为辅酶形式的NAD和NADP，大部分储存于肌肉和肝脏中。

2. 生理作用

维生素B₃的活性形式为NAD和NADP，两者是很多酶促反应的辅因子，NAD（H）主要参与分解代谢还原反应，如脂肪酸氧化、糖酵解等；NADP（H）主要参与合成代谢氧化还原反应，如脂肪酸和类固醇的合成等。

3. 检测

有报道通过检测尿液N-甲基烟酰胺或测定红细胞NAD/NADP比值来评估维生素B₃的水平，但这些检测手段目前尚未常规开展。

4. 生理需求量

维生素B₃的需求量因人而异，根据美国的指南推荐，儿童烟酸需求量为6～12 mg/d，成年男性为16 mg/d，非妊娠成年女性为14 mg/d。

5. 维生素B₃缺乏

维生素B₃缺乏可引起烟酸缺乏症，在资源有限的国家，烟酸缺乏可能由于膳食摄入缺乏导致。我国膳食中烟酸含量较为丰富，且对玉米的处理常常包括碱化湿磨法（如制作玉米饼），烟酸缺乏症目前已较罕见，主要发生于酗酒、减肥手术、神经性厌食和吸收不良的患者；另外，类癌综合征可导致烟酸活性形式缺乏，也可能导致烟酸缺乏症状。一些药物可能抑制色氨酸转化为烟酸而诱发烟酸缺乏症，包括异烟肼、5-氟胞嘧啶、吡嗪酰胺、苯巴比妥、硫唑嘌呤和氯霉素等。遗传代谢疾病如Hartnup病也导致烟酸缺乏。

烟酸缺乏症可出现4"D"（dermatitis, diarrhea, dementia, death, 皮炎、腹泻、痴呆、死亡）表现，其特征性症状是皮肤暴露区域出现对称性色素沉着和过度皮疹，另外可出现腹泻、呕吐、失眠、焦虑、定向障碍、妄想、痴呆和脑病，甚至可发展至死亡。

6. 烟酸过量

即使是治疗剂量（如1 000～3 000 mg/d）的烟酸，也可能导致潮红、恶心、呕吐、瘙痒、荨麻疹、血清转氨酶水平升高和便秘。当剂量达到

2 000～6 000 mg/d时，上述症状常见且严重。

6.烟酸的治疗作用

烟酸是一种降脂药物，可以减少总胆固醇和LDL-C的水平。另外，针对终末期肾病的研究提示，烟酸具有降低血磷的作用。

8.腹膜透析和维生素B$_3$

慢性肾衰竭患者可出现烟酸缺乏，且缺乏程度可能和尿毒症以及营养不良的病程相关。尽管如此，腹膜透析患者少有维生素B$_3$缺乏的报道。

## （四）维生素 B$_5$

1. 来源和代谢

维生素B$_5$即泛酸，其膳食来源非常广泛，包括蛋黄、动物肝脏、动物肾脏、西兰花、奶、鸡肉、牛肉、土豆、全谷物等，结肠细菌也可产生泛酸。膳食中的维生素B$_5$主要形式是CoA，CoA在小肠内水解为泛酸，在空肠吸收入血，进入细胞后再代谢产生CoA。过量摄入的泛酸可通过肾脏排出。

2. 生理作用

泛酸的生理活性形式是CoA，它是体内多种乙酰化反应的重要辅因子，参与了三羧酸循环、脂肪酸合成与分解、组蛋白翻译后修饰等重要的细胞内代谢途径。

3. 检测

血及尿的泛酸水平均可检测，其中尿泛酸排泄量<1 mg/d通常提示膳食摄入量较低。

4. 生理需求量

泛酸的适宜摄入量（adequate intake，AI）在儿童为2～4 mg/d，成年男性和女性为5 mg/d。

5. 维生素B$_5$缺乏

由于食物来源充分，极少有人出现泛酸缺乏，仅在严重营养不良者中有报道。其临床表现包括感觉异常和感觉倒错，称"灼热足综合征"，患者出现烧灼感、远端感觉异常和胃肠道不适。

6. 腹膜透析和维生素B$_5$

慢性肾脏病患者饮食摄入的维生素B$_5$减少，但患者并无显著的维生素B$_5$缺乏。腹膜透析患者维生素B$_5$的水平缺乏相关研究报道。

（五）维生素 B$_6$

1. 来源和代谢

维生素B$_6$包括吡哆醇、吡哆胺、吡哆醛以及上述物质的磷酸化衍生物。肉类、全谷物、蔬菜、坚果都是维生素B$_6$的来源，烹煮、食物加工和储存可能导致维生素B$_6$利用度降低。吡哆醇和吡哆胺主要存在于植物性食物，吡哆醛主要来自于动物性食物中。这些物质在肝脏中转化为具有生物活性的吡哆醇5-磷酸盐（pyridoxal-5-phophate，PLP），然后被分解代谢为4-吡哆酸并经肾脏排出。

2. 生理作用

维生素B$_6$参与了体内多种重要反应，包括氨基酸的转氨基过程和脱羧过程、血红素合成、鞘脂类的合成、神经递质的合成、免疫功能及类固醇激素的调节等。

3. 检测

维生素B$_6$的检测手段多样。①血PLP测定，超过30 nmol/L认为维生素B$_6$充足；②红细胞转氨酶活性，可以更准确地反应危重症患者的维生素B$_6$状态；③尿4-吡哆酸排泄量，大于3 mmol/L作为短期维生素B$_6$水平充足的指标；④黄尿酸排泄量，给予2 g色氨酸后，如黄尿酸排泄量超过65 mmol/L提示维生素B$_6$不足导致色氨酸代谢异常。

4. 生理需求量

维生素B$_6$的RDA根据年龄、性别而异，儿童为0.5～1 mg/d，青年男性和女性为1.3 mg/d，50岁以上男性为1.7 mg/d，50岁以上女性为1.5 mg/d。

5. 维生素B$_6$缺乏

通常不易发生维生素B$_6$的明显缺乏，临界缺乏相对更常见。据报道，哮喘、糖尿病、酗酒、心脏病、妊娠、乳腺癌、霍奇金淋巴瘤和镰状细胞贫血的患者PLP浓度相对较低；另外，某些药物如异烟肼、青霉胺、肼屈嗪、左旋多巴可能干扰吡哆醇的代谢而导致维生素B$_6$缺乏；吡哆醇先天性代谢缺陷会导致新生儿维生素B$_6$缺乏。维生素B$_6$缺乏的症状包括非特异性口炎、舌炎、口唇干燥、易激惹、意识模糊、抑郁、周围神经病变等。严重缺乏可出现脂溢性皮炎、小红细胞性贫血、痫性发作。此外，维生素B$_6$缺乏可致血浆同型半胱氨酸浓度升高，这是冠脉粥样硬化的危险因素之一。

6. 维生素B$_6$过量

长期大剂量（超过250 mg/d）摄入吡哆醇可导致周围神经病变、皮肤病、光敏感、头晕和恶心。

7. 腹膜透析和维生素B$_6$

约70%的肾功能不全和透析患者出现维生素B$_6$缺乏，缺乏的原因可能包括摄入不足、吸收不良、细胞转运受损、PLP代谢清除增加。由于维生素B$_6$缺乏的症状和尿毒症症状类似，所以往往被临床忽视。腹膜透析患者经透析液丢失维生素B$_6$量并不大，研究提示CAPD或持续循环腹膜透析（continuous cyclic peritoneal dialysis，CCPD）患者每日腹膜透析清除总维生素B$_6$量为（545±61）nmol，PLP清除量为（8±2）nmol，因此腹膜透析患者维生素B$_6$缺乏原因可能更多在于PLP前体磷酸化障碍或降解增加，而非腹膜透析清除。腹膜透析患者维生素B$_6$补充的剂量报道不一，长期给予6～10 mg/d的剂量即可以维持正常的维生素B$_6$水平，也有使用高剂量（30 mg/d）维生素B$_6$成功治疗多神经病的报道。

（六）维生素 C

1. 来源和代谢

维生素C又称抗坏血酸，主要来源为蔬菜和水果，包括柑橘、西红柿、土豆、抱子甘蓝、花椰菜、西兰花、草莓、卷心菜、菠菜等，氧化条件下食物中的活性维生素C会遭到破坏，所以食物加工对于膳食维生素C的量影响很大。维生素C主要在远端小肠吸收，随膳食中维生素C含量升高，吸收量降低。过量的维生素C可通过肾脏排泄。

2. 生理作用

维生素C提供了还原分子所需要的电子，因此具有抗氧化能力。其参与了脂肪酸运输、胶原合成、神经递质合成、前列腺素代谢、一氧化氮合成等生理过程。

3. 检测

目前尚无评估维生素C功能状态的可靠指标，血浆和白细胞维生素C水平可作为一定的评估依据。血维生素C浓度低于0.2 mg/dl常出现坏血病症状。

4. 生理需求量

按照预防坏血病的最低需求量，儿童维生素C的建议饮食摄入量为15~45 mg/d，大多数女性为75 mg/d，男性为90 mg/d，妊娠或哺乳期女性和老年人可高达120 mg/d。KDOQI指南建议，CKD1~5期包括肾移植患者如有维生素C缺乏风险，可考虑按照普通人群的标准进行相应补充。腹膜透析患者补充维生素C尤其是大剂量时（500 mg/d）可导致血草酸水平增高，但研究提示短期低剂量的补充（100 mg/d）下草酸仅有较低水平的升高，使用相对安全。

5. 维生素C缺乏

维生素C缺乏可导致坏血病，主要由胶原合成受损和结缔组织病变导致。早年长期航海的水手由于缺乏新鲜的蔬菜、水果多遭受该病的折磨，目前维生素C缺乏主要见于严重营养不良、物质滥用和酗酒者，或贫困地区膳食中缺乏蔬菜和水果的人群。在维生素C摄入不足后三个月即可出现症状，包括毛囊角化过度、毛囊周围出血，伴瘀点和毛发卷曲，还可以出现瘀斑、牙龈炎、干燥综合征、关节痛、水肿、贫血和伤口愈合不良，肌肉或骨膜出血可能导致严重的疼痛，其他的全身症状还有无力、不适、厌食、抑郁等，重症可出现呼吸困难、低血压、猝死。

6. 维生素C过量

大剂量维生素C摄入可能出现副作用。研究提示，大剂量维生素C的摄入和草酸肾结石的发生有一定相关性。另外，铁过载的患者大量摄入维生素C有诱发致命性心律失常的风险。有研究报道大剂量的维生素C补充可导致严重恶心症状，但将剂量减至370 mg/d以下后该症状可缓解。

### 7. 腹膜透析和维生素C

腹膜透析对维生素C的清除率较高。透析液维生素C的浓度可达血液的60%，据估算，进行腹膜透析的患者，每日维生素C经腹膜透析清除约在50 mg（8~300 mg），在进行48小时的腹膜透析后，血维生素C的水平下降约33%。腹膜透析患者维生素C缺乏率为12%~33%，该比例较血液透析患者略低或相当。

由于氧化压力，尿毒症患者对维生素C的需求增高。研究提示，补充维生素C后，腹膜透析患者氧化压力的标志物有下降趋势。有较低证据水平的研究提示补充维生素C可改善患者的血脂谱，持续三月每日补充维生素C125~200 mg后，患者的总胆固醇和LDL-C有所下降，但甘油三酯和HDL-C水平无明显变化。一项针对56例腹膜透析患者的研究提示，高维生素C水平和高血红蛋白水平相关。但更多的研究并没有体现出补充维生素C的获益。Singer等研究提示，虽然透析患者约40%存在维生素C缺乏，但补充维生素C之后并不改善这些患者的生活质量、死亡率或住院率。补充维生素C对营养的改善作用也不显著，有三项针对血液透析患者的研究提示，补充维生素C不能提高患者白蛋白、转铁蛋白以及nPNA。另一项研究认为，透析患者的维生素C水平和高敏CRP水平负相关，和前白蛋白水平正相关。虽然有部分研究提示，维生素C对于心血管疾病和癌症预防可能有一定作用，但现有临床证据并不支持通过补充维生素C来预防疾病。另外临床认为，维生素C并无预防感冒的作用。

### （七）维生素 $B_{12}$ 和叶酸

#### 1. 来源和代谢

维生素$B_{12}$也称钴胺素，存在于多种动物性食物中，如肉、蛋、奶。食物中的维生素$B_{12}$在胃中和内因子结合，形成维生素$B_{12}$-内因子复合物，该复合物在回肠被吸收。维生素$B_{12}$在细胞内代谢形成腺苷钴胺或甲钴胺并发挥生理功能。维生素$B_{12}$在体内的储存量为2～5 mg，其中一半在肝脏储存，由于储存量巨大，停止摄入维生素$B_{12}$1～2年，甚至更长时间才会出现维生素$B_{12}$缺乏。

叶酸也称维生素$B_9$或蝶酰谷氨酸，存在于多种植物及动物性食物中，尤其是深绿色叶类蔬菜和肝脏。叶酸主要在空肠吸收，在弱酸条件（pH值5.5～6.0）吸收效果最佳。叶酸在体内的储存量为0.5～20 mg，如果停止摄入叶酸，在数周至数月内可能出现叶酸缺乏。

2. 生理作用

维生素$B_{12}$和叶酸均在DNA和RNA的合成中起重要作用，叶酸可在DNA的合成中充当一碳供体，维生素$B_{12}$在叶酸的再循环中起辅助作用。因此这两者对于生长分裂迅速的细胞如造血细胞的影响最大。

3. 实验室检查

针对维生素$B_{12}$和叶酸评估的指标较多：

（1）血常规检查。当维生素$B_{12}$和叶酸缺乏时，血常规检查可提示贫血，平均红细胞体积（mean corpuscular volume，MCV）>100 fl或大椭圆形红细胞增多，轻度白细胞减少和/或血小板减少，网织红计数减低，外周血涂片提示中性粒细胞分叶过多。

（2）血清维生素$B_{12}$水平。大多数实验室采用竞争性化学发光法检测血清维生素$B_{12}$水平，高于300 pg/ml考虑正常，200～300 pg/ml为临界值，低于200 pg/ml考虑缺乏。

（3）血清叶酸水平。血清叶酸水平高于4 ng/ml提示正常，2～4 ng/ml考虑临界值，低于2 ng/ml考虑叶酸缺乏。

（4）中间产物甲基丙二酸（methylmalonic acid，MMA）和同型半胱氨酸。如患者维生素$B_{12}$和/或叶酸处于临界值，或临床表现和检测不符，可进行维生素$B_{12}$和叶酸代谢的中间产物MMA和同型半胱氨酸的测定。如MMA和同型半胱氨酸均正常，考虑无维生素$B_{12}$和叶酸缺乏；如MMA和同型半胱氨酸均升高，考虑维生素$B_{12}$缺乏，但不排除叶酸缺乏的可能性；如MMA正常，同型半胱氨酸升高，考虑存在叶酸缺乏，无维生素$B_{12}$缺乏。

（5）内因子抗体。对于有维生素$B_{12}$缺乏，但没有其他明显原因的患者，建议进行抗内因子抗体的检测，该检测敏感性较低，特异性较高，如果阳性，可确诊恶性贫血。

（6）红细胞叶酸。红细胞叶酸代表组织叶酸水平，当红细胞叶酸低于150 ng/ml时提示叶酸缺乏，由于红细胞寿命约120天，因此红细胞叶酸的下降往往在叶酸摄入不足4月后出现，对于慢性肾功能不全的患者，这一时间可由于红细胞寿命缩短而提前。该检查目前已很少使用。

4. 生理需求量

根据美国国立研究院推荐，维生素$B_{12}$的每日推荐摄入量为：小婴儿0.4μg/d，成人2.4μg/d，妊娠及哺乳妇女略高。由于合成的叶酸生物利用度仅约食物中天然叶酸的一半，所以叶酸的每日摄入量按照膳食叶酸当量表示，小婴儿65μg膳食叶酸当量/d，成人400μg膳食叶酸当量/d，妊娠妇女600μg膳食叶酸当量/d，哺乳妇女500μg膳食叶酸当量/d。

5. 缺乏

引起维生素$B_{12}$缺乏的因素包括：摄入减少，如严格素食；吸收减少，如减肥手术、肠病、肠道细菌过度生长；自身免疫性疾病，如内因子抗体；药物，如二甲双胍、质子泵抑制剂、氧化亚氮；遗传代谢性疾病。

叶酸缺乏的因素有饮食摄入不足、需求量增加（如妊娠和哺乳、慢性溶血性贫血、剥脱性皮炎、血液透析）、肠道吸收不良、药物（如甲氨蝶呤、乙胺嘧啶、卡马西平、丙戊酸等）、一些遗传代谢性疾病等。

叶酸和维生素$B_{12}$缺乏可导致贫血、胃肠道症状，以及神经系统症状。贫血主要表现为大细胞性贫血，患者可表现出疲劳、乏力、心悸、头晕、皮肤苍白等贫血症状。由于消化道细胞分裂快，对维生素$B_{12}$和叶酸的缺乏比较敏感，维生素$B_{12}$缺乏可引起舌炎，叶酸缺乏可引起口腔溃疡。虽然两者的缺乏都可以引起神经系统症状，但在维生素$B_{12}$缺乏的患者中更为常见，脱髓鞘病变可引起脊髓亚急性联合变性，典型的表现是对称性感觉麻木或步态异常，下肢受累多于上肢。

6. 腹膜透析和叶酸

食物中摄入减少可能导致慢性肾脏病患者叶酸缺乏，但临床研究提示仅约10%的尿毒症患者出现血清叶酸水平下降，一些研究甚至提示腹膜透析患者叶酸水平高于正常范围。高剂量的叶酸补充（5～10 mg/d）可降低血半胱氨酸水平，但这一剂量会导致血叶酸水平严重超标，停药四周后检查仍可发现血清叶酸高于正常。有研究给予患者每日补充5 mg叶酸2月后检测，发现血和红细胞叶酸水平增加了超过100倍，但这一高叶酸水平似乎并无明显临床症状。

由于叶酸、维生素$B_6$、维生素$B_{12}$可以协助同型半胱氨酸向甲硫氨酸转化，因此可以降低同型半胱氨酸水平。研究发现，虽然高同型半胱氨血症被认为是普通人群心血管事件的危险因素，但在CKD5期包括血液透析和腹膜透析患者中使用叶酸（2.5～40 mg/d）、维生素$B_6$（1.4～100 mg/d）、维生素$B_{12}$（150μg/w～2 mg/d）降低同型半胱氨酸水平并无显著的临床获益，患者的全因死亡和心血管事件都没有改善，因此KDOQI指南并不推荐对没有叶酸缺乏的高同型半胱氨酸血症患者常规补充叶酸。不过，另有研究提示，补充叶酸可能改善腹膜透析患者内皮细胞依赖的血管舒张，以及可能改善CAPD患者的血脂谱，因此，也有学者建议腹膜透析患者可小剂量（如1 mg/d）补充叶酸。

7. 腹膜透析和维生素$B_{12}$

由于维生素$B_{12}$储存量大，每日需求量小，且和血清球蛋白结合紧密，被透析清除量小，大部分透析患者维生素$B_{12}$水平可维持在正常范围。腹膜透析对维生素$B_{12}$的清除速度约为6.2±1.3 ml/min，大部分研究提示腹膜透析患者维生素$B_{12}$水平正常，仅少量研究提示5.8%～14.3%的腹膜透析患者存在维生素$B_{12}$缺乏。腹膜透析患者给予维生素$B_{12}$补充同样可以降低同型半胱氨酸水平。

### （八）生物素

1. 来源和代谢

生物素存在于多种食物中，其中肝脏、蛋黄、大豆、酵母中含量最高，除食物外，肠道细菌也可以产生部分生物素。其主要在近端小肠吸收，少部分在盲肠吸收。

2. 生理作用

生物素是一些羧化酶复合物的辅因子，包括乙酰辅酶A羧化酶（acetyl-CoA carboxylase，ACC）、丙酮酸羧化酶（pyruvate carboxylase，PC）、丙酰辅酶A羧化酶（propionyl CoA carboxylase，PCC）、甲基巴豆酰辅酶A羧化酶（methylcrotonyl CoA carboxylase，MCC）。其中PC和PCC参与了线粒体中的三羧酸循环；ACC参与了脂肪酸合成；MCC参与了亮氨酸代谢。

3. 检测

血清生物素浓度不能反映生物素摄入充足与否。正常生物素尿排泄量为75～195μmol/d。

4. 生理需求量

生物素的适宜摄入量：儿童为8～12μg/d，成人为30μg/d。

5. 生物素缺乏

生物素缺乏较为少见，可发生于未补充生物素的长期胃肠外营养患者、大量摄入生蛋清和生物素酶缺乏的患者。临床可表现为眼、鼻、口周皮炎、结膜炎、脱发、神志改变、嗜睡、幻觉、感觉异常、肌痛、厌食、恶心等。

6. 慢性肾脏病和生物素

生物素和尿素合成的第一步相关。慢性肾脏病饮食中生物素含量较低，但通常不导致生物素缺乏。

（廖若西）

第四章
# 包裹性腹膜硬化

## 一、概述

包裹性腹膜硬化（encapsulating peritoneal sclerosis，EPS）是腹膜透析患者少见但死亡率高的并发症。国际腹膜透析学会将其定义为"因腹膜弥漫性增厚粘连引起的持续、间歇或反复出现的肠梗阻症状的综合征"。EPS发病机制尚不明确。其特征是进行性腹腔内炎症过程，导致纤维组织覆盖和牵拉内脏，从而影响肠道的运动和功能。在疾病的晚期，小肠环被厚厚的黏着物包裹着，因此被称为腹茧症。EPS多发生在长期腹膜透析的患者，也常在停止PD后出现。EPS早期常无明显症状。典型临床表现包括肠梗阻的症状体征、腹膜高转运特性以及早期超滤失败。在腹部手术中见腹膜广泛纤维化和钙化、肠壁增厚、肠包裹，并出现腹茧症。EPS的确诊常依赖于肠梗阻的临床表现，并需结合放射学检查和/或手术发现等综合评估。

## 二、流行病学

EPS首先报道于1980年。EPS患病率、发生率及其随PD时间的变化在不同国家和不同透析中心各不相同，可能与诊断标准和研究方法不同有关。根据2017年ISPD相关指南，EPS患病率为0.4%~8.9%，发病率为0.7%~13.6/1 000患者年。其发生率随PD时间延长而增加。日本报道PD患者中EPS患病率为1.0%~4.8%，PD时间在<3年、3年、5年、8年及>8年的EPS风险分别为0.3%、0.6%、2.3%和1.2%。欧洲报道的患病率偏高，如意大利和苏格兰患病率为2.8%，PD第1年、3年、5年和7年的EPS风险分别为1.1%、3.4%、9.4%和22.2%。在澳大利亚、新西兰和苏格兰的一研究中，PD9年后EPS风险为1.5%。也有报道PD超过15年的患者中EPS高达17.2%。多数研究发现透析时间长是发生EPS最重要的危险因素，其他被报道的可能危险因素包括高葡萄糖暴露、使用传统透析液（与使用生物相容性透析液相比）、严重腹膜炎或腹膜炎反复发生、女性、年轻患者、腹部手术、使用β受体抑制剂、肾移植、超滤衰竭和腹膜高转运等。

### 三、发病机制

EPS的发病机制尚不明确。EPS表现为腹膜明显增厚和硬化。EPS的组织学发现腹膜间皮剥脱、毛细血管新生、间质纤维化和血管硬化。其他特征包括炎症和纤维蛋白沉积，且主要累及脏层腹膜。EPS的这些表现并非特异性。长期PD患者也常有腹膜增厚和硬化，尚不清楚EPS和单纯性腹膜硬化是否为不同疾病或同一疾病过程中的不同严重程度阶段。单纯性腹膜硬化的主要组织学特征是腹膜厚度增加，这在尿毒症患者透析开始时就已经存在。随着PD的时间逐渐增加，该表现在超滤能力受损的患者中更为突出，并与动脉和静脉的管腔/血管直径比减少有关。

较为流行的EPS机制假说是"二次打击学说（two-hit theory）"。"第一次打击"是因长期接触非生理性的透析液，腹膜和间皮的正常生理受到慢性破坏。在尿毒症毒素、内毒素、葡萄糖降解产物、乳酸或低pH值、高浓度葡萄糖、晚期糖基化终产物、消毒剂等因素的长期刺激下，纤溶酶活化抑制物水平升高、纤溶酶原降低，导致纤维蛋白蓄积及降解减少。炎症因子及生长因子如血管内皮生长因子（VEGF）、转化生长因子β（TGF-β）、结缔组织生长因子（CTGF）、血小板源性生长因子（PDGF）、成纤维细胞生长因子（FGF）、AGEs等可能参与其中，并诱导上皮细胞-间充质细胞转分化，激活肌成纤维细胞，增加细胞外基质沉积，导致腹膜单纯性硬化表现。这种慢性病变程度随着透析时间延长而逐渐加重。如果此基础上叠加"第二次打击"，如腹膜炎、突然终止PD、急性腹内事件等，即可诱导转化为EPS。"第二次打击"促使腹膜进一步粘连和纤维化，最终引起肠包裹和腹茧症，导致EPS发生。绝大多数 PD 患者并不发生 EPS，因此有人认为EPS的发生具有遗传倾向。

## 四、临床表现

该病具有慢性、隐匿的性质，早期没有明显症状。早期可出现腹泻、便秘、恶心、乏力、食欲减退等消化道症状。这些症状不具有特异性，因而不易被识别。最典型的诊断症状为肠梗阻的相关表现：腹痛、腹胀、恶心呕吐、体重下降等。绝大多数患者有明显营养不良。甚至一部分患者出现急性肠梗阻、缺血或穿孔。可出现血性透出液。部分患者在诊断时同时有腹膜炎发生。EPS多发生在长期腹膜透析的患者（PD常超过3年），部分发生在PD停止后，如转为血液透析（HD）或在接受肾移植且没有继续PD交换或腹膜冲洗的患者。部分EPS在PD停止后加重。

## 五、实验室检查

实验室检测缺乏特征性标志物，常表现为血C反应蛋白和白介素6升高、贫血以及低白蛋白血症。

## 六、腹膜转运特性的改变

常表现为超滤减少和超滤失败。腹膜平衡试验实验多显示为高转运特性。有研究发现EPS 患者 D/Pcr 明显高于非EPS患者。高转运特性也被认为是EPS发生的早期标志，但仍有部分患者发展为明显EPS时，转运特性并无改变且超滤良好。

## 七、影像学改变

腹部CT或者增强CT是诊断EPS重要的手段。CT表现包括肠栓系（bowel tethering）、腹膜钙化、腹膜增厚、腹膜强化、腹腔分隔或包裹性积液、肠壁增厚和肠腔扩张。肠栓系指肠系膜将肠管拉到腹部中心，呈现出不规则的纤维化样的表现。Tarzi等基于对照研究使用CT成像对EPS的进行评分，发现放射医师对腹膜钙化、肠壁增厚和肠扩张的诊断一致性较好，但对于腹水分隔和腹膜增厚的一致性较差。CT表现并不总是与临床表现相关，甚至与剖腹探查的结果也不相关。在EPS暴发前CT甚至可能并无明显异常发现，故CT并不被推荐用来常规筛查EPS。

超声检查可发现肠粘连、小肠扩张和肠壁典型增厚的征象。腹部X线可见肠梗阻表现如气液平面和肠腔扩张。

## 八、诊断

对EPS的诊断缺乏特异性，并无金标准。 EPS的诊断仍然基于临床怀疑，放射影像学发现为主要诊断手段，在进行手术治疗或拔除导管的情况下获得病理学确认。一般情况下，典型临床症状加上放射学检查的特征表现可以确诊。因起病隐匿，早期不易诊断。应对高危人群出现腹部症状加强识别。不同时期的EPS患者的临床表现可能不同， Nakamoto 和Nakayama根据EPS临床表现、血清学异常和影像学特点将其分为四期（见表2-4-1）。综合荷兰和Danford等的推荐诊断流程如图2-4-1。

表2-4-1　EPS分期

| 分期 | Nakamoto 2005 | Nakayama 2014 |
| --- | --- | --- |
| | 临床表现 | 临床症状 |
| 1期（前期） | 超滤丧失、向腹膜高转运特性发展、低蛋白血症、血性透析液、腹水和腹膜钙化 | 腹部症状：轻微<br>炎症：轻微<br>包裹：无 |
| 2期（炎症期） | 血C反应蛋白水平升高、白细胞计数增加、食欲减退、体重下降、发热、畏寒、腹泻、腹水 | 腹部症状：恶心<br>炎症：轻度到重度<br>包裹：部分 |
| 3期（包裹期） | 全身炎症反应减轻（血CRP水平和白细胞计数较前下降）<br>早期肠梗阻表现（腹痛、恶心和呕吐） | 腹部症状：周期性肠梗阻<br>炎症：轻度<br>包裹：存在 |
| 4期（梗阻期/慢性期） | 厌食症、完全性肠梗阻、腹部包块 | 腹部症状：持续性肠梗阻<br>炎症：无或轻度<br>包裹：存在 |

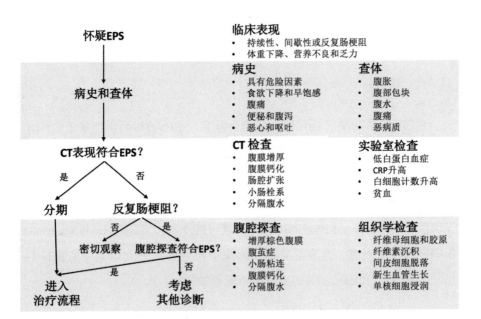

图2-4-1　诊断流程图

## 九、治疗

EPS的治疗包括停止腹膜透析、营养支持治疗、药物治疗和手术治疗。可根据不同分期采用不同的治疗，常需要肾脏内科、胃肠外科、营养科和中医科等多学科联合进行治疗。

### （一）停止腹膜透析

一般认为，一旦诊断EPS，应停止腹膜透析，转为血液透析。中断PD可防止腹膜进一步损伤。也有研究认为停止腹膜透析后，肠管之间缺乏游离水，肠管反而贴近，更易导致肠管粘连，加重EPS。对临床症状较轻的部分EPS患者，有学者建议仍保留腹膜透析管，并行规律腹腔灌洗，这也可能有助于清除促腹膜纤维化的炎症因子。但透析液也可能是促进疾病发展的因素。目前对于是否保管灌洗还缺乏足够证据。考虑到PD持续时间和EPS进展之间的关系，多数指南建议从PD转为血液透析，同时拔掉PD导管。

### （二）营养支持

营养支持应尽早开始，并建议在专业营养师的指导下进行。肠道外营养使肠道得以休息，故对营养不良者，可积极使用胃肠外营养支持治疗。由于肠梗阻，需要全肠外营养。研究表明术前全肠外营养可减少严重的术后并发症和住院时间。

### （三）药物治疗

治疗药物有糖皮质激素、他莫昔芬和免疫抑制剂。这些药物可能的机理是抗炎和抗早期纤维化作用。这些药物对已发展为明显纤维化（3期）的患者可能无效。

（1）皮质类固醇

皮质类固醇是目前应用最多的药物。类固醇被认为能有效抑制腹膜的炎症过程，抑制胶原合成和成熟，甚至有报道提出其可能逆转腹膜增厚。

研究报道使用皮质类固醇治疗的临床改善率为38.5%。Kuriyama等报道接受皮质类固醇治疗的患者预后良好，而未接受皮质类固醇治疗的患者在诊断后8个月内死亡。类固醇似乎只适用于抑制炎症。在EPS晚期，因为炎症组织似乎逐渐被纤维化所取代，手术可能更有效。

类固醇治疗的最佳剂量和持续时间尚不清楚，但大多数研究采用泼尼松龙每天0.5～1.0 mg/kg或500～1 000 mg甲基泼尼松龙冲击治疗2～3天。2011年荷兰EPS登记工作组推荐，第一个月泼尼松龙的剂量为每天0.5～1.0 mg/kg，在第2个月和第3个月每天0.25～0.5 mg/kg，然后在6个月逐渐减少到10 mg/d，并维持治疗至少一年。评估指标包括临床症状和炎症标志物如CRP。对于高CRP水平有反应者，可延长高剂量类固醇治疗时间。考虑到泼尼松龙的潜在副作用，治疗前应尽可能排除腹膜炎包括结核性腹膜炎。

（2）他莫昔芬

他莫昔芬是一种选择性雌激素受体调节剂，已成功用于宫颈癌和纤维硬化性疾病（纤维性纵隔炎、硬化性宫颈炎、腹膜后纤维化等）治疗。大多数报告他莫昔芬治疗后肠道功能得到改善，炎症和纤维化减少。荷兰一研究显示，接受他莫昔芬治疗的EPS患者的死亡率降低。但另一来自英国的研究发现，使用该药后存活率没有提高。他莫昔芬的具体作用机制尚待明确，可能与抑制TGF-β有关。

他莫昔芬可能是EPS炎症期的首选。他莫昔芬使用方法与腹膜后纤维化的建议方法类似。建议剂量为10～20 mg，每天两次，至少持续一年，以后逐渐减量。临床疗效多在1～6月内出现。当临床有改善时，维持治疗时间宜延长。当皮质类固醇不能缓解时，也可考虑联用他莫昔芬。有研究报道他莫昔芬联合泼尼松治疗可提高生存率。使用他莫昔芬治疗EPS时需谨慎，报道的不良反应包括中风、血栓栓塞事件（如动静脉通路血栓形成和肺栓塞）、潮热、子宫内膜癌、血小板减少和钙依赖症等。

（3）免疫抑制剂

免疫抑制剂治疗 EPS 的资料有限。已报道的免疫抑制剂包括硫唑嘌呤、霉酚酸酯以及西罗莫司，多与激素联合应用。从这些观察性研究，尚难得出一致性结论。值得注意的是肾移植患者虽已应用糖皮质激素和免疫抑制剂，仍可能出现EPS的进展。

（四）手术治疗

当有肠包裹和持续肠梗阻时，可考虑肠松解手术治疗。荷兰EPS工作组推荐无急性系统性炎症状态者或药物保守治疗失败者行外科手术治疗，而Danford等仅推荐保守治疗失败的患者行手术治疗。肠松解术耗时长、技术上困难，且有肠损伤的风险。有时还需处理穿孔或缺血性肠管，故应由丰富经验的外科医生完成。如有可能，建议在有此类手术经验的中心进行。文献报道肠松解术后患者可获得较高的症状缓解率和生存率。术后90%以上患者的肠道功能改善。在日本一回顾性研究中，239例EPS行肠松解术后患者死亡率为35.4%。部分患者可复发，需再次手术。术后1年死亡率约10%。术后继续使用类固醇或他莫昔芬可减少复发。

## 十、预后

预后差，死亡率高。文献报道EPS的死亡率高达57.1%，常在诊断后1年内死亡。

## 十一、病案分享

【病情简介】

患者女，58岁。因"维持性腹膜透析7年余，腹痛、腹胀5天"入院。患者18年前诊断为"慢性肾小球肾炎，慢性肾功能不全（尿毒症期）"，并开始规律腹膜透析治疗（2.5%透析液2 L，3次/天。1.5%透析液2 L，1次/天），每天超滤量约1 000 ml。入院前1个月出现腹痛、腹胀、透出液浑浊，诊断"腹膜透析相关腹膜炎"，抗感染治疗后症状缓解，入院前5天出现恶心呕吐、腹胀，至入院时未解大便。患者既往史无特殊。

查体：体温36.5° C，脉搏105 次/分，呼吸20次/分，血压165/94 mmHg，慢性病容，贫血貌，表情痛苦。心界向左下扩大。腹部膨隆，叩诊呈鼓音。全腹压痛及反跳痛明显，未触及包块，肠鸣音亢进，10次/分，双下肢轻度水肿。

辅助检查：Hb 109 g/L，白细胞$9.67 \times 10^9$/L，中性粒细胞0.84%，白蛋白23.4 g/L，肌酐592 μmol/L，钙1.97 mmol/L，磷1.25 mmol/L，透出液培养出革兰氏阳性菌和近平滑念珠菌生长。

腹部CT：腹膜、大网膜、肠系膜及腹盆腔内肠管壁广泛增厚肿胀，伴广泛钙化，肠管僵硬，管腔积液、积气，多发小气液平（图2-4-2）。网膜囊及腹腔内少量积液，部分局限，盆腔间置管影（图2-4-3）。双肾萎缩伴多发囊性低密度灶，多系囊肿；双侧肾盂肾盏多发结石。双侧桥隔及肾筋膜增厚。

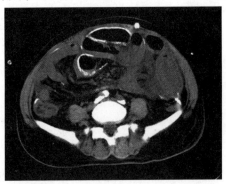

图2-4-2　腹膜增厚，肠管壁广泛增厚肿胀，伴广泛钙化，肠管僵硬，管腔积液、积气，多发小气液平

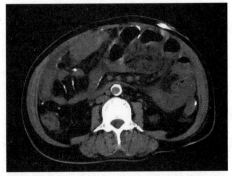

图2-4-3　腹膜广泛增厚，网膜囊及腹腔内少量积液，部分局限性积液

**【处理和转归】**

入院后考虑腹膜透析相关腹膜炎（细菌和真菌），同时合并肠梗阻。结合CT和病史诊断为包裹性腹膜硬化。外科医师会诊意见：无明显肠穿孔表现，建议保守治疗。给予禁食、胃肠减压、全肠道外营养、茴香热敷腹部、抗细菌和真菌感染等治疗，并行腹膜透析导管拔除，转血液透析。治疗5天后，患者症状缓解，开始进食，大便恢复。

**【思考】**

问题1：存在腹膜炎时，哪些情况提示EPS？

问题2：什么情况下考虑使用他莫昔芬治疗EPS？

**【分析讨论】**

虽然EPS的发病率随着PD持续时间的延长而增加，但这种情况仍然很少发生。在无症状患者中，EPS也可在正常CT扫描后一年或更短时间内发生。所以目前不推荐所有长程PD患者常规CT扫描筛查。但是建议对出现腹膜炎或者反复腹膜炎的长期腹膜透析患者做EPS筛查。

当患者有腹膜炎时，也常有较多消化道症状如恶心、呕吐、腹胀和腹泻，这可能导致EPS症状被掩盖。该患者腹部症状如恶心呕吐，特别是腹胀及便秘症状突出，有肠梗阻表现，且存在腹膜透析时间较长（超过7年）、腹膜炎迁延未愈、女性等危险因素，故应高度怀疑是否同时存在EPS，并进行EPS筛查。典型EPS通过腹部CT或增强CT多能确诊。

在处理该患者上有以下考虑：①停止腹膜透析并拔管。无论是对真菌性腹膜炎还是EPS，均主张停止腹膜透析及拔管转血液透析，且拔管后该患者还应抗感染至少2周以上。②处理肠梗阻和营养支持。外科、中医科和专业营养师对肠梗阻治疗和不同阶段的营养支持能提供专业帮助。③抗感染治疗。腹膜炎也常是EPS的促发或加重因素。积极抗感染治疗可减少炎症因子，对EPS也有帮助。④抗炎药物。患者存在感染，故不考虑糖皮质激素或其他免疫抑制剂。但可考虑他莫昔芬。但该患者不能接受他莫昔芬的副作用和不确定疗效，该患者不同意使用。⑤外科手术问题。该患者有肠梗阻，同时因患者存在混合菌腹膜炎，不能排除肠穿孔。对于肠梗阻，2011年荷兰EPS工作组推荐无急性系统性炎症状态者或药物保守治疗失败者行外科手术治疗，而Danford等仅推荐保守治疗失败的患者行手术治疗。该患者存在感染和炎症，故应首先选择保守治疗。但如患者存在肠穿孔，则有外科手术指征，也预示患者预后极其凶险。

## 十二、小结

EPS是发生在长期腹膜透析患者中的一种危及生命的严重并发症。主要特点为炎症初期后出现弥漫性腹膜纤维化和肠包裹。目前发现的危险因素包括长期腹膜透析、长时间暴露于葡萄糖降解产物、严重腹膜炎病史等。临床症状包括肠梗阻的体征、腹膜高转运状态和早期超滤失败。一旦诊断EPS，建议停止腹膜透析。加强营养治疗可改善预后。皮质类固醇和他莫昔芬可能有一定疗效，但还需要更多高质量证据。对肠包裹明显的患者，手术治疗可能改善预后，但仍可能复发。

## 十三、指南共识

ISPD在2017年发布《腹膜透析时长和包裹腹膜硬化——ISPD立场：2017年更新版》（Length of Time on Peritoneal Dialysis and Encapsulating Peritoneal Sclerosis — Position Paper for ISPD：2017 Update）。在此附上更新版的要点。

1. EPS是长期腹膜透析患者的一种潜在且罕见的并发症，发生于腹膜透析治疗超过5年的患者。虽然EPS的发病率随着PD持续时间的延长而增加，但这种情况仍然很少发生，大多数长期腹膜透析患者不会受到影响。

2. PD治疗3～4年时讨论EPS可能较为合理。

3. EPS与较高的并发症和死亡率相关。因此，制定策略来降低个体风险很重要。

4. 在临床试验中，没有单一的策略可以降低EPS风险，但有证据支持以下观点：

a.尽可能减少透析液中葡萄糖的暴露，以确保腹膜的液体平衡功能不因此受损。

b.使用ISPD腹膜炎指南推荐的干预措施预防腹膜透析相关腹膜炎。

c.使用中性pH值、低葡萄糖降解产物透析溶液（仅限低级证据）。

5. 即使终止PD（患者转为HD或移植），EPS仍可进一步发展，其临床特征为肠梗阻、营养不良和腹水。

6. EPS的发展没有具体的预测因素：

a.并非所有EPS患者PSTR较高，且高PSTR在长期PD患者也常见。

b.没有证据表明CT扫描对预测EPS有任何价值。

c.葡萄糖的渗透率逐渐丧失（水和溶质转运不耦合，钠筛分改变，自由水转运减少）可能反映腹膜间质纤维化的发展，并可能有助于确定EPS。但这还需要在前瞻性研究中得到证实。

7. 腹膜功能改变、超滤丧失和频繁腹膜炎是EPS的不良预测因素，在适当的情况下应考虑并与患者讨论转为HD。如果改为HD，应密切监测是否有可能发展为EPS。

8. 老年患者和有合并症患者在开始透析时预期寿命有限，没有足够时间发展为EPS，也几乎没有肾移植机会。在考虑与此类患者讨论EPS的风险时，必须现实地考虑他们的预期寿命、HD对该患者的可行性以及这将如何影响他们的生活质量。与患者的讨论应该是关于整体预后和护理目标的共同决策过程的一部分。

（钟　慧）

第五章
# 心血管并发症

## 一、概述

心血管疾病并发症严重影响腹膜透析患者的远期生存率，是导致腹膜透析患者死亡的首要原因。腹膜透析患者的心血管并发症发生率和致死率都很高。腹膜透析患者常见的心血管并发症包括冠心病、左心室肥厚、心力衰竭、心源性猝死、心律失常、脑血管疾病以及周围动脉病变等。发生急性心肌梗死的腹膜透析患者死亡风险极高。腹膜透析患者的左心室肥厚患病率约44%～90%，与死亡和心血管不良结局尤其是心衰的风险增加有关。腹膜透析患者心力衰竭的发病率约35%，在既往有心衰病史的患者中更高，可达60%。值得注意的是，腹膜透析患者的心力衰竭半数以上射血分数正常，提示这些患者的心力衰竭与心脏舒张功能障碍有关，心力衰竭是造成腹膜透析患者住院的最常见因素，也是腹膜透析患者不良预后的重要预测因子，发生心力衰竭的腹膜透析患者3年死亡率约为83%。在透析患者中，有约25%的死亡患者源于心源性猝死，具体机制目前尚不清楚，可能与左心室收缩功能障碍有关。心房纤颤是透析患者最常见也是最重要的心律失常，有研究显示其在腹膜透析患者中的发病率约为11%，与脑卒中风险增加有关。腹膜透析患者发生脑卒中的风险较普通人群明显升高。此外，周围动脉病变在腹膜透析患者中的发病率约为28.5%（4.8% ~ 47%），多为亚临床表现。随着糖尿病导致的终末期肾病逐渐增多，周围动脉病变在透析患者中的发病率也逐渐增加，周围动脉病变也是不良临床结局和死亡的重要预测因素。因此，合理管理心血管并发症对提高腹膜透析患者生存率至关重要。

## 二、发病机制

多重心血管病相关风险因素的存在与腹膜透析患者发生心血管并发症密切相关。传统的心血管疾病风险因素包括吸烟、高血压、肥胖、糖尿病、脂代谢紊乱等；尿毒症相关的心血管疾病风险因素包括贫血、钙磷代谢紊乱、甲状旁腺功能亢进、低蛋白血症、营养不良、酸碱平衡紊乱以及尿毒症毒素等；对于腹膜透析患者，还有特异的心血管疾病风险因素。首先，残余肾功能的丧失是关键的心血管疾病风险因素之一，与腹膜透析患者的心血管死亡以及全因死亡率增高密切相关。其次，目前的透析液多数是含葡萄糖的溶液，可能引发不良的代谢效应，从而增加腹膜透析患者的心血管风险，尤其对糖尿病患者，这一效应更加明显。另外，容量控制情况是长期腹膜透析患者预后的重要预测因素，腹膜透析患者心血管疾病预防需注重盐和液体的清除。

## 三、预防——控制相关危险因素

心血管并发症的管理关键在于防治，早期对相关危险因素进行综合评估和管控以减少心血管并发症的发生是防治的基础。

### （一）生活方式的调整

#### 1. 加强体育锻炼，适度增加体力活动

透析患者的体力活动水平和普通人群相比是显著降低的，但大量的

观察研究表明，规律的锻炼可以改善运动耐力、身体机能及体能，对机体代谢具有正向影响。ISPD2015年成年腹膜透析患者心血管及代谢管理指南推荐所有腹膜透析患者增加体力活动，在可耐受情况下进行适当的体力活动，每周5次，每次至少30分钟。

2. 低盐饮食

对慢性肾脏病患者来说，限制钠盐的摄入有助于高血压和容量的控制。在血液透析患者中的研究发现，钠盐摄入和血液透析患者的高血压、高血容量有关，高钠饮食是血液透析患者全因死亡的独立风险因素。对于腹膜透析患者，钠盐和水的清除也与患者的生存密切相关。ISPD2015年指南推荐：除有禁忌证或者存在容量不足或低血压情况的患者外，所有腹膜透析患者均应该限制钠盐的摄入，建议每日摄入钠元素低于2 g或者氯化钠摄入量低于5 g。

3. 戒烟

既往有针对腹膜透析患者的观察性研究显示吸烟和腹膜透析患者的死亡率升高有关，而在普通人群中吸烟与不良临床预后的相关性明确，故推荐腹膜透析患者戒烟，并注意减少二手烟的暴露。

## （二）评估和保护残余肾功能

### 1. 残余肾功能的评估

既往研究显示，腹膜透析患者残余肾功能下降速度大致为每年1～4 ml/（min/1.73 m$^2$）。基于此，建议维持性腹膜透析患者至少每半年进行一次残余肾功能评估。评估指标建议采用24小时尿素氮和肌酐清除率的平均值。

### 2. 保护残余肾功能

既往大量研究发现ACEI/ARB类药物可延缓CKD患者肾功能进展，在腹膜透析中的研究也有类似发现。因此，对于残余肾功能较高的腹膜透析患者，建议给予可耐受剂量的ACEI或ARB治疗，以保护残余肾功能。另外，应用中性pH值、低葡萄糖降解产物的透析液12个月或以上，也有助于对残余肾功能的保护。

（三）容量管理

容量管理是腹膜透析充分性的重要决定因素。研究显示，液体平衡是维持性腹膜透析患者生存的重要预测因子，存在液体超负荷的患者的全因死亡率、心血管疾病死亡率均明显高于容量正常患者。容量超负荷情况在腹膜透析患者中普遍存在，容量负荷评估应该作为腹膜透析患者管理的重要方面，推荐对腹膜透析患者每次随访时常规评估容量负荷，有临床指征时需增加评估频率。ISPD2006 年指南中指出，容量管理的目标是保证容量平衡，既要关注腹膜透析超滤量变化，对于有残存肾功能的患者，也要关注尿量的变化。推荐至少每6个月通过同步收集透析液常规监测腹膜超滤1次。考虑到患者的腹膜转运状态差异，指南推荐对因超滤欠佳导致体液平衡难以达标的患者使用艾考糊精透析液，代替高渗葡萄糖透析液，一日1次长留腹。

（四）血脂管理

对于非CKD的普通患者，由于LDL-C水平是动脉粥样硬化事件的独立风险因素，LDL-C常被看作是风险预测因子，用于指导临床他汀类药物的使用。但是对于CKD患者，不适合使用LDL-C水平评估冠脉疾病风险。有研究显示，对于透析患者，低水平的LDL-C和胆固醇与全因死亡及心血管死亡率风险明显升高相关，原因可能在于，对于透析人群来说，低水平的LDL-C和胆固醇往往伴随着营养不良以及机体炎性状态。对于尚未达到肾衰竭程度的CKD患者，LDC-C升高带来的风险随着eGFR降低而降低。对于eGFR低水平的CKD患者，LDL-C水平与冠脉事件风险之间的相关性较弱，因此，将LDL-C水平作为评估CKD患者是否使用他汀治疗的指征仍然存在争议。脂质紊乱在腹膜透析患者中非常普遍，但治疗上尚缺乏循证医学证据。ISPD2015年指南认可KDIGO血脂管理指南关于腹膜透析患者血脂管理的建议。对于CKD患者是否使用他汀治疗，需关注两方面：①冠脉事件的绝对风险；②他汀治疗有益于患者的证据。

对于新诊断的CKD患者，包括透析患者，应对血脂状况进行筛查，包括总胆固醇水平、LDL-C、HDL-C和甘油三酯水平，目的在于诊断严重高甘油三酯血症、高胆固醇血症，并排查潜在的继发因素，如甲状腺功能减退、过度饮酒、肾病综合征、肝脏疾病、药物因素等。对多数患者来说，不必将血脂水平作为长期随诊常规检测项目，但以下情况需要随访血脂水平：评估他汀治疗的依从性；肾脏替代治疗方式改变或存在造成血脂紊乱的继发因素；为了评估年龄不到50岁、没有使用他汀治疗的患者10年内的心血管事件风险。

KDIGO指南推荐CKD患者降胆固醇药物使用指征如下：对于尚未透析或肾移植的CKD患者，若年龄在50岁以上，推荐使用他汀治疗；若年龄在18～49岁，使用他汀治疗的指征为符合以下1条或更多：存在冠脉疾病（心肌梗死或冠脉再通病史）、糖尿病、既往缺血性中风病史、预估10年内发生冠脉性死亡或心肌梗死的概率＞10%。对于维持性透析患者，不建议启动他汀或他汀联合依折麦布治疗。但若在开始透析时已经使用了他汀或他汀联合依折麦布治疗的患者，这类药物可以继续使用。

CKD患者（包括透析及肾移植患者）若合并高甘油三酯血症（＞5.65 mmol/L），首先应调整生活方式，比如饮食调整、减重、增加体育锻炼、减少酒精摄入。既往的研究多发现神经纤维酸衍生物对CKD患者降脂效果以外存在血肌酐升高的副作用，因此仅对部分罕见的甘油三酯严重升高的患者（空腹甘油三酯水平＞11.3 mmol/L）可以考虑使用神经纤维酸衍生物，剂量需要根据肾功能进行相应调整。考虑到毒性作用，对CKD患者不建议神经纤维酸衍生物类降脂药与他汀类联用。

（五）糖尿病的血糖控制

对于进入腹膜透析的糖尿病患者，推荐采用糖化血红蛋白（HbA1c）作为评估血糖控制情况的指标。糖化白蛋白以及果糖胺虽然能反应更短期的血糖控制情况（2～4周），但是慢性肾脏病患者尤其腹膜透析患者，多数合并低蛋白血症，对糖化白蛋白以及果糖胺的检测有较大影响，容易引起结果偏倚。在透析患者中的多数研究发现糖化白蛋白和血糖情况的相关性很弱，并没有比HbA1c表现出更优秀的相关性，所以目前仍推荐糖化血红蛋白（HbA1c）作为慢性肾脏病患者血糖评估指标。但是需要注意的是，对于透析患者，HbA1c水平和血糖水平的相关性也有所减弱，且糖化血红蛋白受多项临床因素影响，比如：终末期肾脏病患者红细胞寿命缩短、代谢性酸中毒状态、铁缺乏、近期输血、促红细胞生成素使用等。使用HbA1c评估透析患者的血糖情况的准确性、精确性及稳定性是不足的。当出现铁缺乏、维生素$B_{12}$缺乏、红细胞生成素减少、肾功能不全、高胆红素血症、酗酒时，HbA1c可能出现升高误差；在补充服用铁剂、维生素$B_{12}$、维生素C、维生素E及慢性肝脏疾病时，HbA1c可能出现降低误差。

糖尿病腹膜透析患者检测HbA1C的频率建议，综合美国糖尿病临床实践协会以及KDIGO2020指南，对于血糖控制良好的CKD患者建议每年至少进行两次HbA1c水平检测，若降糖治疗方案调整或者血糖不达标，则应增加检测频率，至少每3个月检测1次HbA1c水平，由于糖尿病腹膜透析患者持续暴露在含糖透析液中，建议至少每3个月进行1次HbA1c水平检测。

合并肾功能不全的糖尿病患者低血糖的发生率明显升高，糖尿病合并CKD患者的降糖目标应是在有效降糖的同时，不增加低血糖发生的风险，同时应避免诱发乳酸性酸中毒、增加心力衰竭的风险。2型糖尿病合并慢性肾脏病患者口服降糖药治疗中国专家共识（2019年更新版）推荐对于CKD1～3期的糖尿病患者，HbA1c目标值控制在7.0%。CKD3～5期糖尿病患者，若没有心血管病危险因素，病程少于10年，HbA1c应控制在≤7.5%；病程超过10年，HbA1c应控制在≤8.0%。CKD3～5期糖尿病患者若存在以下任一危险因素，HbA1c应控制在≤8.5%：①预期寿命较短；②低血糖风险高；③依从性欠佳；④合并心血管系统疾病；⑤存在微血管并发症。对于腹膜透析患者，ISPD2015年指南建议，为了预防或者延缓糖尿病微血管并发症进展，糖尿病腹膜透析患者HbA1c目标值为7%左右，不推荐低血糖风险的糖尿病患者HbA1c标值低于7%；对于老年糖尿病腹膜透析患者HbA1c目标值可放宽至8.5%。

腹膜透析患者可使用胰岛素降糖治疗。对于降糖药物，腹膜透析患者因肾功能不全，口服药物选择是相对受限的，可选择的口服药物包括利格列汀、瑞格列奈、那格列奈、吡格列酮、罗格列酮；格列喹酮在CKD4～5期中使用的证据有限，但欧洲肾脏最佳临床实践推荐无须减量。目前的透析液多数是以葡萄糖为基础溶质的透析液，葡萄糖可以经腹膜被人体吸收，含糖透析液的使用可能加剧腹膜透析患者的代谢紊乱，如使得高血糖更难控制。越来越多的证据显示，使用不含葡萄糖的透析液（如艾考糊精透析液）能够减少葡萄糖经腹膜吸收，改善血糖控制情况。因此，为了更好地控制血糖，糖尿病腹膜透析患者可考虑每日一次艾考糊精透析液长时间留腹治疗。

（六）高血压的控制

高血压在腹膜透析患者中非常常见，80%以上的腹膜透析患者合并高血压。透析患者的血压往往控制欠佳，患者的血压升高与存活时间缩短显著相关。所以，腹膜透析患者应积极筛查高血压，定期监测血压水平。推荐患者居家期间至少每周测量血压1次，每次临床随访时均应测量血压。

腹膜透析患者高血压发生的主要原因在于钠盐以及容量超负荷，另外，也与动脉弹性降低、RAAS系统激活、交感神经兴奋、内皮细胞功能异常、睡眠呼吸暂停、促红素使用等因素有关。有研究显示高转运与低转运腹膜透析患者相比，血压更高，这更提示了高转运患者的容量负荷问题。

腹膜透析患者高血压的非药物治疗包括：控制钠盐摄入以及控制容量，这是腹膜透析患者高血压药物治疗的基础。评估容量状态并进行严格的容量控制有助于腹膜透析患者高血压的控制。除了限制盐的摄入，有残余肾功能的患者使用利尿剂、采用少糖的透析液都可以优化容量控制；含高浓度葡萄糖的透析液虽然也可以促进容量的控制，但是增加了患者葡萄糖的暴露量，在临床中需权衡利弊使用。

对于长期血压＞140/90 mmHg的腹膜透析患者推荐进行药物降压治疗，以维持收缩压＜140 mmHg，舒张压＜90 mmHg。需要注意的是，除腹膜透析患者收缩压升高与死亡风险增加相关外，收缩压持续低于110 mmHg也与死亡率增加相关。腹膜透析患者的最佳血压水平目前尚无统一定论。

## （七）纠正低钾血症、高钾血症

跨心肌细胞膜的钾离子浓度梯度对于调节心脏电活动至关重要，血钾浓度降低增加折返性心律失常的风险，而血钾浓度增加会带来心室颤动及心脏停搏的风险。低钾血症是腹膜透析患者常见的电解质紊乱，也是腹膜透析患者死亡率增高的独立风险因素。高钾血症容易受到忽略，但其实高钾血症在腹膜透析患者中也非常常见。血钾水平与死亡率之间呈现U形曲线性相关，无论高钾血症还是低钾血症都与患者死亡风险增高有关。建议腹膜透析患者血钾水平维持在3.5～5.5 mmol/L。对于腹膜透析患者有必要监测血钾水平，及时纠正血钾浓度异常。需要注意的是，临床常用的ACEI/ARB类降压药、利尿剂、质子泵抑制剂（PPI）类药物可能影响腹膜透析患者的血钾水平，必要时需进行相应的调整。

## （八）营养状态、炎症状态的评估和控制

良好的营养状态对腹膜透析患者的健康和治疗充分性具有积极影响。但是，30%～50%的腹膜透析患者存在营养不良。另外，多数腹膜透析患者因为炎症状态、慢性酸中毒、营养摄入不足、疾病本身的高代谢状态，往往存在蛋白—能量消耗（protein-energy wasting, PEW）。PEW是透析患者死亡风险的重要预测因素。PEW的诊断主要是基于①血清生化参数：血白蛋白＜38 g/L，血清前白蛋白＜0.3 g/L，血清胆固醇＜1 g/L；②体重：体重指数＜23 kg/m²，3月内体重下降超过5%，6月内体重下降超过10%，或体脂含量＜10%；③肌肉含量：3月内肌肉含量减少5%，或6月内减少10%；中臂周径缩小；肌酐变化；④饮食摄入：每日蛋白摄入＜0.8g/kg，和/或每日能量摄入＜25 kcal/kg超过两个月。PEW无法用单一指标精确描述，需综合评估上述相关指标。建议开始行腹膜透析后6～8周评估患者的营养状态，之后定期监测，至少每4个月常规评估患者的营养状态1次。早期发现PEW，制定PEW防治策略，是腹膜透析患者管理的重要部分。PEW的防治包括：纠

正可逆因素，如控制感染、炎症、酸中毒，控制血糖、充血性心衰等，优化肾脏替代治疗方式，营养辅导。

透析患者常处于微炎症状态，血液中炎性标志物如C反应蛋白（C-reactive protein，CRP）经常升高，C反应蛋白升高与患者心血管疾病风险增加有关，如何治疗这类患者尚缺决定性证据。ISPD2015年指南建议对于顽固性C反应蛋白升高的腹膜透析患者进行可治愈性炎症原因的筛查。

（九）贫血、矿物质骨代谢异常的调整和控制

贫血会使患者氧分压降低，心脏将呈现高输出状态，心脏负荷增加。贫血是慢性肾脏病患者发生心血管事件的独立风险因素。血色素每增加10 g/L，心血管事件发生的相对风险下降17%左右。对于腹膜透析患者，若合并贫血，建议至少每月检测血红蛋白；若无贫血，至少每3个月检测血红蛋白；使用促红素治疗的患者在初始治疗阶段也需要至少每月检测血红蛋白1次，在维持阶段需至少3个月检测1次。腹膜透析患者血红蛋白目标值为100~120 g/L，尽量不要超过130 g/L。目前纠正贫血的方法主要包括：使用促红细胞生成素或低氧诱导因子脯氨酰羟化酶抑制剂，必要时补充铁剂及叶酸。

慢性肾脏病患者体内矿物质骨代谢异常可引起以骨骼和心血管系统为主的多系统损害，严重影响慢性肾脏病患者的生存和生活质量。为最大程度降低死亡风险，应综合管理腹膜透析患者的血钙、磷和PTH水平。对于血磷持续升高的腹膜透析患者，建议将升高的血磷降至接近正常范围。控制血磷的措施包括限制饮食中磷的摄入、采用药物降磷和充分透析。目前的降磷药物中，不含钙的磷结合剂较与含钙磷结合剂可能具有潜在获益，需适当限制含钙磷结合剂的使用。高血钙水平和维持性透析患者死亡风险升高有关，有部分研究提示钙浓度较低的透析液（钙浓度1.25 mmol/L）可促进活性维生素D的治疗和/或钙基磷酸盐结合剂的利用，并可能降低高钙血症和正钙平衡风险。目前建议透析液钙浓度为1.25~1.5 mmol/L。为避免高钙血症或正钙平衡，可考虑应用低钙浓度的透析液（钙浓度1.25 mmol/L）进

行透析。PTH升高的治疗可单独使用拟钙剂（西那卡塞）、活性维生素D及其类似物，或者二者联合治疗。

### 四、心血管并发症的管理

#### （一）冠心病的管理

在透析患者中，许多心血管疾病的症状和体征可能被掩盖，心血管疾病的评估在腹膜透析患者中，往往容易被忽略，患者常得不到充分治疗。ISPD2015年指南推荐对所有开始腹膜透析的患者进行详细的病史采集以及体格检查以发现重要的心脏疾病，包括冠心病、新近的心肌梗死、失代偿性心力衰竭、严重的心律失常以及严重的瓣膜病变，并根据情况进行相应的治疗。心血管疾病是终末期肾脏病患者最常见的死因，其中大约有20%可归因于冠状动脉粥样硬化性心脏病（冠心病）。冠心病是指由于冠状动脉粥样硬化使管腔狭窄、痉挛或阻塞导致心肌缺血、缺氧或坏死而引发的心脏病。1979 年世界卫生组织根据病变范围、部位及程度将冠心病分为5个临床亚型：无症状性心肌缺血、心绞痛、心肌梗死、缺血性心肌病和猝死。20世纪80年代提出了急性冠状动脉综合征（acute cardiovascular syndrome，ACS）的概念，指冠状动脉内不稳定的动脉粥样斑块糜烂或破裂引起血栓形成导致的心脏急性缺血综合征，包括ST 段抬高型心肌梗死（ST-segment elevation myocardial infarction，STEMI）、非ST 段抬高型心肌梗死（non-ST-segment elevation myocardial infarction，NSTEMI）及不稳定型心绞痛（unstable angina，UA）。NSTEMI 和UA 临床上有时难以辨别，治疗上也并不需要严格区别，常被合并为一个概念。而另一个概念是稳定性冠心病（stable coronary artery disease，SCAD），涵盖了除急性冠状动脉综合征（ACS）以外的冠心病病程中的各个阶段。根据美国肾脏病数据系统的分析，有急性心肌梗死的透析患者死亡率高，长期存活率低。

急性冠脉综合征的临床诊断基于病史、症状、体格检查、心电图以及心肌坏死标志物等检查，ACS患者通常具有典型的心电图及心肌坏死标志物的变化。心肌肌钙蛋白是目前可在血液中检测到的特异性最高和敏感性最好的心肌坏死标志物，是诊断急性心肌梗死（acute myocardial infarction，AMI）以及对心脏疾病进行危险分层的最好标志物。心肌肌钙蛋白在心肌损伤后1~3小时就可在外周血中检测到有临床意义的增高。对于普通的临床ACS患者，若心电图已出现ST段抬高，甚至有病理性Q波，结合病史可考虑AMI诊断；若心电图没有出现心肌损伤的变化，但肌钙蛋白异常增高，结合病史可考虑NSTEMI诊断；临床疑似ACS患者，若心电图没有出现心肌损伤的变化，肌钙蛋白的检测结果未见明显异常，可间隔1~3小时再次检测肌钙蛋白，观察肌钙蛋白变化，若相邻两次（例如间隔1~3小时）的肌钙蛋白检测值变化＞20%，可考虑NSTEMI的诊断。对于透析患者，由于尿毒症患者经常会出现肌钙蛋白水平的升高，单次检测发现肌钙蛋白升高并不能诊断急性冠脉综合征，需结合临床表现及动态复查肌钙蛋白评估。无症状的腹膜透析患者肌钙蛋白升高但无动态变化，并没有太大临床意义，但这种情况可能与患者的心血管疾病风险增加有关。ISPD2015指南建议对肌钙蛋白进行连续测定以用于评价 PD 患者急性冠脉综合征的急性症状（如胸痛），同时需结合心电图的动态变化或其他提示急性缺血的临床证据。当PD患者肌钙蛋白水平在 6小时内上升超过 20%，至少 1 次达到99%参考范围上限时可诊断为急性冠脉综合征或急性心肌梗死。另外，对于腹膜透析患者，需注意稳定性冠心病的筛查，建议对无活动性心脏病但拟行肾移植的患者以及具有3个及以上冠心病危险因素（糖尿病、高血压、既往心血管疾病史、透析治疗时间＞1年、左心室肥厚、年龄大于 60 岁、吸烟及血脂异常）的患者进行非侵入性压力检测。

冠心病的治疗主要包括：

（1）血运重建或溶栓治疗。对于透析患者急性冠脉综合征的血运重建，可选择冠状动脉旁路移植术或经皮冠状动脉介入治疗（percutaneous coronary intervention，PCI），有研究比较两者，发现PCI组3个月的死亡率相对较低，但是之后血管再狭窄以及死亡的风险PCI组更高。从远期心脏事件以及死亡的风险来说，PCI组较冠状动脉旁路移植术组更高。近来PCI植入药物洗脱支架在终末期肾脏病患者中越来越多，对于终末期肾脏病患者，支架植入患者预后较无肾功异常患者更差，死亡率更高、术后出血风险更高。由于腹膜透析可以避免血液透析引起的血流动力学不稳定及应用肝素引起的出血，肾功能衰竭行冠状动脉旁路移植术的患者腹膜透析可能优于血液透析。溶栓治疗有严格的适应证，往往不是常规治疗手段。

（2）抗血小板治疗。无论是否接受血运重建治疗，长期口服抗血小板治疗均可显著降低ACS患者全身动脉粥样硬化血栓形成风险，是最为重要的二级预防措施之一。

对于非血运重建的ACS患者，除非存在高出血风险或发生出血等禁忌证，推荐双联抗血小板治疗12个月以上，最长可至30个月。双联抗血小板一般指阿司匹林联合替格瑞洛或氯吡格雷；有研究发现替格瑞洛与ARB可能存在相互作用，替格瑞洛与ARB合用时呼吸困难以及肾性不良事件的发生率显著增高，在eGFR<30 ml/（min·1.73 m$^2$）的患者中，替格瑞洛组的肾性不良事件发生率显著高于氯吡格雷；替格瑞洛血清尿酸浓度升高的比例和幅度高于氯吡格雷。据此，对腹膜透析患者，应首选阿司匹林100 mg/d+氯吡格雷75 mg/d双联抗血小板治疗；出血风险较高的非血运重建ACS患者，应考虑至少1~3月的双联抗血小板治疗，之后长期阿司匹林或氯吡格雷单药治疗。非血运重建患者抗血小板治疗需监测血小板水平，若血小板计数范围为$60×10^9$~$100×10^9$/L，可考虑阿司匹林联合氯吡格雷治疗；血小板计数$30×10^9$~$60×10^9$/L时，需慎用抗血小板药物，可考虑单药（氯吡格雷或阿司匹林）维持治疗，避免使用替格瑞洛；血小板计数低于$30×10^9$/L时，需停用所有抗血小板药物。

对于血运重建支架植入术后的患者，通常需要双重抗血小板治疗（阿司匹林联合以下之一：氯吡格雷、普拉格雷、替格瑞洛），对于普通人群，有指南推荐对于稳定冠心病患者至少使用6个月，而对于急性冠脉综合征发作患者使用12个月。有研究显示，对于维持性透析患者冠心病药物覆膜支架术后，延长双重抗血小板治疗（12个月以上）可减少患者主要心血管不良事件（包括死亡、心肌梗死、冠脉再通术以及卒中）风险，而且并不会显著增加主要出血风险。对于稳定性冠心病的择期冠状动脉旁路移植术，建议术前应该停用氯吡格雷或替格瑞洛至少5天，术前给予阿司匹林100～300 mg/d，正在服用阿司匹林者术前不停药。术后用药方面，术前未服用阿司匹林者，术后6小时内给予阿司匹林100～300 mg/d，此后长期服用；若存在阿司匹林禁忌，可使用氯吡咯雷75 mg/d或替格瑞洛60～90 mg bid替代；阿司匹林（75～100 mg/d）联合氯吡咯雷或替格瑞洛治疗1年。

（3）抗心肌缺血治疗。包括硝酸酯类药物、β 受体阻滞剂、钙离子通道阻滞剂（calcium channel blocker，CCB）。CCB在急性心肌梗死患者治疗中被认为不宜使用，但可作为持续性心肌缺血治疗的次选药物，为变异型心绞痛的首选用药，不推荐使用短效二氢吡啶类CCB。

（4）调脂治疗。他汀类药物除可降低LDL-C、甘油三酯的水平外，还能稳定斑块，减轻斑块炎症，改善内皮功能，减少血小板性血栓沉积等作用。对于冠心病患者建议及早应用，并长期维持。所有心肌梗死后患者需使用他汀类药物控制LDL-C 水平 < 1.8 mmol/L。

（5）其他治疗。ACEI/ARB可减少充血性心力衰竭的发生，降低病死率，所有ST抬高性心肌梗死患者可给予ACEI或ARB 长期治疗。醛固酮受体拮抗剂对ST抬高性心肌梗死有益，但腹膜透析患者因肾功能受限，不适合使用。洋地黄类药物可在急性心肌梗死恢复期存在充血性心力衰竭的患者中使用。此外，心肌代谢药物如维生素C、辅酶Q10、辅酶A、1，6 二磷酸果糖和曲美他嗪等，也可酌情使用。

## （二）左心室肥厚与心力衰竭

左心室肥厚、心脏收缩和舒张功能障碍，以及心脏瓣膜钙化在腹膜透析中非常普遍，这些情况的存在往往预示着患者发生全因死亡和心血管死亡的风险增加。收缩功能障碍还预示着腹膜透析患者发生心力衰竭和心源性猝死的风险增加。因此，ISPD2015指南建议对开始腹膜透析的患者常规进行超声心动图评估左心室的肥厚和扩张情况，心脏的收缩和舒张功能，以及有无心脏瓣膜异常如瓣膜钙化等情况，如果临床状态变化及时复查。由于左心室收缩功能障碍以及明显的心力衰竭可能是潜在冠状动脉缺血的表现，所以对于收缩功能严重受损的腹膜透析患者需要评估冠心病的可能。

对于非CKD患者的左心室肥厚及心力衰竭，改善症状的治疗药物选择较多，如血管紧张素受体脑啡肽酶抑制剂（angiotensin-receptor neprilysin inhibitor，ARNIs）、ACEI、ARB、β受体阻滞剂、袢利尿剂、醛固酮拮抗剂、肼屈嗪/异山梨醇硝酸和伊伐布雷定等。对于腹膜透析患者，由于肾功能不全，部分药物的选择受到限制。基于有限的研究证据，建议合并左心室肥厚或心力衰竭的腹膜透析患者使用ACEI或ARB类药物治疗。既往研究发现螺内酯可在24个月期间显著降低腹膜透析患者左心室质量指数的进展，并在24周时改善射血分数的变化率，因此，对于已经接受ACEI或ARB治疗的腹膜透析患者，可进一步接受盐皮质激素受体拮抗剂如螺内酯治疗。在血液透析患者中的研究发现，与安慰剂相比，β受体阻滞剂治疗可改善扩张性心肌病患者的左心室重构、收缩功能和功能类别显著改善。对于合并有左心室肥厚、扩张型心肌病或收缩性心衰的腹膜透析患者，建议接受β受体阻滞剂治疗。另外，建议伴有心力衰竭的腹膜透析患者积极纠正贫血，血红蛋白纠正的靶目标与不伴有心衰的患者一致。

（三）心律失常与心源性猝死的管理

心房纤颤是维持性透析患者最常见的心律失常之一，且其在透析患者中的发病率远远高于一般人群，心房纤颤引起的住院率和死亡率也较高。2015ISPD指南建议腹膜透析患者应常规筛查是否存在心房纤颤，建议在启动透析时行十二导联心电图检查，以后每年至少重复1次以筛查包括心房纤颤在内的异常心电活动。

心房纤颤致死、致残的主要原因在于其血栓栓塞性并发症，而卒中则是其中最为常见的表现类型。对于普通人群心房纤颤的治疗，目前主要包括药物治疗及导管射频消融术，有证据显示导管射频消融术在年轻、无结构性心脏病的阵发性心房纤颤患者中效果较好。心房纤颤的药物治疗主要是基于血栓栓塞性并发症风险进行适当的抗凝治疗。瓣膜型心房纤颤的标准治疗是使用华法林治疗。对于非瓣膜型心房纤颤患者的卒中风险目前常采用CHADS2或CHA2DS2-VASc评分进行评估，国内相关指南认为CHADS2评分为1分，优先考虑抗凝治疗，也可使用阿司匹林治疗，但阿司匹林在心房纤颤治疗中的作用颇受争议；CHADS2评分在2分及以上的具有卒中中高风险的患者，应长期口服抗凝药物治疗。目前非瓣膜型心房纤颤患者常用的抗凝药物主要是华法林以及新型口服抗凝药如达比加群、利伐沙班、阿哌沙班等。对于腹膜透析患者，因为GFR的限制，所有新型口服抗凝药物均不适用。在心房纤颤患者启动抗凝治疗前同时常参照HAS-BLED出血风险评分系统进行出血风险评估，其中肾功能不全在该评分系统中占据1分，因此对于腹膜透析患者，出血风险是升高的，既往在血液透析合并心房纤颤的患者中进行的研究结果显示，血液透析患者使用华法林与没有使用华法林或使用皮下注射肝素抗凝相比，大出血发生概率约升高1倍，并且在大型研究中发现华法林没有明显降低合并心房纤颤的血液透析患者出血和卒中复合风险。因此，华法林在透析合并心房纤颤患者中的预防卒中风险效益比率是不确切的，2015ISPD指南推荐对于合并心房纤颤的腹膜透析患者，应根据患者具体情况个体化制定抗凝方案。

心源性猝死（sudden cardiac death，SCD）在腹膜透析患者中比较常见。在腹膜透析患者中进行的研究发现心力衰竭，尤其左室收缩功能降低是SCD的强预测因子。另外，肌钙蛋白水平升高、N-末端脑钠肽水平升高以及既往有快速型心律失常导致心脏骤停病史的患者都是心源性猝死的高风险人群。对于SCD高风险的腹膜透析患者，推荐接受β受体阻断剂进行预防。对于既往有恶性心律失常造成心脏骤停病史的腹膜透析患者，推荐接受植入型心律转复除颤器（implantable cardioverter-defibrillators，ICD）作为预防（但恶性心律失常发生在急性心肌梗死后48小时内的患者除外）。

### （四）脑血管疾病的管理

回顾性研究表明，腹膜透析患者脑卒中风险增加，但与血液透析患者相比，出血性脑卒中的风险相对较低一些。对脑血管事件风险的早期评估有利于疾病的预防，但目前用于指导腹膜透析患者进行脑血管疾病常规筛查的证据非常有限。2015ISPD指南建议对有短暂性脑缺血发作或急性缺血性脑卒中的腹膜透析患者应尽早行颈动脉多普勒超声检查以尽早识别严重的颈动脉狭窄，因为这种情况是引起缺血性脑卒中的高风险因素，但同时也是可以进行治疗纠正的因素。对于有心血管高危风险因素的普通人群，建议使用抗血小板药物作为基本预防手段，但是在慢性肾脏病无心血管疾病或心血管疾病相对稳定的患者中进行的研究发现，使用抗血小板药物的卒中预防作用并不确切，且在一定程度上增加了出血风险。因此，2015ISPD指南建议对腹膜透析患者不常规加用抗血小板药物以预防卒中。对于心房纤颤普通患者，华法林抗凝是预防脑卒中的基本手段，但是腹膜透析患者出血风险极高，华法林在腹膜透析合并心房纤颤患者中的预防卒中风险的效率并不确切，所以对于华法林在这类腹膜透析患者中的预防性使用应个体化，详细评估卒中风险及出血风险。新型口服抗凝剂因为多数从肾脏代谢，不适合腹膜透析患者脑卒中的预防。

根据《中国急性缺血性脑卒中诊治指南 2014》急性缺血性脑卒中的诊断标准如下：①急性起病；②局灶神经功能缺损（一侧面部或肢体无力或麻木，语言障碍等），少数为全面神经功能缺损；③症状或体征持续时间不限（当影像学显示有责任缺血性病灶时），或持续24小时以上（当缺乏影像学责任病灶时）；④排除非血管性病因；⑤脑CT／MRI排除脑出血。对于急性缺血性脑卒中的治疗，急性期的溶栓治疗，以及对存在颅内大血管闭塞性病变的患者施行血管内介入治疗是改善预后的关键。但是溶栓治疗有严格的时间窗（根据患者具体情况，可为3小时、4.5小时或6小时内），并且需严格评估禁忌证。对于腹膜透析患者发生急性缺血性卒中的研究有限，2015年ISPD指南建议对腹膜透析进行急诊溶栓治疗应谨慎权衡利弊。

（五）周围动脉病变的管理

腹膜透析患者通常伴有周围动脉病变（peripheral artery disease，PAD），尤其是糖尿病腹膜透析患者，可表现为临床PAD以及亚临床PAD，PAD与不良临床结局密切相关，2015ISPD指南推荐对腹膜透析患者定期进行PAD评估，评估内容包括询问有无间歇性跛行、静息痛的临床症状，检查有无PAD的体征以及触诊外周动脉搏动。诊断PAD最常用的筛选方法为踝肱指数（ankle-brachial index，ABI），ABI ≤ 0.9 可诊断为PAD。ABI是踝动脉（主要指胫后动脉或足背动脉）与肱动脉收缩压的比值，测量通常借助于多普勒血流探测仪。ABI ≤ 0.9对周围动脉病变诊断的敏感性和特异性可分别达95%和100%。虽然没有在腹膜透析患者中的大型研究支撑，但目前仍推荐ABI ≤ 0.9作为腹膜透析患者周围动脉病变的诊断标准。不过，部分患者可由于动脉中膜钙化等因素引起血管不可压缩，从而引起ABI异常增高，比如ABI ≥ 1.3；这种情况下ABI是不可信的，这时建议采用趾肱指数 ≤ 0.6以辅助诊断有症状的PAD。因为足趾动脉相比踝动脉来说受血管钙化影响的概率较小。

周围动脉病变的治疗应该是综合治疗为主，早期可采用运动、抗血小板、足部护理等治疗，严重患者可能需要血管成形手术，甚至可能需要截肢。既往研究显示对于间歇性跛行的患者，运动锻炼的效果甚至可能类同于血管成形术，可以明显增加患者的步行时间、无痛步行距离以及最远步行距离，所以对于非严重PAD的腹膜透析患者，建议在有看护的情况下进行适当的运动锻炼。抗血小板治疗被推荐用于普通人群PAD的治疗，但腹膜透析患者中的证据不足，不过基于在CKD患者以及普通人群中的研究，2015年ISPD指南建议对PAD的腹膜透析患者可以加用抗血小板药物。另外，对于合并PAD的腹膜透析患者，尤其是糖尿病患者，建议接受定期的综合足部护理，包括定期足部检查、手足病专科医生治疗以及进行家庭足部护理教育。家庭足部护理教育包括保湿乳液的使用以及合适的足部穿戴。

（苟慎菊）

# 第六章

# 腹膜功能衰竭

## 一、腹膜透析超滤衰竭流行病学

随着社会人口老龄化加速进程，世界范围内慢性肾脏病的发病率近年来呈升高趋势，终末期肾病的患者也随之升高，腹膜透析（PD）作为一种肾脏替代方式，主要通过弥散原理，以腹膜为半透膜，通过腹膜透析管向腹腔内灌注腹膜透析液，从而发挥肾脏替代的作用。与血液透析相比，PD能自行操作，不影响工作和生活，并且能够保存残余的肾功能，其治疗后的生存率与血液透析相当。

然而长期腹膜透析患者会出现不同程度腹膜纤维化、血管新生等改变腹膜功能、结构，最终导致腹膜超滤衰竭（ultrafiltration failure，UFF）。超滤衰竭随着腹膜透析时间增加而增加，经过6年腹膜透析有30%~50%的患者超滤衰竭，有24%的患者需改变肾脏替代治疗方式。

## 二、超滤衰竭定义

在腹膜透析过程中，毛细血管内液体在渗透压梯度驱动下转运至腹膜透析液中称为超滤。2000年国际腹膜透析协会将超滤衰竭定义为4.25%葡萄糖透析液留腹4小时后超滤量<400 ml。应除外由于液体摄入过多、皮下渗漏，导管包裹、堵塞、移位，腹腔重吸收过多等原因引起的腹膜透析超滤量下降。

### 三、腹膜超滤衰竭的病理生理机制

腹膜对水和溶质的转运可通过"三孔模型"来解释：①大孔（100～200 nm）是蛋白质等大分子溶质转运通道，位于内皮细胞间隙，数量较少；②小孔（40～60 nm）是小分子溶质（例如尿素、肌酐及葡萄糖等）转运的通道，数量多，位于内皮细胞间隙；③超小孔（4～6 nm）又称水通道蛋白（aquaporin，AQP），大量存在于毛细血管和毛细血管后小静脉的内皮细胞膜，是水转运的通道蛋白通道，对体内液体清除具有很大的作用。研究显示，将AQP1敲除的小鼠，超滤量下降约50%。在动物实验研究中：高糖透析液可以将尿毒症大鼠AQP1的表达上调，但超滤量没有增加。另有实验发现在AQP1表达量正常情况下，跨细胞水转运减少。因此跨细胞水转运减少可能是在高糖等非生物相容性因子的长期刺激下，使AQP1的功能片断如CHIP28等蛋白质发生了非酶糖基化改变，从而使得其结构或功能发生了改变。

### 四、腹膜超滤衰竭的分类和治疗

从病理生理上根据有效腹膜表面积增加、葡萄糖渗透转导作用下降、腹膜有效表面积减少、腹腔通过淋巴系统或局部组织间隙吸收大量水分原因导致的超滤衰竭分为Ⅰ、Ⅱ、Ⅲ、Ⅳ型超滤衰竭。

#### （一）Ⅰ型超滤衰竭

Ⅰ型超滤衰竭是由腹膜有效表面积增加导致的，是超滤衰竭最常见的病理生理类型，临床特点为高转运的腹膜转运模式，高转运可分为先天性和获得性。约10%的患者在开始透析时就是高转运称为先天性高转运，研究表明，在PD的第1个月，小分子溶质交换会增加，腹膜功能会稳定到第18或24个月。直到PD后的4～5年，20%～30%的PD患者会出现小分子溶质交换增加，但超滤能力不成比例地下降，称为获得性高转运。大部分患者为获得性高转运，它与腹膜长期持续接触非生物相容性的透析液（高糖、高渗透压、低pH值等）有关，此外反复发生的腹膜透析相关腹膜炎也可导致腹膜结构和功能的改变。上述因素可产生大量炎症因子，如各种细胞因子（如IL-6，TNF-α等）、内皮一氧化氮合成酶（endothelial nitric oxide synthase，eNOS）、转化生长因子β（transforming growth factor-β，TGF-β）、血管内皮生长因子（vascular endothelial growth factor，VEGF）等，促进腹膜毛细血管新生，且新生毛细血管管壁薄，使腹膜有效表面积增加、溶质转运速度显著增快，晶体渗透梯度迅速降低，从而导致超滤衰竭。

　　I型超滤衰竭发生的原因通常是长期使用高浓度葡萄糖透析液、反复发生腹膜透析相关腹膜炎等。因此避免过度使用高浓度葡萄糖透析液、有效防治腹膜透析相关腹膜炎、保护残肾功能、选用生物相容性好的透析液（如艾考糊精透析液）能够一定程度防止超滤衰竭。相比传统腹膜透析液，这类新型腹膜透析液pH值更接近中性，葡萄糖降解产物（glucose degradation products，GDP）含量更低，并且将碳酸氢盐和乳酸盐作为缓冲液，能使腹膜上皮细胞间充质转变（epithelial-to-mesenchymal transition，EMT）减少，腹膜间质纤维化和血管透明样变减少等，从而更好地保存腹膜形态和改善腹膜防御机制。与含标准碳酸氢盐葡萄糖的透析液及艾考糊精透析液对比，细胞在含左卡尼汀的透析液中生长更好，左卡尼汀具有高度水溶性，能稳定存在于生理pH中，还可以增强前列腺素$E_2$分泌，减少乳酸脱氢酶的释放，减少细胞凋亡，更好地保护细胞形态。因此，含左卡尼汀的透析液更具生物相容性。在大鼠模型中，与传统的葡萄糖基透析液相比，牛磺酸透析液被发现对形态学和组织学具有更好的生物相容性。能否作为渗透剂也一直被探索。

研究显示，暂停腹膜透析4周可以有效减缓腹膜对肌酐和尿素氮的转运速度，并显著增加超滤，且疗效至少维持1年，并能逆转一部分腹膜功能。研究发现，对11例Ⅰ型超滤失败的腹膜透析患者予腹膜休息后，66.6%的患者超滤能力恢复。

### （二）Ⅱ型超滤衰竭

Ⅱ型超滤衰竭表现为葡萄糖渗透转导作用下降。AQP1敲除的小鼠，超滤量下降50%左右。糖基化等因素导致AQP1功能受损，葡萄糖介导跨细胞水转运下降，水分清除不充分，从而引起Ⅱ型超滤衰竭。Ⅱ型超滤衰竭的临床特点为钠筛现象减弱。AQP跨细胞水转运功能用留腹1 h超滤量与总超滤量的百分比反映，当百分比<26%时提示Ⅱ型超滤衰竭。

腹膜上有糖皮质受体表达。研究显示用大剂量皮质激素[地塞米松1～4 mg/（kg·d）]干预大鼠后，毛细血管内皮AQP1表达增加，表现为腹膜钠筛和净超滤明显增加。

### （三）Ⅲ型超滤衰竭

Ⅲ型超滤衰竭为腹膜有效表面积减少引起的腹膜对溶质和水分转运能力均下降。长期使用高糖透析液、反复发生腹膜透析相关腹膜炎的腹膜透析患者，易发生腹膜粘连和纤维化，从而使腹膜通透性及有效面积降低，降低腹膜对液体和溶质的清除，导致超滤衰竭。研究显示：间皮细胞在腹膜功能衰竭方面扮演着重要的角色，EMT是指成熟上皮细胞失去其上皮表型，而获得未成熟的间充质表型的过程。EMT能导致腹膜血管新生及纤维化，最终导致腹膜纤维化。TGF-β是EMT的一个关键因子，是致腹膜纤维化的重要因素。

有报道辛伐他汀等他汀类药物、ACEI／ARB类药物可通过阻止细胞外基质（extracellular matrix，ECM）的合成来防止腹膜纤维化。帕立骨化醇是一种选择性维生素D受体激动剂，参与调节炎症、纤维化、血管生成和免疫反应，具有增加抗纤维化以及抗炎的作用。可能通过增加腹膜腔中T细胞调节、减少IL-17生成，从而减少腹膜纤维化和超滤失败。动物模型及临床研究证实，RASS抑制剂抑制产生葡萄糖的 TGF-β，减弱由促炎因子刺激的 VEGF的生成，以防止腹膜纤维化。荷兰一项对 217个腹膜透析2年以上的患者研究得出，在血压允许的情况下，腹膜透析患者可以常规使用 RAAS 抑制剂。研究显示：他莫昔芬能有效地抑制 TGF-β引起的 EMT，减少腹膜厚度及血管生成，提高腹膜功能。目前，治疗PD相关EPS时早期使用他莫昔芬能有效降低死亡率。罗格列酮可减少 GDPs，且有抗炎作用，通过增加腹膜 IL-10水平及大量募集 CD4、CD25、FoxP3、cellsD$_3$、淋巴细胞，降低纤维化和血管生成。在动物实验模型中，用苯磷硫胺能减少尿毒症的 PD 大鼠腹膜纤维化，AGEs 积聚，血管新生及炎症因子的产生。黏多糖是由重复的双糖单位组成的无支链多糖，存在于PD患者的腹膜透析液中，由间皮细胞合成和分泌，具有高度极性和亲水性，可以作为润滑剂，同时避免粘连的形成，维护腹膜间皮层的完整性。除了抗凝作用以外，黏多糖还可以通过调节纤维蛋白的产生，从而影响腹膜纤维化的形成。另外，还具有调节免疫作用，影响细胞外基质，抑制血管生成，抗炎、抗增殖、抗纤维化。低分子量肝素还可以抑制 VEGF 、纤维母细胞生长因子活动。舒洛地特是黏多糖的混合物，包括肝素和具有抗凝、抗血栓的硫酸皮肤素。在大鼠模型中，口服舒洛地特能减少新生血管形成、 EMT。在动物和人体腹腔内加入舒洛地特显示其对于腹膜功能和形态学是有益的。

　　腹膜损伤程度较重时可导致严重的腹膜透析并发症，即包裹性腹膜硬化症（ encapsulating peritoneal sclerosis，EPS ）。EPS患者腹膜增生和钙化严重，使腹膜黏附于肠道，临床表现为间歇性、反复发作性或持续性肠梗阻。目前认为严重的EPS患者有必要进行肠粘连松解术治疗，但手术发生肠穿孔风险大、死亡风险高。因此EPS 患者行手术治疗需在具有丰富的治疗EPS经验的医疗中心中进行。另外，中药在防治腹膜纤维化及腹膜炎发生的作用已逐渐被证实。黄芪可通过抑制 TGF-β 、VEGF 的表达，延缓腹膜纤维化；三七可有效抑制 VEGF 的表达，从而减少血管生成；丹参酮可抑制腹膜纤维中相关促纤维化因子的释放；姜黄素可通过抑制促纤维细胞因子过度分泌。百令胶囊、扶肾颗粒、加味六君子汤、尿毒康合剂等也可起到延缓腹膜纤维化的作用。

### （四）Ⅳ型超滤衰竭

Ⅳ型超滤衰竭指由于腹腔通过淋巴系统或局部组织间隙吸收大量水分而引起的超滤衰竭。腹腔内液体吸收有两种途径：一种通过跨毛细血管吸收，它的动力主要来自毛细血管跨壁压；另一种通过淋巴管吸收（主要依靠横膈膜淋巴管）。长期高糖腹膜透析患者血管内皮生长因子C（VEGF-C）表达增加及NO表达增多，VEGF-C可促进淋巴管的形成，而NO可通过调节淋巴孔径及开放数目而影响吸收。

Ⅳ型超滤衰竭的临床特点为超滤量减少但腹膜平衡试验显示透析液/血肌酐浓度较前无变化。临床上可将采用艾考糊精透析液留腹8～10h仍不能产生正常超滤作为腹腔回吸收过度导致Ⅳ型超滤衰竭的间接证据。

Ⅳ型超滤衰竭少见，且治疗手段有限，有观点认为使用胆碱能激动剂氯贝胆碱可以有效收缩横膈膜淋巴管孔径、从而减少淋巴吸收。一项小型临床研究对9例腹腔吸收增加引起的超滤衰竭患者使用氯贝胆碱治疗，治疗后复查腹膜平衡试验留腹4小时超滤量与使用氯贝胆碱前相比仅增加 18.4%，且溶质清除能力较使用氯贝胆碱前无明显改善。因此，氯贝胆碱等胆碱能激动剂治疗尚需大型多中心临床试验进一步探讨。

## 五、腹膜透析超滤衰竭的预防

### （一）腹膜炎

腹膜炎发生与超滤能力的丧失相关。充分的预防和早期治疗对于超滤失败的预防至关重要。遵守常规消毒程序可以减少因感染而造成的超滤失败的发生。

降低腹膜炎发生率的具体措施要从插入导管开始。具体包括，将导管尖端朝下放置，不要将导管出口的伤口缝合，并预防性静脉注射抗生素，这些措施都可以减少感染的发生。

从长远来看，手卫生对于防止污染至关重要；经过培训的护士是此项工作最重要的专业人员。有证据表明，除了手卫生，局部预防使用莫匹罗星或庆大霉素可降低腹膜炎的发生率。因为导管出口部位感染也会导致腹腔感染。因此，导管出口部位皮肤损伤应当在第一时间早期采取积极治疗，持续治疗直至感染消失。当有侵入性的操作或有其他地方的腹腔感染时应预防性的使用抗生素。

### （二）水钠平衡

应加强对PD患者关于液体和盐限制性摄入的宣教，因为随着残余肾功能（RRF）的丧失，肾脏对水、钠平衡的调节能力减弱。在PD中，通过葡萄糖基溶液的扩散运输来去除钠。当使用艾考糊精透析液时，对流也会导致总体钠损失。在葡萄糖溶液渗透初始阶段，渗透压最大，水通过超小孔（AQP1）发生快速的渗透转运，从而导致钠筛。留腹时间越短，钠潴留越严重。临床上，接受自动化腹膜透析治疗（APD）患者往往比持续非卧床腹膜透析治疗（CAPD）钠流失的更少。对于APD 患者来说，限制钠的摄入对实现钠和液体的平衡更重要。对于有残肾功能的患者，使用大剂量的袢利尿剂可以增加液体和钠排泄而实现干体重，也不会影响残肾功能。饮食摄入和Kt/V（RRF）肾成分的定期评估应该是常规的做法。

### （三）腹膜透析液

葡萄糖是PD中使用的主要渗透剂。已经证明，葡萄糖能够促进腹膜腔中血管生成和纤维化，治病机理类似于糖尿病受损的终末器官。建议在长期治疗中避免不必要的高浓度葡萄糖使用，以延长腹膜透析。目前在许多国家，艾考糊精已经作为常规腹膜透析液中葡萄糖的替代物，它是一种等渗的通过胶体渗透促进超滤的化合物，目前限制每天使用1~2次，以免造成全身性蓄积。

### （四）氧化应激

目前已经证明，氧化应激主要是通过TGF-β和VEGF导致纤维化和血管生成。GDP是AGEs的前体，它们也诱导细胞产生活性氧（ROS）。而ROS则反过来促进AGE的形成。当使用葡萄糖基液体时，GDP和AGEs在腹膜慢性炎症中起重要作用，并且已经发现N-乙酰半胱氨酸（NAC）和血管紧张素受体拮抗剂（ARB）可以防止葡萄糖基腹膜透析液（PDF）诱导的胶原蛋白 I 和热休克蛋白在大网膜中积累。结果证明ROS是腹膜纤维化的主要介质。

### （五）纤维化

TGF-β$_1$是参与腹膜纤维化的最重要的细胞因子，其生物相容性PDFs刺激其在腹膜间皮细胞中的合成及其受体的合成。在腹膜炎发作期间释放白介素-1（IL-1）和肿瘤坏死TNF-a，它们可能通过诱导上皮细胞间充质转变（EMT）的产生促进腹膜纤维化。其他的细胞因子，例如TGF-β$_2$，TGF-β$_3$，血小板衍生的生长因子，成纤维细胞生长因子-2和结缔组织生长因子以及纤溶酶原激活物抑制剂-1，也参与了纤维化的发生。也有证据表明血管紧张素 II 通过细胞外信号调节激酶1（ERK-1），ERK2和有丝分裂原活化蛋白激酶（MAPK）途径诱导间皮细胞中纤维连接蛋白的表达，并且它参与了膜的细胞免疫反应。

在使用培养的HPMC和动物模型进行的实验中，已尝试通过干扰这些因素来阻止纤维化，但结果却不尽相同。在经过试验的干预措施中，使用骨形态发生蛋白-7、大黄素、哺乳动物雷帕霉素抑制剂达到了预防纤维化和EMT的积极效果。己酮可可碱、地尔硫卓、曲尼司特和双嘧达莫还已经证明了除芯蛋白的基因转移，并显示可以降低PD动物模型中的腹膜胶原含量。

（六）血管生成

卡托普利，依那普利和氯沙坦也已在HPMC培养中进行了研究，结果显示暴露于TNF-α和IL-1后可导致VEGF产生减少。一项回顾性分析比较了36例接受ACEis或ARB治疗的患者中小溶质转运的情况，在随访2年内，治疗组中，小溶质的转运减少，而对照组中的溶质转运增加。

（张　恒）

## 蛋白质—能量消耗

### 一、概述

营养不良是透析患者的重要危险因素，可表现为全身营养不良，也可表现为CKD-MBD骨营养不良。原因包括：营养物质摄入减低、尿毒症食欲减退，胃肠道不适、抑郁状态、尿毒症脑病以及社会经济原因，高分解代谢包括相关疾病、炎症状态、透析过程本身、酸中毒、内分泌失调等，透析营养元素包括氨基酸、肽、蛋白质、葡萄糖等丢失。出现营养不良的PD患者应给予充分透析，注意有无腹膜炎或其他感染发生；蛋白质摄入量应维持在每日0.8~1 g/kg；补充水溶性维生素、叶酸等；补充α-酮酸；氨基酸腹膜透析液。

2008年国际肾脏病营养与代谢协会（ISRNM）将在肾脏病过程中与消瘦、恶病质、营养不良和炎症相关的，蛋白质和热量储备下降的一种营养状态称之为蛋白质—能量消耗（protein-energy wasting，PEW），是指由于摄入蛋白不足、机体需求增加或营养素额外丢失，引起热量和（或）蛋白质供应不能满足机体代谢需求而导致的营养缺乏状态，主要表现为体重下降、肌肉萎缩、皮下脂肪减少等。其中血浆白蛋白＜38 g/L时临床诊断存在PEW。营养不良是维持性透析患者发病率和死亡率的重要预测因子。因此应尽早预防营养不良的发生，并采取相应的措施积极治疗，这对进一步改善腹膜透析患者的营养状况以及提高生存率均有着十分重要的意义。研究证实PEM是增加慢性肾脏病患者的住院率和死亡率的重要危险因素，早期诊断和防治腹膜透析患者营养不良对提高患者生存质量和生存时间具有重要作用。腹膜透析营养状态与患者炎症、血管硬化以及住院率和死亡率等密切相关，尤以老年人为甚。研究尚发现，低营养状态与腹膜透析患者体力活动明显相关，改善营养不良可减轻炎症、降低血管疾病的发生和提高生存率。

## 二、流行病学

营养不良在血液透析中的发生率为18%～56%，研究发现持续性腹膜透析（CAPD）患者80%～85%存在着不同程度的蛋白质能量消耗。据文献报道，18%～75%中的慢性肾衰竭患者在维持性透析过程中存在不同程度的营养不良，其中，腹膜透析患者营养不良的发生率随着透析时间的延长而升高，国外报道发生率为18%～56%，国内报道约为43.2%。最新一项来自马来西亚的研究显示，使用国际肾脏营养和代谢（international society of renal nutrition and meta-bolism，ISRNM）评分，约83%的腹膜透析患者存在营养不良。

## 三、发病机制

目前认为可能与炎症、透析过程中营养素丢失、透析不充分、蛋白质和能量摄入不足、代谢性酸中毒、残余肾功能丢失和高分解代谢等因素相关。

（一）炎症

炎症是导致腹膜透析患者PEM的重要原因之一。终末期肾脏病患者普遍存在炎症，腹膜透析所致容量负荷过重、腹膜炎等可加重腹膜透析患者的炎症状态。约70%的持续性腹膜透析患者存在炎症，炎症标记物如高敏C反应蛋白（high sensitivity c-reactive protein，CRP）、白细胞介素-6（interleukin-6，IL-6）与人体测量（如体质量指数、上臂围、肱三头肌皮褶厚度和上臂肌围）、血清学标记物如人血白蛋白、前白蛋白和转铁蛋白等呈显著的负相关。肠道细菌过度增殖综合征是尿毒症常见的感染性并发症之一，肠道细菌感染产生的炎症因子因残余肾功能减退在体内蓄积，从而导致患者炎症状态持续存在。终末期肾脏病患者一个重要的特征是微炎症状态持续存在，是指机体的单核巨噬细胞系统被激活，释放白介素-1（interleukin-1，IL-1）、IL-6和肿瘤坏死因子（tumornecrosisfactor，TNF-α）等促炎因子使全身循环中炎症标志蛋白及炎性因子轻度持续增高，但是并无全身或局部急性感染的临床征象。

腹膜透析过程中微炎症状态的原因分为透析相关因素和非透析相关因素。透析相关因素包括：腹膜透析导管刺激、高糖及高糖降解产物透析液、补体激活、腹膜炎及出口处相关感染、内毒素及其他细胞因子介导、腹膜高转运；非透析相关因素包括：残余肾功能减少、毒素堆积、动脉粥样硬化、慢性心功能不全或容量负荷增加、营养不良、肥胖。此外，肾脏虽然接受全身循环中25%的血液，但并不像肝脏拥有丰富的血管组织可以产生较强的抗氧化、排毒以及抗炎防御的保护作用，较易受炎症的损害。营养不良时能量和肌肉质量减少的状态被称作肌少症。一项关于腹膜透析肌少症与虚弱的大样本研究指出，肌少症和虚弱患者伴随着高水平的IL-6和低水平的白蛋白、前白蛋白。同时研究者观察到IL-6和肌肉质量呈负相关，而白蛋白、前白蛋白和肌肉质量呈正相关，可见腹膜透析患者中微炎症状态与营养不良有关。血清促炎细胞因子可活化ATP-泛素-蛋白酶体水解复合途径或NF-κB通路，刺激肌肉蛋白分解，抑制肌肉蛋白及血红蛋白合成。同时炎症因子通过各种作用引起厌食，也进一步加重营养不良。微炎症状态可引起感染、脂肪合成减少而分解增加、胰岛素抵抗、肠道微生物菌群失调、静息能量消耗增加，这些都会进一步促进营养不良的发生。近来有报道指出营养不良相关的低胆固醇血症可以引起腹膜透析患者的炎症并导致死亡率增加。也有研究指出，红细胞分布宽度（RDW）与炎症及营养不良有关，RDW是否可以作为腹膜透析患者炎症及营养不良的独立预测因子尚有待进一步研究。

### （二）营养素丢失

透析液溶质交换中存在大量蛋白丢失。腹膜透析过程会丢失蛋白质、氨基酸等物质，当发生腹膜透析相关腹膜炎时，蛋白质丢失量将增加。研究报道指出，腹膜透析患者每日有5～15 g蛋白质和1.2～4.0 g氨基酸及肽类物质经透析液丢失，主要为白蛋白、免疫球蛋白、$\beta_2$-微球蛋白和$\alpha_2$球蛋白等，合并腹膜炎时蛋白质的丢失可以增加到15 g。我国最近的一项研究表明，腹膜透析患者平均每天从透析液中丢失的蛋白量为5 g，且长期腹膜透析、高腹膜转运、高血尿素氮和男性是透析液蛋白质高丢失的危险因素。部分腹膜透析患者由于存在基础肾脏病如糖尿病肾病、膜性肾病、狼疮性肾炎等，可有大量蛋白从尿中排出，因此，从透析液及残肾中丢失的蛋白量不容忽视。腹膜透析患者基础溶质转运状态与腹膜透析过程营养素丢失密切相关，高转运腹膜特性的腹膜透析患者出现PEM发生率高，其死亡率也相应增加。在腹膜透析中，物质的清除依赖于腹膜表面有效的血管面积和腹膜孔隙大小形成的通透性。当腹膜炎、糖尿病时腹膜的通透性增加，蛋白质丢失也增加。

有研究表明腹膜透析时间越长及高腹膜转运速率通过增加总的腹膜有效血管面积，而使蛋白质丢失增加，并且指出高腹膜转运状态是营养不良的独立危险因素。现在的研究指出高腹膜转运时，炎症因子的作用和腹膜间皮细胞的增生导致蛋白质清除增加是蛋白质丢失的主要原因，即营养不良与腹膜蛋白质的清除有关。腹膜蛋白清除被认为是增加血管通透性或腹膜内皮功能障碍的标志。当蛋白质清除增加时，免疫防御分子丢失及肠道内细菌易位的风险增加，这样发生腹膜感染的概率就会增加，会进一步促进PEM的发生与进展，形成恶性循环。目前对于腹膜蛋白清除率和死亡的相关性仍存在争议。最近有研究指出治疗甲状旁腺功能亢进的药物骨化醇可以减少腹膜透析患者从腹膜丢失的蛋白质。

### （三）蛋白质和能量摄入不足

食欲的调节是大脑、胃肠道和肝脏参与的多因素、复杂的神经—体液调节机制，下丘脑中存在抑制和刺激食欲的神经中枢，它可以生成和接收食欲调节因子，包括食欲促进因子和食欲抑制因子。腹膜透析患者在炎症作用、尿毒症毒素蓄积、腹部不适、代谢性酸中毒、从透析液吸收葡萄糖和氨基酸、味觉敏锐度受损、调节食欲的激素变化等多种因素共同作用下，容易产生厌食及营养不良。炎症在腹膜透析中普遍存在，目前的研究指出炎症因子可以通过改变食欲调节因子而引起厌食。血清促人生长激素释放肽（ghrelin）和瘦素（leptin）分别作为食欲促进因子和食欲抑制因子参与厌食的发生。有研究指出腹膜透析患者的厌食与血清促人生长激素释放肽水平的降低，瘦素以及IL-1、IL-6水平的升高相关。也有报道指出在腹膜透析患者中瘦素与血清促人生长激素释放肽和CRP、TNF-α、IL-1、IL-6存在相关性。内脏脂肪素（visfatin）是一种新近发现的对炎症敏感的脂肪细胞衍生因子，也参与了尿毒症厌食症的发生。最近有研究指出腹膜透析患者中的食欲调节因子紊乱、炎症因子增加是通过胰岛素抵抗、脂肪炎症因子抑制基因表达下调来导致厌食的。厌食则进一步加重腹膜透析患者蛋白质和能量摄入不足，加重营养不良。

透析患者中胃肠道不适的发生率约为32%。和血液透析的患者相比较，腹膜透析患者会出现更多的胃肠道不适，包括恶心、呕吐、腹胀、便秘、早期饱腹感、厌食症和胃灼热。腹膜透析患者中疝和结肠憩室的发生率高于普通人群，这也会影响营养物质的消化和吸收。有研究显示，和健康对照组相比，腹膜透析患者的饥饿敏感性较低，在进食的时候饱腹感的变化较小，营养摄入也降低。

总而言之，腹膜透析患者胃肠道的各种不适症状可引起营养物质的摄入和吸收减少而消耗增加。此外，慢性肾脏病患者肠道屏障功能受损可导致肠源性移位的尿毒症毒素进入全身循环。这些尿毒症毒素可促进营养不良。与此同时，新的肠道菌群可能导致肠功能障碍，引发胃肠道不适。近来有研究表明腹膜透析营养不良与消化道溃疡有关，彼此互为因果，相互促进。而幽门螺杆菌感染、应用非甾体类抗炎药或抗凝剂等常规消化性溃疡的危险因素，在透析患者的消化道溃疡中不是主要危险因素。最近的一项研究指出，透析患者营养状态与消化道症状的严重程度有关，但是应用不同的营养评价指标结果有差异，需要进一步的研究来证实消化道症状的严重程度可以加重营养不良。一些小样本的研究指出，腹膜透析患者的胃排空延迟，促动力剂如甲氧氯普胺或红霉素可能加速胃排空，有助于改善摄入量。

### （四）代谢性酸中毒

代谢性酸中毒是肾功能不全的常见临床表现，长期慢性代谢性酸中毒对机体全身产生多种不利影响，如营养、骨代谢不良等，可通过多种作用途径和机制导致蛋白质-能量营养不良。终末期肾脏病患者肾小球滤过功能下降毒素蓄积、肾脏排酸功能下降，晚期行腹膜透析治疗时伴随钙磷代谢紊乱、服用磷结合剂盐酸司维拉姆、降低透析液乳酸程度导致基础代谢不充分，以及PD自身透析不充分使患者容易发生代谢性酸中毒。酸中毒本身以及酸中毒时尿毒症毒素引起的胰岛素抵抗、炎症、糖皮质激素增加、甲状腺素增加，这些因素可通过增加蛋白质分解、减少蛋白质合成导致营养不良，上述因素增强三磷酸腺苷依赖的泛素—蛋白酶体系统和支链酮酸脱氢酶系统的活性促进肌肉蛋白质分解。同时，可影响生长激素、甲状腺激素的分泌，导致肌肉蛋白质合成减少。通过多种直接和间接机制，促进肌肉蛋白质分解同时抑制肌肉蛋白质合成，从而导致腹膜透析患者出现PEM。此外，酸中毒时，炎症作用、血清瘦素水平升高也可导致营养不良。但也有研究指出，腹膜透析患者血清碳酸氢盐在18~20 mmol/L时，即伴有轻度至中度酸中毒时具有良好的营养状况,但是这种现象有待进一步研究证实及分析具体的原因。肾脏疾病质量控制的临床实践指南(KDOQI)建议碳酸氢盐的控制目标为≥22 mmol/L。

透析不充分时,尿毒症毒素可抑制食欲造成厌食症,故充足的营养摄入依赖于充分的透析。通常,相对分子质量为100~1 500的毒素会抑制食欲,经透析处方适量调整给予充分透析清除部分毒素后食欲好转且摄食量增多。一项有关腹膜透析患者的腹膜透析充分性与营养状况的队列研究发现,接受腹膜透析后,尿素清除指数Kt/V的基线水平影响生命质量,相反,较低的基线nPCR水平与生活质量恶化有关。

(五)残余肾功能的下降

有研究指出残余肾功能(residual renal function,RRF)是营养不良的独立危险因素。有研究发现腹膜透析患者中RRF较差者吸收的蛋白质、热量、微量元素和矿物质明显低于RRF较好者。腹膜透析患者从腹膜透析液中吸收大量葡萄糖、炎症状态等因素可导致RRF下降。当RRF下降时,各种毒素蓄积,引起厌食及蛋白质合成减少、分解增加,导致营养不良。RRF下降的同时心脏容量负荷增加、肠道水肿、静息能量消耗增加,这些都可导致营养不良。肾功能的下降不仅损害了肾脏的滤过功能,也损害了肾脏的分泌功能,间接导致营养不良。最近的研究表明,在腹膜透析的前几个月(6个月之内),高蛋白饮食[超过1.4 g/(kg·d)]会加重残余肾功能的下降,低蛋白饮食[0.6~0.8 g/(kg·d)]联合酮酸治疗可以在缓解残余肾功能损害的情况下尽可能满足营养需求,最优的蛋白质摄入量有待进一步研究。在透析过程中,氨基酸代谢异常随着残余肾功能丧失异常突出。随着残余肾功能下降,腹膜透析患者膳食蛋白质摄入量减少。

四、诊断

国际肾脏病与代谢学会组织指出慢性肾病PEM综合诊断标准,即血清生化指标、体质量指数、肌肉状态和饮食摄入。目前PEM诊断主要结合营养评估、人体测量、生化检查和物理检查等方面来综合诊断。

## （一）营养评估方法

目前针对腹膜透析患者常用的营养评估方法主要为主观全面营养评估（subjective global assessment，SGA）和营养不良-炎症评分（malnutrition-nflammation score，MIS）。SGA是基于病史及体格检查的主观、简便、经济、易于开展的营养评估方法，但存在着有明显主观性和易受胃肠道症状等并发症干扰等问题，结果侧重于营养物质摄入及机体成分评价。MIS包含4个项目内容：病史（体质量变化、饮食摄入、胃肠道症状、身体机能和合并症）、体格检查（皮下脂肪储存减少或皮下脂肪丧失、肌肉消耗情况）、体型（体质量指数）、实验室指标（人血白蛋白和血清甲状旁腺激素），也是评估营养不良更全面、准确且敏感的方法。国内对155例长期腹膜透析患者观察营养不良-炎症积分是腹膜透析患者PEM的可靠评估指标且为预测死亡独立指标。

## （二）人体测量

人体测量是评估患者营养状态的最直接和最简单方法，具体内容包括实际体质量、身高、体型、皮肤皱褶厚度和上臂肌围等数值。其中，临床最常用和最简单的营养评估方法为体质量指数（body mass index，BMI），根据数值大小判断是否存在营养不良或蛋白质能量消耗。一项由40 950例透析患者组成的透析预后与实践模式研究显示BMI$<21.0$ kg/m$^2$说明营养状况不佳，且与死亡率高相关。

## （三）生化检查

相关的生化指标包括人血白蛋白、血清前白蛋白、尿素氮及肌酐、转铁蛋白、血清胆固醇、胰岛素依赖生长因子、各类维生素水平和微量元素水平等。研究表明人血白蛋白是唯一发现与PD死亡率有关的营养不良的标记物，尤其低蛋白血症是死亡率较高的危险因子；PD患者人血白蛋白

<30 g/L的PD患者心血管事件及死亡率明显高于人血白蛋白<38 g/L的PD患者。值得指出的是，血清前白蛋白（约0.5天）较人血白蛋白更能快速、敏感反映机体营养状态，血尿素氮、血清肌酐也可用于判断PD患者营养状况。一项前瞻性队列研究表明血清β2-微球蛋白能预测腹膜透析患者死亡率。一项横断面研究显示腹膜透析患者普遍存在着维生素D缺乏，原因可能为慢性肾衰竭、饮食限制、维生素D丢失和接受日照时间减少。

### （四）物理检查

研究证实腹膜透析患者可采用手握力和指捏力测试来诊断PEM。新近研究发现，多频率生物电阻抗分析除可评价腹膜透析患者容量状态以外，尚可用于患者营养状态评估。进一步研究发现，其具有无创、简便、较精确等优点，在评估腹膜透析患者营养状况方面具有较好前景。但有研究表明，腹膜透析液留腹等因素可导致PEM的延迟，建议排空腹膜透析液后再评估，更能准确分析营养水平。

## 五、临床表现

### （一）营养不良与内分泌激素水平

有研究表明，腹膜患者血清中瘦素水平较健康人高，可能是肾功能差，肾脏清除率明显下降引起，从而抑制食欲，甚至引起厌食症，减少腹膜透析患者饮食摄入及能量来源，引起营养不良。据研究，中药疗法对厌食症有很好的疗效，从而改善患者的营养状况。有趣的是，另外一个与瘦素功能相反的激素可能也参与营养不良的进展。胃促生长素（ghrelin，Ghr）是由胃黏膜分泌的一种激素，不仅能刺激生长激素的释放，还能刺激胃酸分泌，促进胃运动、加速胃排空、刺激食欲增长，促进能量吸收，从而防止营养不良，是调控食欲与体重的相关激素。有研究表明，腹膜透析患者中胃促生长素水平是显著增高的，且Ghr水平与营养标志物水平呈负相关，这可能提示Ghr与营养不良相关。但是国外一项研究指出这种负相关是由腹膜透析患者的低饮食摄入量导致患者Ghr分泌增加形成的。且已有研究证实Ghr能保护心血管功能并调整免疫系统功能。因此Ghr水平与腹膜透析患者营养不良的具体关系还需进一步研究。

## （二）营养不良相关综合征

PD患者主要的死亡原因是心血管疾病，其次就是营养不良和微炎症状态。各项并发症又可同时出现，如营养不良—炎症综合征（MICS）和营养不良—炎症—动脉粥样硬化综合征（MIA）。国内外现有的研究表明腹膜透析患者的合并症数量与死亡率呈正比，同时有2种或2种以上的合并症是预测患者全因死亡及心血管死亡的独立危险因素。炎症时的高水平IL-6、hs-CRP会引起患者食欲下降。腹膜炎时的腹膜感染、腹膜蛋白丢失等原因都会引起营养不良。营养不良和炎症也通过破坏血管内皮细胞、减少有效血流量和心输出量等机制促进动脉粥样硬化的形成与发展。这三者是一个互相影响而后产生不良后果的恶性循环。因此，及早干预患者的营养不良状态，能抑制MIA和MICS的恶性循环，降低患者死亡率。

## （三）营养不良与电解质、代谢紊乱

营养不良可引起机体各种电解质紊乱，扰乱机体正常的生理功能。低钾血症、继发性甲状旁腺功能亢进、高钙血症和高磷血症都是腹膜透析患者常见的电解质紊乱。腹膜透析患者中低镁血症患病率高达40.5%，不仅与人血白蛋白、体重指数和其他营养标志物有关，还与透析液的使用有关，如低镁透析液与高渗透析液。人血白蛋白常用来评价营养状态，且认为低白蛋白血证与死亡率有显著关系，Mak等研究则认为与死亡率更具有相关性的是造成低白蛋白血症的原因，而非低白蛋白血症。低血钠与透析液的浓度、残余肾功能、水钠的排泄都有关。亚洲腹膜透析患者较易发生低钾血症，而血清钾水平降低是急性营养不良的标志，低血清钾特别是<4.5 mmol/L的血钾水平是腹膜透析患者死亡的独立危险因素。且血钾值越低，则死亡率高越高，钾<3.0 mmol/L的死亡率最高，死亡的主要原因是心血管死亡和

感染。由此可判断，低钾血症也参与到MIA综合征中，从多个方面影响患者预后。营养不良时，血红蛋白、白蛋白及红细胞水平也有所下降。

### （四）营养不良与心理状态

抑郁症是终末期肾病（ESRD）最常见的心理障碍，有研究显示，抑郁症患者的营养不良发生率为71.4%，比非抑郁组患者营养不良发生率足足高出36.4%，这足以证明抑郁症患者更容易发生营养不良。这可能与抑郁症患者的心理状态及社会因素有关。抑郁症患者心理上对疾病及经济压力负担大、精神萎靡、厌食等方面都会降低食欲，减少蛋白及能量的摄入引起营养不良；因此，关怀抑郁症患者的心理状态，及时、定期地进行心理疏导及心理健康教育是非常有必要的。

### （五）营养不良与年龄

有研究证实，老年腹膜透析患者比青年患者营养不良患病率更高，老年患者的营养不良与肠道消化功能减退、食欲抑制、认知、文化、身体机能、社会功能、老年人需要更高的蛋白质摄入量有关，老年人的经济地位也是能量摄入减少的原因。

## 六、治疗对策

### （一）治疗的主要方式

由于腹膜透析患者PEM的因素是多种多样的，治疗策略趋向整体治疗，包括传统方式和非传统方式等。透析患者蛋白质摄入常不足，丢失和分解代谢增加，因此营养治疗关键在于充分透析下保证蛋白质和热量的供应。由于现有临床研究资料较少，且观察时间过短，透析患者最佳蛋白质营养摄入方案尚存争议，中国《慢性肾脏病蛋白质营养治疗专家共识》、NKFK/DOQI、ESPEN等指南中透析患者营养治疗实施方案中蛋白质和热量的推荐各不相同。KDOQI指南建议透析患者蛋白摄入量为1.2 ~ 1.3 g/

（kg·d），其中至少50%为高生物价蛋白。然而近年来研究表明，这种蛋白推荐剂量可能过高。高蛋白摄入但不相应增加透析剂量，就会导致透析不充分，这样并不能改善患者的营养状况。对于我国腹膜透析患者来说，中国《慢性肾脏病蛋白质营养治疗专家共识》推荐的0.8~1.2 g/（kg·d）的蛋白摄入量可能较为合适，患者在每天透析剂量6~8 L的情况下可以维持透析充分并保证营养良好的状态。口服必需氨基酸可促进正氮平衡及蛋白质合成，促进组织和细胞损伤的修复，增强机体免疫力。特异性氨基酸合成可修饰氨基酸成分从而代偿尿毒症的氨基酸缺乏。临床研究表明：蛋白质摄入不足的腹膜透析患者，长期服用特异性氨基酸，在补充必需氨基酸同时不增加氮的负荷，并且可以促进蛋白质的合成及利用，减少其分解，使患者营养状况明显改善。腹膜透析患者每天摄入蛋白质0.6~0.8 g/kg辅以α-酮酸治疗，可有效保护患者残余肾功能，同时可避免患者出现营养不良和炎症。一项研究表明，极低蛋白饮食配合口服α-酮酸能减少透析死亡相关急症的发生。因此口服补充必需氨基酸可能成为预防和治疗腹膜透析患者营养不良的有效方法。对于肠内营养补充效果不佳的患者，氨基酸腹膜透析液可能有较好的作用。从透析液中吸收的氨基酸能弥补一部分在腹膜透析过程中丢失的蛋白质。这种补充可能产生正氮平衡的作用，很大程度地增加了网状蛋白的合成，升高了血浆总蛋白和转铁蛋白。前瞻性的随机开放性评估氨基酸透析液对营养不良腹膜透析患者作用的临床试验显示，每天接受一次氨基酸透析液的患者比只用葡萄糖透析液的患者有更好的营养状况指标。另有研究表明，对于血清白蛋白水平，口服氨基酸平均提高0.49 g/dl，使用氨基酸透析液平均提高0.54 g/dl，均是改善蛋白水平的良好策略。在防营养不良时，口服补充必需氨基酸配合使用氨基酸透析液是增加蛋白质摄入的有效方法。

## （二）个体化营养管理方案

KDOQI指南建议透析患者蛋白摄入量为1.2~1.3 g/（kg·d），但临床发现大多数患者实际蛋白质摄入量难以达到此标准。腹膜透析患者蛋白质摄入量为0.73～0.94 g/（kg·d）时具有良好的营养状况。Fouque等发现蛋白质摄入量≥1.0 g/（kg·d）时可维持氮平衡，而<0.7 g/（kg·d）时出现负氮平衡，死亡率增加。磷酸盐黏合剂尤其是不含钙的黏合剂能减轻血管钙化和减缓心血管疾病和死亡的速度。对腹膜透析患者应采取个体化管理方案，以适应机体不同营养状态需求。

### （三）积极治疗合并症，改善炎症状态

腹膜透析患者的营养不良并非一个单一的疾病，其常与急慢性全身或局部感染、消化系统疾病、心血管疾病、糖尿病等内分泌疾病相关，因此积极治疗合并症，将血糖、血压、血脂控制在合理范围内，对患者意义重大。研究表明，血管紧张素转换酶抑制剂、血管紧张素Ⅱ受体拮抗剂能保护残余肾功能，托伐普坦不仅控制容量，还能改善营养状况，醛固酮能预防腹膜炎症及纤维化，他汀类具有抗炎作用。一项随机对照双盲研究显示，口服益生菌能降低血清内毒素、IL-5、IL-6、IL-10等炎症介质，且有助于保护残余肾功能。对于并发症，如糖尿病导致的胃轻瘫可使用胃动力药，如多潘立酮、西沙比利等。钙磷代谢紊乱导致的胰岛素抵抗可通过药物纠正、甲状旁腺切除术等使血PTH维持在150～500 pg/ml。促红细胞生成素（rhuEPO）可纠正肾性贫血，提高患者的各个系统的功能状态，从而改善腹膜透析患者的营养不良。各种指南要求临床使用rhuEPO，使血红蛋白维持在9～11 g/L。此外，使用生物相容性的透析液能减少炎症的发生，从而减少腹膜间皮细胞的凋亡。因此，使用药物将身体各个系统的基础疾病和并发症控制在适当范围，改善炎症状态，是提高患者营养状况的整体策略。

### （四）确保透析充分

充分透析可以有效清除体内的尿毒症毒素，减轻胃肠道症状，改善食欲、纠正酸中毒及代谢紊乱，明显改善患者的营养状态。建议患者定期门诊评估透析充分性指标，及时调整透析方案。目前使用较多的主观综合性

营养评估（SGA）能够客观准确地反映腹膜透析患者的营养状况、评估透析充分性、预测患者预后。也有研究采用适当降低透析液的留腹量、减轻腹部张力，同时增加透析交换次数，在保证透析充分性的情况下减轻患者的饱胀感，改善食欲。透析充分性与腹膜转运功能、RRF、透析剂量密切相关，应根据三者的变化制定充分、合理的个体化透析方案。

### （五）应用食欲刺激药物

食欲刺激剂醋酸甲地孕酮、赛庚啶具有刺激食欲的作用，这对于治疗腹膜透析患者营养不良可能具有一定作用。有研究发现每天160 mg醋酸甲地孕酮能促进患者食欲、提高血浆白蛋白和增加体重，但同时高糖血症、水潴留等副作用也需要密切监测。有个案报道，使用甲地孕酮改善腹膜透析患者食欲时，出现较严重的肾上腺皮脂功能不全情况。因此，本类药物使用时尚需谨慎监测副作用。

### （六）加强宣教

随着医疗技术发展和疾病认识不断深入，营养治疗已成为疾病治疗的重要组成部分。但由于医护人员营养知识掌握程度不同、重视营养程度以及是否及时有效进行干预等因素，导致各地区营养不良发生率高低差异较大。

加强宣教，定期对患者进行门诊及电话随访，了解、指导、再培训患者，对提高患者透析充分性、改善营养状态、降低透析并发症及提高整体综合治疗水平有重要意义。同时，家庭的支持和关怀对于患者的腹膜透析质量和心理状况也有明显帮助，建议增加家属沟通及家庭护理方面宣教。另外，传统中医中药对于营养不良的症状改善或许有帮助，有研究表明，穴位针灸能改善腹膜透析患者的营养状况，其机制可能与调整机体内环境和促进食欲相关。腹膜透析是居家透析治疗方式，定期了解、指导和培训患者与家属，有助于加强患者依从性以提高综合治疗水平和改善营养状况。营养师开展膳食调查后应进行针对性教育如低盐、低磷饮食、低优质蛋白质等营养科普知识，指导患者及家属适当调整饮食结构。患有焦虑抑郁等精神类疾病的腹膜透析患者，在宣教时应加强心理辅导治疗，家属的关心与支持尤为重要。

（尹清华）

# 第八章

# 其他并发症

## 第一节  一般消化道并发症

### 一、概述

许多腹膜透析患者主诉腹胀、呃逆，可能与腹内压有关，腹内压升高时使食道贲门连接处压力升高而发生食道反流及痉挛。一项研究表明，用测压仪测量食道压力及蠕动情况发现，注入1.5～2.5 L透析液后食道压力及食道下段括约肌压力并无升高，而另一项研究将有恶心、呕吐、上腹胀症状的腹膜透析患者与无症状的腹膜透析患者进行对照，发现前组患者食道括约肌压力下降，故认为腹膜透析时腹内压升高，食道下段括约肌压力减弱及胃排空延迟均为反流症状的综合因素，且积聚在小网膜囊肿的透析液会加重胃食道症状。

### 二、发病机制

维持性透析患者出现胃肠道症状的机制如下。

（一）腹内压增加

PD治疗过程中随着透析液注入腹腔，腹腔内压力逐步升高，PD患者腹腔中注入2 000 ml透析液较干腹状态时，酸反流症状发作频率更高，同时伴有食管下段括约肌张力的下降。更有研究提出PD是食管酸暴露的一项独立的病理生理影响因素。这些发现可以解释开始PD治疗后出现的频繁的胃食管反流症状。胃排空延迟：PD患者的胃排空延迟发生在腹腔中注满透析液时，而在干腹状态无明显胃排空延迟。Bird等发现20例PD患者中有9例出现胃排空延迟，并且独立于糖尿病状态，但胃排空情况和胃肠道症状之间无明显相关性。食管下段括约肌压力（LESP）降低：Kim等研究证实CAPD合并上消化道症状的患者在腹腔内注满2 000 ml透析液时其LESP降低，无上消化道症状的CAPD患者则未发现上述情况。相反，Hylander等的研究并未发现胃内或者食管下段括约肌的压力随时间或者透析液的进出发生变化。

（二）神经内分泌因素

近期有研究发现PD患者不仅存在消化功能紊乱，也有吸收功能障碍，具体表现为粪便中的糖和氮含量增加，粪 $\alpha_1$ 抗胰蛋白酶清除率（C-$\alpha_1$-AT）增加，以及血清胰腺刺激激素增高，包括胃泌素、胆囊收缩素、血管活性肠肽、分泌素，而脂肪酶和淀粉酶排出率降低。血清胃泌素水平和肾衰竭病程相关。

（三）其他因素

Aguilera等发现胃肠道病变和营养状况呈负相关；Van等发现PD患者中腹腔内的葡萄糖透析液是引起胃排空时间延长的主要原因。进一步研究发现，葡萄糖透析液导致血清葡萄糖升高也可以影响胃排空及小肠的动力，以上的证据均支持PD液的代谢性因素对胃排空的影响。Cano等对完成罗马Ⅱ标准问卷的48例PD患者和100例HD患者的胃肠道症状分析发现，透析患者较门诊对照或社区对照更易出现腹痛、便秘；此外，透析患者也容易出现肠易激综合征样症状及功能性呕吐，许多透析患者都有功能性烧心和腹泻。具体而言，PD患者中轻泻剂的使用率以及肠易激综合征样症状发生率明显高于门诊对照或社区对照。

### 三、临床表现

一般胃肠道表现主要为腹胀、腹痛、呃逆、恶心、呕吐、消化不良、腹泻和便秘等。胃肠道症状分级量表（GSRS）是一个自我管理量表，通过描述性指标确定为7级的李克特量表（Likert scale）：1分（无症状），2分（轻微），3分（轻度），4分（中等），5分（中等偏重），6分（严重），7分（非常严重）。该量表最初是用于面对面询问的分级量表，主要用于评估常见的胃肠道症状，随后被进一步修改成为一个自我管理的问卷。其中的15个项目可以分为5个维度，分别是：腹痛（3个项目）、反流（2个项目）、消化不良（4个项目）、腹泻（3个项目）和便秘（3个项目）。问卷中的问题都是针对最近2周症状的严重程度。每个维度的得分以该维度所有项目的平均分表示，最低1分，最高7分。

### 四、治疗

治疗时宜少食多餐，避免进食降低食管张力的食物，如酒、巧克力。减少透析液容量、使用$H_2$受体阻滞剂、质子泵抑制剂、促进胃肠道动力药（包括多潘立酮、西沙必利用）及红霉素等常常有效。

## 第二节　胰腺炎

### 一、概述

1985年Pitrone等首次报告腹膜透析并发急性胰腺炎（AP）。腹膜透析并发胰腺炎的原因不是很清楚，可能与诸多原因相关。腹膜透析并发急性胰腺炎的典型表现：腹痛、恶心、呕吐，血淀粉酶高于正常的2~3倍。腹膜透析并发急性胰腺炎常被误诊为腹膜炎，故腹膜透析患者出现腹痛而引流液菌培养阴性且病情加剧时，不要忽略了急性胰腺炎。AP是终末期肾病维持性透析患者的一种较为罕见但较为严重的并发症。相对而言，腹膜透析患者具有更高的AP发病率，预后更差。

## 二、流行病学

腹膜透析并发急性胰腺炎少见，临床报告10年腹膜透析患者的发生率为2.3%~5.8%。腹膜透析并发急性胰腺炎的死亡率高达58%，故对腹膜透析患者应重视急性胰腺炎的早期诊治。LankischPG等通过对德国各大透析中心进行问卷调查收集资料后分析得出，3 386例腹膜透析患者中有9例并发了胰腺炎，发病率高达2.66/（1 000人·年），较正常人0.197/（1 000人·年）的发病率为高。由此可见，长期腹膜透析患者其急性胰腺炎的发病率远较非腹膜透析患者高。

## 三、发病机制

腹膜透析和急性胰腺炎相关的可能原因：①腹腔压力增高的影响Caruana等认为，腹腔内的腹膜透析液可经过网膜小孔进入小囊，而小囊的后壁则是胰腺前壁的一部分，腹腔内透析液的增加可导致腹腔内或局部压力增高，直接刺激胰腺。有研究表明通过对腹膜透析患者进行腹腔内压力监测后发现，腹膜透析并发急性胰腺炎患者的腹内压明显高于正常人，也高于腹膜透析无并发急性胰腺炎患者，因此考虑急性胰腺炎的病因可能与腹内高压有关。②透析液中的钙离子浓度的影响析液中的钙离子通过腹膜渗透在胰腺周围造成局部的高钙血症，促使胰液中钙离子浓度升高，促进胰蛋白酶原转化为胰蛋白酶，进而诱发急性胰腺炎。③炎症因子的释放、缺氧状态的诱发、脂质代谢的紊乱。有研究报道腹膜透析患者急性胰腺炎发生率的提高可能与炎症因子的释放、缺氧状态的诱发、脂质代谢的紊乱及高钙血症的存在有关。有研究提示腹膜透析并发急性胰腺炎患者的腹内压力（$9.32 \pm 2.28$）$cmH_2O$（$1\ cmH_2O \approx 0.098\ kPa$），明显高于正常人（空时腹腔内压力为$0.049 \sim 0.235\ kPa$），也高于腹膜透析无并发AP患者（常为$0.196 \sim 0.981\ kPa$）。因此考虑其病因可能与腹内高压有关。当各种因素（如腹膜透析）造成腹腔间隙容量超过负荷，使腹腔的顺应性减弱，可发生腹内高压，乃至腹腔间隙综合征（ACS）。腹内高压可降低胰动脉血流，导致胰腺缺血缺氧，造成胰小动脉所支配区域的缺血、坏死。其次，尿毒症继发的甲状旁腺机能亢进和高钙血症，可使胰管钙化，胰液中钙浓度升高还可能促进胰蛋白酶原转化为胰蛋白酶。明确因素能影响到胰腺炎的发生率。因为接受维持性腹膜透析的患者常被鼓励高蛋白饮食，加上国内使用的透析液均以葡萄糖为渗透剂，在进行毒素交换过程中患者被动摄入的葡萄糖量明显增多，使腹膜透析患者更易并发高脂血症，增加血液黏滞度，导致胰腺微循环障碍，胰腺缺氧。④腹腔感染。腹膜透析是将透析液灌入腹腔，由此引起感染性腹膜炎随之增加。有研究发现腹膜透析并发急性胰腺炎的患者3例中有2例次发作前存在腹膜透析相关腹膜炎，反复发作的腹膜炎及其治疗可能刺激或直接损害胰腺。国外研究报道19例腹膜透析并发急性胰腺炎病例中，有12例在急性胰腺炎发作前有一次或一次以上的腹膜炎。有研究回顾分析了1985年至2011年Pubmed上报道的腹膜透析合并急性胰腺炎共94例/133例次，其中61.4%的患者在急性胰腺炎发作前有一次或一次以上的腹膜炎。

## 四、临床表现与诊断

当透析患者出现不明原因的腹痛、恶心、呕吐情况时，需尽早进行AP的相关检查，协助早期诊治。检测血淀粉酶则有助于诊断，若引流液淀粉酶＞100 IU/L有助于早期诊断。AP诊断标准：①腹痛、腹压痛及腹肌紧张，腹胀、肠音消失伴消化道症状＞血淀粉酶增高＞3倍正常值上限；②血白细胞总数及中性粒细胞数增高；③CT检查显示胰腺局限性或弥漫性肿胀，或出现胰周炎性改变或积液。除外腹膜炎等其他急腹症。腹内高压至少满足以下两个条件之一：IAP≥12 mmHg（检测4～6小时以上）；腹腔灌注压<60 mmHg（检测1～6小时以上）。

### 五、治疗

对于腹膜透析患者合并急性胰腺炎其治疗方法基本同非透析患者，但应加强透析，以便促进胰酶的清除。为预防本病，应指导腹膜透析患者注意避免大量饮酒，减少腹膜炎的发生，调整钙磷代谢及充分透析。可以根据患者腹内压情况调整腹膜透析入液剂量，保持通便、适当胃纳、控制体重指数等措施，以预防腹内高压导致急性胰腺炎并发症。并发急性胰腺炎可予适当减少腹膜透析剂量，减轻腹内压力，改善胰腺血供。为预防本病，应注意指导透析患者加强血钙、血脂管理，对腹膜透析患者尤其应注意规范操作，减少腹膜炎的发生。

## 第三节　肠穿孔

### 一、概述

肠穿孔是指肠管病变穿透肠管壁导致肠内容物溢出至腹膜腔的过程，是腹膜透析少见却严重的并发症之一。腹膜透析相关腹膜炎是腹膜透析疗法的主要并发症，主要表现为发热、腹痛及透析液浑浊，透析液中中性多核白细胞异常增多。而腹内脏器病变如急性胆囊炎、急性阑尾炎，以及各种原因所致的肠穿孔也可引起急性腹痛、发热及腹膜透析液浑浊，两者在临床上有相似之处，而治疗方案大不相同，腹膜透析相关腹膜炎可以通过保守治疗而治愈，而肠穿孔及完全小肠梗阻需要紧急外科手术。目前国内对腹膜透析并发肠道穿孔的病例报道不多，且患者诊断困难，治愈率极低；国外文献报道的本病发生率在1%～10%，而死亡率为46%～57%，平均确诊时间为10天。目前，报道的穿孔部位绝大部分位于结肠，其次是盲肠和直肠，而小肠相对少见。PD并发的肠道穿孔可分为急性穿孔和慢性穿孔两类。

## 二、流行病学

有关腹膜透析并发急腹症的病因及发病率，各家报道不一。Robert报道了100例腹膜透析患者，其中4例（发病率4%）发生急腹症，1例是Tenckhoff管所致的空肠穿孔即与腹膜透析有关，另3例分别是憩室炎，腹疝绞窄而致肠坏死、溃疡病所致的胃肠道穿孔。而Arien报道57例腹膜透析患者无1例并发急腹症，但是Mervyn报道152例腹膜透析患者12例因腹内脏器病变发生急腹症，其中死亡4例，死亡原因有腹疝绞窄、自发性结肠穿孔。穿孔原因2例因乙状结肠憩室炎，1例结肠脾曲溃疡。与插管手术相关的肠穿孔不常发生，但一旦发生后果严重，因此需要高度警惕。根据ISPD的推荐，插管相关肠穿孔的发生率不应超过1%。

## 三、发病机制

发生肠穿孔的原因：①对PD合并肠穿孔的认识不足是导致延误治疗的重要原因。②患者就诊时存在血性透出液，即需考虑是否存在肠壁损伤；③腹部立位片存在膈下游离气体，均需结合全身情况排除肠道穿孔，不能单纯认为与腹膜透析操作有关；④术后肠道梗阻的患者宜谨慎灌肠。在PD患者的诊治方面，对于曾有腹部手术的患者，如疑有腹腔内粘连，宜慎选PD；与传统手术切开置管相比，超声引导下置管术相对精准，从而减少了对肠壁的损伤；腹膜功能差的患者如不再行PD时，应及时将腹膜透析管拔出；PD并发腹膜炎的患者如静脉联合腹腔抗感染效果不理想应考虑到肠道穿孔的可能；长期便秘的PD患者如果突发腹痛，亦需注意排除肠道穿孔；此外，多囊肾患者为肠道穿孔的高危人群。肠道穿孔一旦确诊，需立即手术处理。腹膜透析在置管术过程中产生内脏损伤可致肠穿孔，属急性并发症；腹膜透析过程中，腹膜透析管长期压迫摩擦，导致肠壁损伤，从而出现慢性穿孔。肠道的憩室炎症被认为是引起肠道穿孔的最主要原因。其中，多囊肾是多系统受累的疾病，具有肾脏表现、肾外表现及相应的并发症，终末期肾脏病患者结肠憩室发生率达80%；低血压、营养不良或局部微血栓引起肠黏膜缺血坏死也是可能原因。其次是导管相关的并发症，约占总诱因的25%；其他少见因素包括肠道肿瘤、肠系膜缺血性疾病、长期应用糖皮质激素、摄入钙剂等药物导致慢性便秘、摄入粗糙食物损害肠壁、广泛的腹膜钙化等因素引起的肠黏膜损害。值得重视的是有人认为间歇腹膜透析（IPD）患者由于缺少透析液的缓冲，停止腹膜透析时腹膜透析管和肠管之间的直接摩擦而导致内脏穿孔的危险性增加。而令人感兴趣的是Cheol等人的报道，他们认为透析相关性淀粉样变性，虽然最常见的表现有腕管综合征，但也可以有脏器浸润，如胃肠道，可出现肠出血、肠穿孔、肠梗阻并可发生于透析早期，这也是近来日益受重视的急腹症的病因。国内一例报道中，腹膜透析患者并发急腹症的发生率为6.9%，病因以肠梗阻为最常见，完全小肠梗阻的发生，可能与反复发作的腹膜炎导致腹膜粘连，以及长期腹膜透析对腹膜间皮细胞的损伤致腹膜硬化有关，未见文献报道的Tenckhoff管所致肠系膜穿孔而导致肠梗阻。该报道中急腹症第二位的病因是肿瘤及腹疝绞窄所致的肠穿孔，其他病因是急性阑尾炎和急性胆囊炎，而1例原因未明的急腹症有腹膜透析时超滤脱水过度致低血压的病史，推测可能存在血液浓缩、肠系膜血管栓塞或血栓形成，从而导致患者急性腹痛、死亡。患者发生肠道穿孔的主要因素有PD管对肠壁摩擦造成损伤；腹腔炎症加重了肠壁损害；术后便秘，粪块摩擦；灌肠对肠壁产生刺激，从而可诱发肠道穿孔。自发肠穿孔少见，早期很难与腹膜炎鉴别。腹膜炎是腹膜透析最常见的并发症，而自发肠道穿孔少见报道。分析其原因，腹膜透析时，腹膜透析管长时间压迫，可引起肠坏死，从而出现肠穿孔。也可能与腹膜透析管的类型、放置位置有关。

## 四、临床表现与诊断

由于腹膜透析患者腹腔内透析液的存在，使得腹部异常体征如压痛、反跳痛、肌紧张不明显。一部分患者在腹膜透析操作过程中污染腹腔即发生腹膜透析相关腹膜炎，均会出现腹痛，故使得急腹症的诊断更为复杂化。有学者认为由于腹腔脏器穿孔所致的致命性腹膜炎，患者腹水中可发现多种革兰氏阴性杆菌，即表明肠腔完整性的丧失。有研究指出腹痛发生时透出液清亮，而以后浑浊时有助于诊断腹内脏器病变，X线及B超检查有助于发现胀大的肠襻、气液平面、发炎化脓的阑尾、胆囊以及腹疝嵌顿，腹膜硬化及粘连时还可见小肠襻固定于后腹壁。由于腹膜透析患者中老年人居多，肿瘤发病率较高，当患者频繁出现腹痛、便血时，不能简单地认为是尿毒症性胃肠功能紊乱，应及时行内镜检查早期发现肿瘤，以及少见病变淀粉样变性，而对原因未明的急腹症，还应及早行手术探查，明确诊断，挽救患者生命。反复发作腹腔感染的患者易并发产ESBLs细菌性腹膜炎或真菌性腹膜炎，亦是肠道穿孔的高危人群。此类患者多以腹痛、血性或浑浊透出液就诊，多伴有发热，经规范抗感染后症状不缓解，查体示腹肌紧张，腹部广泛压痛及反跳痛，肠鸣音减弱；典型患者可出现粪水样腹膜透析液；严重者出现血压下降、休克表现；亦有少数患者症状相对较轻，甚至无明显临床症状。插管相关的肠穿孔的临床表现与普通肠穿孔相同，可表现为腹痛、发热和腹膜炎体征。需要注意的是膈下游离气体在腹膜透析置管手术术后可以是正常表现，而非肠穿孔的可靠辅助检查依据。透出液中可有食物残渣漏出，但小穿孔常不会看到。

## 五、治疗

有报道中不完全小肠梗阻、急性阑尾炎和急性胆囊炎患者均经保守治疗而存活，继续腹膜透析；完全小肠梗阻及不明原因急腹症患者保守治疗而死亡；腹壁切口疝绞窄，术中发现肠穿孔行手术存活，而另1例结肠肿瘤致肠穿孔较晚手术治疗而死亡。由此可见，完全小肠梗阻及不明原因急腹症、可疑肠穿孔时应及时手术治疗。目前，对于以腹膜炎症状为首要表现的腹膜透析患者，如抗感染效果不理想，透出液中发现肠道菌群如大肠埃希菌、厌氧菌时，应高度怀疑肠道穿孔可能。腹水培养出多种微生物的复合感染也是肠道穿孔的一个重要指标。腹膜透析管内注入造影剂后对比透视的方法可直观地发现肠道破损。插管相关的肠穿孔一旦诊断，治疗原则包括积极抗感染、禁食水、营养支持、外科介入。插管相关的肠穿孔一旦发生后果严重，需以预防为主。术前排空肠道，术中谨慎操作，术后保持大便通畅是预防手术相关肠穿孔的主要原则。腹膜透析继发腹膜炎和空腔脏器穿孔鉴别诊断确实比较困难，尤其是早期诊断。每一个腹膜透析患者腹痛时都要想到空腔脏器穿孔、阑尾炎、胆囊炎等外科急腹症的可能性；空腔脏器穿孔时腹痛多为突然发生，腹腔冲洗、透析液中加入抗生素治疗后腹痛缓解不明显；多囊肾透析患者（包括血液透析、腹膜透析）为肠穿孔的高危人群；腹膜透析液细菌涂片可找到G菌和G+菌等多种细菌；空腔脏器穿孔时病情发展较快，中毒症状较重，多容易发展为中毒性休克；外科手术时尽量不要拔除腹膜透析管，术后腹腔冲洗可明显减轻中毒症状，预防腹腔残余脓肿。

## 六、病例分享

糖尿病可以引起消化道功能紊乱而导致便秘，但腹膜透析伴便秘致肠穿孔临床上诊断较为困难。报道如下。

患者女性，69岁，有高血压史25年，降压药物治疗疗效不佳，血压常在160~170/100~110 mmHg波动，左室肥厚，心界扩大，心胸比例＞70%，反复发生严重心衰，心功能Ⅲ~Ⅳ级。发现糖尿病史8年，肌酐升高5年，逐渐发展至肾小球滤过率7 ml/min并出现严重代谢性酸中毒，电解质紊乱，有长期便秘史。患者接受腹膜透析治疗，腹膜透析半月后改为CAPD（Baxter腹膜透析液日间1.5% 2 000 ml×2袋，2.5% 2 000 ml×1袋每4小时1次，晚间2.5% 2 000 ml×1袋维持12小时），病情逐渐好转。2个月后血压控制在130～140/80～90 mmHg，左心室缩小，心胸比例由70%降到50%，心功能Ⅱ级，餐后2h血糖维持在7～9 mol/L，血气及电解质基本正常，每天尿量加超滤量达1 500～2 000 ml，精神及食欲好，大便正常，日常生活能自理，每天外出步行2～3 km。腹膜透析第5个月由于各种原因1个月未到肾脏专科医生处随访，并逐渐出现便秘，大便5～7天1次，家属未予重视。持续1个月后，患者出现10d未解大便，给予口服麻油30 ml，开塞露20 ml肛塞后，解黄色大便少许，但于当天下午发现放出的透出液成深墨绿色，伴腹痛，少许膜状分泌物，仍为正超滤。予15 %2 000 ml透析液连续次冲洗后腹水转清，腹痛缓解，生命体征稳定。改1.5%透析液2 000 ml IPD×8次，第2天上午第1次放出的透出液又为深墨绿色，再次冲洗后又转清，腹部平片见少许体。此后连续3天出现上述情况。第5天放出的第2次透出液转清后，第4次放出的透出液墨绿色，其间伴有食物残渣，患者血压进行性下降至80/30～50/0 mmHg，确定肠穿孔。

# 第四节　便秘

## 一、概述

便秘是腹膜透析患者常见的并发症之一。严重影响患者的生存质量。目前，临床尚缺乏对PD患者便秘症状的规范治疗方案，部分干预措施仍有较多弊端。因此，迫切需要大规模研究各种治疗策略在PD患者便秘治疗中的作用，同时积极寻找PD患者便秘发生的病因病理因素，可能会有助于提高临床疗效。

## 二、流行病学

我国成人慢性便秘的患病率4%～6%，而PD患者的便秘发生率在

17.9%~28.9%。近期一项研究关于透析患者胃肠道症状的系统评价显示，便秘是透析患者胃肠道症状中最被热议的问题，其中被纳入的8例PD患者的研究中便秘症状发生率可达14.2%~90.3%。

### 三、发病机制

#### （一）水分摄入限制

研究报道，有60%的PD患者存在容量超负荷，其中25.2%的患者存在严重的液体负荷过重。PD患者长期容量超负荷易引起心力衰竭等心血管事件，约占PD患者死亡原因的37.7%，是导致终末期肾脏病患者死亡的第一位原因。因此，PD患者需要长期控制水分的摄入以减轻容量负荷，而水分摄入的减少易导致大便干硬，使排便困难，增加便秘发生的可能性。

#### （二）高纤维素食物摄入限制

PD患者由于残肾功能下降导致肾脏排磷减少，研究统计，40%~60%的PD患者合并高磷血症，而高磷血症是维持性PD患者发生全因死亡的独立危险因素。2017年KDIGO指南提出降高磷是所有透析患者的治疗目标，其中低磷饮食是预防高磷血症的主要途径之一。因此，PD患者需要控制含磷高的食物摄入，如粗粮、油脂等，而这些高磷食物通常含较高的纤维素，导致在限制高磷食物的同时也限制了高纤维素食物的摄入。由于高纤维素食物摄入的减少导致PD患者肠蠕动减慢、大便量少而没有便意，增加便秘发生的可能性。

#### （三）低钾血症的发生率高

有报道指出PD患者低钾血症的发生率达10%~58%。PD患者透析前长期接受低钾饮食教育，形成固定饮食模式，在透析后往往未及时更新饮食知识，依旧保持低钾饮食导致钾摄入量偏低。此外，由于PD患者以老年人居多，老年PD患者通常进食少而钾每天从透析液中照样丢失致低钾血症。

PD患者低钾血症易引发恶心、呕吐等症状，继发增加钾的丢失，使低钾血症恶性循环，长期低钾血症容易引起肠蠕动减慢、麻痹而导致便秘的发生。

### （四）药物副作用

PD患者通常伴有多项合并症，如糖尿病、心血管疾病、高磷血症、贫血、电解质紊乱等，因此每天需口服多种药物，其中磷结合剂药物是引起便秘副作用的主要药物之一。有研究显示透析患者平均每天吃19粒药，甚至有些患者每天口服30多粒药，其中磷结合剂药物占了较大一部分，平均每天9粒，增加了患者服用药物的负担，而磷结合剂易引起患者便秘等不适症状，据统计高达62%的透析患者因害怕便秘故对磷结合剂的服用依从性差而血磷控制不佳。其次为铁剂的摄入所引起的便秘，因PD患者常合并肾性贫血而需长期补充铁剂，其他的如阿片类药物、钙离子通道阻滞剂、抗抑郁药等药物的摄入也会引起便秘症状的发生。

### （五）体力活动水平低

PD患者的体力活动水平普遍较低。调查显示，我国PD患者中达到指南推荐活动量的人数不足20%，可能与PD患者的下肢肌力、年龄、性别、心理等因素相关。而体力活动水平低使患者的胃肠蠕动减慢，易导致便秘的发生。另有研究也显示，在143例PD患者中有50例（占35%）患者存在便秘症状，其中老年人、活动能力差的PD患者更易发生便秘。

### 四、临床表现

正常人便秘可引起肛周疾病如直肠炎、肛裂等，还可发生结肠憩室、肠梗阻，诱发脑卒中、心肌梗死甚至癌变等并发症。当PD患者发生便秘时，除了上述危害之外，还可导致PD特有的并发症，如腹膜透析导管移位、功能不良、引流障碍，严重者还可因发生细菌跨壁迁移和罕见结肠穿孔而导致肠源性腹膜炎，甚至PD技术失败和死亡。一项纳入605例透析患者的横断面调查显示，尽管便秘在血液透析患者中的发生率达71.7%，明显较PD患者高（71.7%vs14.2%），但是便秘对PD患者的生存质量影响程度远比血液透析患者严重，原因可能是PD患者便秘时易引发腹膜炎等并发症，增加死亡的风险。

## 五、治疗

2011年国际腹膜透析学会发布的《关于降低腹膜透析相关感染风险的意见书》指出：应对PD患者进行规律排便和避免便秘重要性的培训及宣教，便秘的诊治及预防对于PD患者的生存质量尤为重要。PD患者发生便秘时的干预措施由于PD患者便秘时出现腹胀、肠道胀气等对腹膜透析导管的影响较大，甚至出现导管功能不良、腹膜炎等并发症，因此治疗PD患者便秘症状尤为重要。年龄为便秘的独立危险因素，年龄越高发生便的风险越高。这与老年患者胃肠道功能障碍，胃肠蠕动减慢，食物在肠道内停留时间长导致水分被吸收有关老年PD患者身体运动及活动能力降低，ECOG体力评分、Karnofsky功能状态评分与PD患者便秘明显相关，体力和功能状态越差者越容易发生便秘。此外老年患者自身免疫能力下降，为避免感染以及减少感染所致PD相关并发症的发生，在恶劣天气及自身体力差的情况下都会减少外出活动，也增加便秘的发生。文献报道，运动锻炼可以改善便秘患者自主神经系统功能，对于老年人便秘症状缓解与改善有一定意义。因此，老年PD患者可以采取一些促进肠蠕动的静态或者室内运动，如健身操、太极拳等，来减少便秘的发生。本研究入选的PD患者中，合并糖尿病的比例高达47.55%。糖尿病患者长期高血糖状态，引起自主神经病变，作用于胃肠道，胃排空延缓，胃肠蠕动缓慢，导致结肠慢传输引起便秘；另外，糖尿病患者直肠初始感觉阈、排便阈和最大耐受阈均较高，其直肠敏感性下降，对刺激感觉迟钝而少有便意，增加便秘发生的风险。有文献报道我国糖尿病患者便秘的发生率为48%。而PD患者因葡萄糖透析液的频繁使用，可能导致血糖进一步升高，增加前述便秘的发生。

此外，生活方式的改变有助于缓解PD患者便秘的发生。国外有研究证明，增加PD患者饮食中纤维素的摄入可以增加患者肠蠕动、解除便秘，从而减少缓泻剂的用量，首推的是纤维素补充剂。近期一项队列研究的Meta分析提出以植物为基础的富含纤维的饮食（含少量动物蛋白、钠和添加糖）对终末期肾脏病患者胃肠功能有益。因此，应指导PD患者增加富含膳食纤维但又含钾、磷和水分少的食物摄入，如绿叶蔬菜、苹果、梨等，以改善便秘症状。

PD患者发生便秘通过改变生活方式无法解决时，则需要使用缓泻药物，如开塞露、乳果糖、大黄片等。研究显示，老年PD患者使用低聚果糖补充剂相对有效、耐受性好，可以长期替代便秘型PD患者的其他泻药。然而，缓泻剂应用不规范、滥用、长期使用反而容易导致患者依赖缓泻剂、耐受而加重便秘症状。更有报道，PD患者急性使用泻药治疗便秘可能会诱发细菌性结肠移位和腹膜炎。因此，规范使用缓泻剂对PD患者尤为重要。

生物反馈治疗是一种安全地、成功地、可持续地缓解功能性便秘的方法，它让患者对肛门、盆腔部位的感觉和控制重新训练，减少排便过程中的无效收缩，其治疗价值在多项研究中被证实。但是，最近一项Meta分析显示，生物反馈治疗慢性便秘的效果和安全性被质疑，原因是文献中的研究干预方法和质量尚待提高。此外，目前生物反馈治疗在临床尚未被广泛推广应用。

中医护理技术在PD患者中的应用可有效预防便秘。中医认为PD患者多表现为脾肾衰败，心、肝、肺三脏亦亏损，气血生化乏源，阴液亏虚，濡润功能失调而导致便秘。研究显示，对PD患者联合结肠透析治疗能有效改善患者的胃肠症状和小分子溶质的清除，其中胃肠症状中便秘症状的改善尤其明显。另有研究报道，采用结肠透析联合中药高位灌肠不仅能解除PD患者的便秘症状，还能把便秘引起的PD患者肠淤张所致的腹膜透析导管移位复位良好。虽然结肠透析技术在PD患者便秘症状的改善应用效果较好，但该操作必须要有结肠透析机等专用设备和专业的护理。

## 第五节　透析相关淀粉样变

### 一、概述

透析相关淀粉样变是长期透析患者的常见而严重的并发症。$\beta_2$微球蛋白是淀粉样物质的主要成分，由于在长期的透析过程中，$\beta_2$微球蛋白潴留在体内，并沉积在消化道、骨骼、心脏等脏器周围，导致关节周围组织、重要脏器的病变，从而在临床上表现出淀粉样骨关节病、破坏性脊柱关节病、囊性骨损害等症状。国外一项关于血液透析患者长期的随诊调查发现，血液透析患者出现透析相关性淀粉样变的风险随患者年龄和透析时间增长而显著增加，其中具有10年以上透析病程的患者发生淀粉样变的概率高达50%。腹膜透析患者的透析相关性淀粉样变研究报道较少。现有研究显示腹膜透析患者透析相关性淀粉样变患病率与血液透析相当。

### 二、发病机制

目前，关于透析相关性淀粉样变的发病原因众说纷纭。但是，医学界普遍认为与透析时无法彻底清除$\beta_2$微球蛋白，导致$\beta_2$微球蛋白潴留密切相关。国内的一项关于$\beta_2$微球蛋白的分子实验发现，$\beta_2$微球蛋白与组织代谢的糖基化产物具有高度亲和力，且透析相关性淀粉样变患者的病变组织能够与$\beta_2$微球蛋白抗体特异性结合。若$\beta_2$微球蛋白与糖基化产物结合，将诱导巨噬细胞并刺激其释放白细胞介素等炎症因子，出现局部炎症反应，导致骨关节、脏器组织出现炎症和病理性改变。$\beta_2$微球蛋白淀粉样变相关危险因素：①年龄。开始透析的年龄越大，透析相关性淀粉样变的发病率越高。②透析时间。透析时间越长，透析相关性淀粉样变的发病率越高。③透析液的组成和纯度。使用超纯透析液被认为是减少淀粉样变的重要因素。④单核细胞趋化蛋白-1GG基因型和载脂蛋白E的等位基因也被认为是发生透析相关性淀粉样变的危险因素。

小样本研究显示PD和HD患者在5年透析龄内冈上肌腱厚度无明显差异。Hayami等发现破坏性脊柱关节病在长期PD患者中发病率明显高于HD患者。目前唯一的前瞻性、组织病理学研究显示,26例PD患者在27个月的中位随访期内,关节组织$\beta_2$-MG淀粉样变性发生率为31%;PD和HD患者(匹配年龄和透析龄)的DRA患病率无明显差异。但该研究未涉及残余肾功能,并且早期PD透析液生物相容性差,可能需要设计新的临床试验观察PD患者DRA发病率。DRA病理生理机制$\beta_2$-MG是从有核细胞表面的Ⅰ类主要组织相容性复合物持续恒定释放到循环中的单链多肽,分子量为11 800 Da。生理状态下,$\beta_2$-MG可从肾小球自由滤过,在近端肾小管重吸收和代谢,肾脏是其唯一分解排泄器官。正常人血$\beta_2$-MG水平为$1\sim3$ mg/L,HD患者血$\beta_2$-MG为正常人的$30\sim50$倍,其慢性聚集是造成DRA的主要原因,然而,血$\beta_2$-MG水平与DRA发病并无相关性。$\beta_2$-MG淀粉样纤维形成和DRA发病的确切机制尚未完全阐明。

近年来,学者提出的成核聚合模型进一步解释了$\beta_2$-MG淀粉样纤维形成的分子机制,该模型由成核和延伸阶段组成。$\beta_2$-MG在糖胺聚糖(GAG)、蛋白多糖(PG)、溶血磷脂酸(LPA)和非酯化脂肪酸(NEFAs)等作用下部分去折叠,由单体聚合成核并快速延伸形成富含$\beta$-折叠结构的$\beta_2$-MG淀粉样纤维。GAG、PG、LPA、NEFAs和载脂蛋白E可与$\beta_2$-MG淀粉样纤维形成稳定复合物,而免于被水解。细胞外伴侣蛋白通过捕获错误折叠的$\beta_2$-MG来维持细胞外蛋白质稳定并抑制$\beta_2$-MG淀粉样纤维形成体外形成$\beta_2$-MG淀粉样纤维的最佳pH值是2.5,而在pH值=7.5时$\beta_2$-MG淀粉样纤维容易解聚成单体$\beta_2$-MG。体内环境中$\beta_2$-MG淀粉样纤维的形成并维持稳定的分子生物机制值得深入研究。近来研究证实LPA和NEFAs通过将$\beta_2$-MG的天然球状结构部分展开,变构为形成淀粉样蛋白的构象异构体,在中性pH值环境下可诱导和促进$\beta_2$-MG淀粉样纤维形成、延伸,并抑制其解聚。透析患者血清LPA浓度显著升高,加之长期应用肝素抗凝，亦导致血清NEFA水平明显升高，这些因素均可促进体内$\beta_2$-MG淀粉样纤维的合成。

此外，肝素在中性环境下可增强$\beta_2$-MG淀粉样纤维形成，并成剂量依赖性。DRA患者淀粉样沉积物中可检测出$\alpha_2$巨球蛋白（$\alpha_2$-M），血中亦可检测到$\alpha_2$-M-$\beta_2$-MG复合物。$\alpha_2$-M作为伴侣蛋白可抑制$\beta_2$-MG错误折叠和聚集，体外实验亦证实$\alpha_2$-M可抑制$\beta_2$-MG淀粉样纤维形成。$\beta_2$-MG单体在形成成熟淀粉样纤维的过程中可形成球状寡聚体、环状结构或初级原纤维等不同聚集状态的中间体，这些中间体均具有细胞毒性，其中可溶性寡聚体$\beta_2$-MG是引起细胞功能障碍的主要物质。中间体$\beta_2$-MG在DRA进展中至关重要，体外研究表明中间体$\beta_2$-MG浓度增加的情况下淀粉样纤维形成增加。有研究采用毛细管电泳法识别中间体$\beta_2$-MG，检测结果显示高通量血液透析和血液透析滤过对中间体的清除效果均不理想。此外，DRA患者淀粉样沉积物中可检测到被晚期糖基化终末产物（AGE）修饰的$\beta_2$-MG（AGE-$\beta_2$-MG）。$\beta_2$-MG经非酶糖基化后，AGE-$\beta_2$-MG具有很强的相互交联作用和趋化能力，形成$\beta_2$-MG淀粉样纤维，是DRA发生过程中的重要环节。$\beta_2$-MG淀粉样纤维易沉积在关节、骨骼和韧带，表明$\beta_2$-MG与Ⅰ型胶原、GAG和PG等细胞外基质存在特异性相互作用。$\beta_2$-MG淀粉样纤维被滑膜成纤维细胞吞噬后，可破坏溶酶体膜，随后渗漏至细胞质，引起滑膜成纤维细胞损伤、坏死和凋亡，亦可激活滑膜细胞分泌金属蛋白酶和趋化因子，单核巨噬细胞浸润，是引起骨关节破坏的主要原因。

### 三、临床表现

目前，透析相关淀粉样变可分为三期。Ⅰ期：初发的轻症期，以腕管综合征、四肢多发性关节炎为主体（透析开始0～10年）。Ⅱ期：中等病期，为腕管综合征的复发，出现明显的骨囊肿（透析5～18年）。Ⅲ期：重症期，不仅在手关节出现骨囊肿，上腕骨骨头、股骨头也出现骨囊肿，发生病理性骨折，由于破坏性脊椎关节病而发生四肢麻痹、关节挛缩，使日常生活能力明显下降，消化道也可发生淀粉样沉积（透析18年以上）。

DRA临床表现腕管综合征（CTS）多为DRA的早期临床表现，主要由 $\beta_2$-MG淀粉样物质沉积于腕管内的腱鞘、滑膜、屈肌腱或屈肌韧带，造成腕管腔相对狭小、腕管压力增高、正中神经受压所致。临床表现为患肢桡侧半手指麻木或刺痛，夜间明显，活动后可减轻；病情严重者大鱼际肌萎缩和功能障碍；屈腕试验，神经叩击试验，或指压试验可阳性。普通人群CTS发病率约为5%，透析超过10年的患者发病率约为50%，男性发病率更高。动静脉内瘘侧（非惯用手）腕管综合征发病率高。囊性骨损害是DRA最常见的临床骨损害，常发生在腕骨、肱骨头、股骨颈、髋臼、胫骨平台等。囊肿数量和大小随透析龄的延长而增加。囊性骨损害为多发性、对称性软骨下溶骨性改变。透析龄超过10年者50%～60%的X线检查可见这种典型的骨病变。淀粉样骨关节病绝大多数发生于滑膜关节附近，并常累及邻近关节囊和韧带，肩关节是最常见的受累部位。80%DRA患者有肩关节疼痛和僵硬，慢性关节肿胀是DRA的另一重要征象。淀粉样物质沉积较多时可导致三角肌下脂肪垫侧向性移位及肩峰下间隙增宽；严重时甚至可破坏肩胛骨。破坏性脊柱关节病变主要累及颈椎，是DRA的一种致残性并发症，常为多发性发展迅速的椎间隙变窄，伴有邻近椎板受侵蚀致骨质破坏。

$\beta_2$-MG淀粉样物质不仅沉积在骨关节组织，还可沉积在全身内脏组织，以心脏、胃肠道最常见。透析超过10年的患者，心内膜、心肌或瓣膜可见 $\beta_2$-MG淀粉样物质沉积，极少数病例可表现为心力衰竭。Dulgheru等汇总28例胃肠道 $\beta_2$-MG淀粉样变性病例报道，临床表现多为胃肠道扩张、肠梗阻、肠缺血坏死、消化道出血及穿孔等严重并发症。病理活检或尸检发现 $\beta_2$-MG淀粉样物质主要沉积于胃肠道黏膜下血管和固有肌层，在血管壁呈节段性沉积，可结节状突出到血管腔；而AL或AA淀粉样物质在血管多呈环形沉积。

诊断与鉴别诊断。DRA可表现为不同程度的大小关节和骨骼疼痛。组织活检是诊断β₂-MG淀粉样变的金标准。特征为受累组织呈刚果红染色阳性，偏振光下呈苹果绿双折光，抗β₂-MG抗体染色阳性（图2B）；电镜下可见排列弯曲不规则，直径为8~10 nm淀粉样细纤维。由于早期无症状或症状不典型，组织病理学检查难以作为早期筛查手段。组织学诊断有时难以达到，血清β₂-MG水平升高也不具有诊断意义，因此影像学结合病史有助于DRA的诊断。影像学检查常表现为软骨下囊性骨损害和侵蚀性改变，破坏性关节病变和脊柱关节病变以及关节周围软组织肿胀，可出现自发性骨折。非特异性滑膜囊肿胀是β₂-MG淀粉样病变最早的影像学改变。神经电生理检查诊断CTS的敏感度和特异度高。肌电图提示大鱼际肌失神经支配；神经传导速度提示正中神经感觉和运动部分潜伏期延长、振幅降低，或传导速度减慢。DRA需要与其他类型淀粉样变性相鉴别。透析患者血轻链清除受限，高血游离轻链水平影响多形核白细胞趋化功能，但为多克隆游离轻链，血轻链κ/λ比值、免疫固定电泳均正常，组织轻链染色阴性，可排除AL型淀粉样变性。肾性骨病是透析患者关节痛的常见原因，可伴继发性甲状旁腺功能亢进，通常伴有严重纤维性骨炎，累及管状骨的骨干或干骺端，如颌骨、肋骨、髂骨翼，而DRA淀粉样变囊性骨损害主要见于滑膜关节附近。

## 四、治疗与预防

### （一）对症治疗

#### 1. DRA的姑息治疗

可以使用镇痛药物、非甾体类消炎药和糖皮质激素来缓解DRA引起的关节痛和骨痛。临床观察发现肾移植后几天内就会出现症状明显改善，推测可能与使用了糖皮质激素和免疫抑制剂有关。基于这种临床现象，人们尝试对合并多关节关节病的透析患者给予小剂量糖皮质激素（0.1 mg/kg）治疗，早期的资料显示该治疗方式在缓解症状方面确实有效。

2.手术治疗

当止痛药和其他非侵入性治疗不能缓解症状时，可以考虑手术治疗。CTS可以进行腕管松解术缓解对正中神经的压迫，但目前存在的问题是CTS在术后几年内就可能再次复发。肩胛骨关节周围炎常需要关节镜或开放性手术来清除滑膜上沉积的淀粉样物质。淀粉样变引起的骨囊性变会导致病理性骨折，可以考虑骨片移植。关节病变较重的可以考虑关节置换术。破坏性脊柱关节患者如果出现脊椎移位导致脊髓和神经根受压，往往需要矫形融合手术。肾移植是预防DRA的最佳方式，血 $\beta_2$-MG可降至正常范围。Mourad等报道17例DRA患者接受肾移植后，关节疼痛、僵直在术后1周明显缓解；但移植肾功能良好者长期随访期间骨囊肿数量并未减少，而移植肾失功者转回HD后，透析早期即再次出现DRA症状，骨关节病变随病程逐渐进展。肾移植可迅速改善DRA症状，可能与免疫抑制剂治疗有关，但不能逆转骨关节病理改变。成功的肾移植可以很快降低患者血浆中 $\beta_2$微球蛋白到正常水平，是目前唯一可以减慢、阻止DRA进展的有效治疗方法。由于供体的缺乏，目前很难将肾移植作为治疗DRA的首选治疗手段。DRA姑息治疗基于改善疾病症状。镇痛药，非甾体类抗炎药和类固醇可用于控制骨关节痛。CTS患者可局部制动，夜间带腕部夹板保护，或应用类固醇+利多卡因封闭治疗缓解症状。具有明显、持久感觉症状和掌部萎缩的CTS患者，应行外科减压术，松解正中神经外膜，切除腕横韧带和增厚的屈肌腱滑膜，解除对正中神经的压迫。内镜手术可以减少恢复时间和疼痛。肩胛骨周围炎通常需要关节镜或开放手术治疗。关节破坏严重者行人工关节置换有助于缓解疼痛和恢复活动能力。对于淀粉样关节病疼痛针对性使用镇痛药和抗炎药，一般多用短效、速效性的非类固醇性消炎药，对胃肠道不良反应比较少。为预防的目的可与溃疡药物、黏膜保护药同用。腕管综合征的治疗可采用糖皮质激素腕管内注射、理疗，可以暂时缓解症状。如有关节肿胀、关节液潴留等明显的关节炎症时，可进行穿刺排液或经关节镜切除滑膜，有腕管综合征合并拇指肌肉萎缩时，应优先进行手术治疗，无论何时均需慎用药物。使用非类固醇性消炎药使疼痛得以缓解后，可配合温热疗法，协助进行可动范围训练，努力减轻关节挛缩。

### （二）透析治疗

通过透析增加 $\beta_2$ 微球蛋白的清除是治疗和预防DRA的基础。低通量透析不能清除 $\beta_2$ 微球蛋白。可应用高通量透析清除 $\beta_2$ 微球蛋白，避免 $\beta_2$ 微球蛋白在体内潴留，及使用合格的反渗水及透析液，减少透析过程诱导 $\beta_2$ 微球蛋白产生增加。研究发现，高通量透析可以很好地清除 $\beta_2$ 微球蛋白，清除率可以达到66%。K/DOQI指南提出，推荐DRA患者使用高通量透析器，降低 $\beta_2$ 微球蛋白水平。Schiffl等的研究显示高通量透析膜和超纯透析液的使用使得DRA的发生率明显下降，发生时间也明显推迟。高置换剂量的血液滤过（hemofiltration，HF）、血液透析滤过（hemodiafiltration，HDF）可以显著清除 $\beta_2$ 微球蛋白，清除率可高达70%。曾有研究报道HF和HDF治疗的患者CTS的发生率降低。但是HF、HDF与高通量透析比较的优越性还没有被证实。为了更好地清除 $\beta_2$ 微球蛋白，可以通过延长透析时间或者增加透析频率的方法实现。与每周3次常规透析相比，夜间长时透析和每日短时透析可以减少DRA的发生。在血液透析过程中使用 $\beta_2$ 微球蛋白吸附柱，可以直接清除血中的 $\beta_2$ 微球蛋白，提高其清除率。吸附柱对 $\beta_2$ 微球蛋白的吸附主要有两种方式，一种是疏水作用，一种是柱子上的配体直接与 $\beta_2$ 微球蛋白结合。与传统的透析方式相比，加用 $\beta_2$ 微球蛋白吸附柱可以更好地控制DRA患者的症状。高通量透析较低通量透析显著增加中分子物质及 $\beta_2$ 微球蛋白的清除率，延迟透析相关性淀粉样变发生。因此，选择合适的血液透析模式，如高滤过性能膜的血液透析、血液滤过透析和血液滤过，也有助于缓解透析相关性淀粉样变患者的临床症状。在过去的30年中，在改进透析技术方面做了很大的努力，DRA的发生率明显下降，其病变的严重程度也较前减轻。PD对 $\beta_2$-MG的清除率明显低于水溶性毒素，主要依赖于残余肾功能。增加PD透析剂量不能增加 $\beta_2$-MG清除。$\beta_2$-MG淀粉样纤维激活破骨细胞或使其微环境发生改变，刺激破骨细胞介导的骨质吸收，由此导致骨质的逐渐丧失和骨囊肿的形成。

### （三）减少因炎症反应导致的 $\beta_2$ 微球蛋白产生增加

生物相容性不好的透析膜，例如铜纺膜，可以激活补体，使炎症细胞因子产生增加，$\beta_2$ 成功的肾移植可以很快降低患者血浆中 $\beta_2$ 微球蛋白到正常水平，是目前唯一可以减慢、阻止DRA进展的有效治疗方法。由于供体的缺乏，目前很难将肾移植作为DRA的首选治疗手段。近年来，各种改良的纤维素膜均具有良好的生物相容性。20世纪90年代末DRA的发生率已较80年代末明显下降，而当时高通量合成膜透析器还没有普及，这种下降与使用反渗水的质量和碳酸氢盐缓冲液有关。对透析用水进行更好的纯化可以避免患者暴露于细菌和化学物质的污染。醋酸盐缓冲液可以引起炎症细胞因子产生增加，外周血管扩张，并抑制心肌功能，导致透析过程中低血压发生增加。与碳酸盐缓冲液相比，使用醋酸盐缓冲液透析的患者更容易发生代谢性酸中毒，血 $\beta_2$ 微球蛋白的水平更高。

## 第六节　神经精神症状

### 一、不宁腿综合征

#### （一）概述

不宁腿综合征（restlesslegs syndrome，RLS）也称为Ek-bom综合征，是一种具有昼夜节律的感觉运动障碍性疾病，患者通常主诉双侧膝关节以下肢体难以描述的不舒服的感觉，如疼痛、瘙痒、蚁行、针刺样或烧灼样感觉，常双侧对称。少数可累及大腿或上肢，患者为减轻症状常常被迫不断活动患肢并因而得名，这种症状可以发生在夜间、休息或不活动期间，但多以夜间发生为主。据发病原因可将RLS分为特发性RLS（iRLS）和继发性RLS两大类，后者常继发于终末期肾病、妊娠、缺铁性贫血、叶酸和维生素B缺乏、类风湿关节炎、糖尿病及帕金森病等。发生于CKD患者的RLS是常见的继发性RLS之一，超过四分之一的CKD患者受到RLS的困扰。终末期肾脏病患者RLS较原发性RLS发病率及病死率更高、症状更重、生活质量也更差。此外，相较于未合并RLS的终末期肾脏病患者，合并RLS的患者睡眠质量更差、心血管疾病恶化程度更快、生存时间更短。RLS在尿毒症患者中非常常见，但却长期未得到足够重视，其临床诊断率和治疗率都较低，甚至被误诊为心理性或精神性疾病。透析患者RLS患病率较高，尽管RLS不直接造成死亡，但可使透析患者提前停止透析，出现睡眠障碍，降低生活质量以及产生其他健康问题如焦虑、抑郁和心血管疾病。目前透析患者发病机制尚不明确，广泛认可的是遗传因素、铁代谢异常及多巴胺能功能障碍。透析相关参数如透析方式、透析龄的长短、透析的充分性、一天中开始透析的时间等也会影响RLS的发生。非药物治疗及药物治疗均能改善透析患者RLS症状。

## （二）流行病学

RLS的发病率有明显地域差异，亚洲国家发病率低于欧美国家，北欧国家（如芬兰、瑞典、挪威）相较于南欧国家发病率更高。RLS在亚洲普通人群中的发病率为0.9%~15.3%，土耳其为3.2%，日本为1.09%，而美国为17.7%，冰岛为10%~20%。出现这种差异可能与研究对象的种族、生活环境、语言、遗传学、样本量较小、甚至诊断标准的不同有关。除此之外，RLS发病率可能还随年龄的增长而升高，有研究发现60~70岁人群发病率较高，但70岁以上的患者其发病率与年龄则呈负相关，而在另一些研究中，30~40岁为发病高峰年龄组。但是也有研究认为RLS发病率与年龄无关。此外，女性发病稍高于男性，男女发病之比约为1:2。终末期肾脏病患者RLS的发病率明显高于普通人群，依据国际不宁腿综合征研究组（the International RLS Study Group，IRLSSG）诊断标准，RLS在尿毒症患者中的发病率为12%~45%。早在1995年，Walker等人就使用国际睡眠障碍分类（ICSD）标准调查出加拿大某血液透析（HD）中心的RLS患病率为57.4%。近20年来，随着人们对透析患者RLS的关注及重视的增加，以及IRLSSG诊断标准的确定，透析患者RLS的相关研究也相继发表。

流行病学研究结果显示，使用IRLSSG标准诊断的RLS的患病率在单纯HD患者为5.2%~70%，单纯腹膜透析（PD）患者为7.1%~62%。此外，也有个别研究并未使用IRLSSG标准。Kutner等人采用CHOICE研究中的健康经历问卷（CHEQ）对美国佐治亚州亚特兰大周边的多家透析中心进行了横断面调查，研究发现该调查人群（包含HD及PD患者）RLS的患病率为33.3%，其中黑人RLS患病率（26.4%）低于白种人（40.4%）。Naini等人同时采用IRLSSG标准和剑桥-霍普金斯RLS问卷（CH-RLSq）评估了伊朗HD及PD患者的RLS患病率，结果发现，同一调查人群使用IRLSSG标准RLS患病率为28.8%，使用CH-RLSq时患病率为26.6%。可见，不同透析方式、不同国家和人群的患病率不同，即使是同一人群使用不同诊断标准得到的患病率也不相同。日本敬爱医院发现该院22%血液透析患者合并RLS。伊朗一项多中心研究显示其HD患者RLS患病率为15.8%。国内有调查发现21.5%的HD患者存在RLS另一项研究显示HD患者RLS的患病率为16.0%。正常人群中RLS发生率为0.1%~15.0%。国内研究表明血液透析患者RLS发生率为22.44%~25.30%，与正常人群相比明显升高。Giovanni等发现腹膜透析人群RLS发生率只有10.7%，另1项比较了不同透析方式并RLS发生率及严重程度的研究表明，腹膜透析患者并RLS的发生率为24.7%，较血液透析并RLS患病率更高，且更严重。国内另一项研究表明腹膜透析患者RLS检出率43.7%（31/71），高于相关文献报道，这可能与本研究样本量较少有关。美国一项研究评估了来自美国肾脏数据系统（USRDS）的医保数据后发现，在2007到2009年期间开始肾脏替代治疗（包括透析和肾移植）的患者中，仅0.8%的患者使用了第9版RLS国际疾病分类（ICD-9）编码，提示RLS在USRDS肾衰竭人群中被广泛漏诊。因此，尽管目前已有部分研究报道了RLS与肾脏疾病间的流行病学关系，但这两种疾病之间的关系尚未得到充分认识。目前涉及RLS在CKD人群的研究多集中在已经透析的终末期肾脏病患者，而早期CKD患者及肾移植患者的RLS相关研究数据相对较少。

（三）发病机制

目前对于透析患者RLS发病机制或病理生理方面的研究仍十分缺乏，大多局限于研究这类人群发生RLS的危险因素，因此透析患者RLS的确切发病机制仍然未知。较为公认的特发性RLS发病机制主要包括遗传因素、铁代谢异常及多巴胺能功能障碍。

1. 遗传因素

目前认为该病可能是一种常染色体显性遗传病，其致病基因可能位于12q、14q和19q。遗传因素作为透析患者RLS发病机制主要体现在阳性RLS家族史及遗传变异。与特发性RLS相比，透析患者RLS中具有"明确阳性"RLS家族史的患者比例更低（42.3%vs11.7%），提示遗传因素在透析患者RLS发生中的贡献可能不如特发性RLS大。Schormair等人首次证实遗传变异在透析人群RLS中的作用，他们发现，ME1S1与BTBD9基因变异与德国透析人群发生RLS有关，而在希腊透析人群中未发现这种相关性。Lin等人首次在亚洲人群中证实PTPRD基因变异位点rs4626664与透析人群RLS发生相关，而其他几个与特发性RLS发生有关的遗传变异对该研究人群RLS的发生没有作用。

2. 多巴胺神经系统功能紊乱

主要体现在大量临床研究证实使用多巴胺受体激动剂能显著改善透析患者RLS症状。该机制目前被广泛接受，多巴胺神经元兴奋性降低会导致多巴胺释放减少，中枢神经系统抑制冲动降低，从而诱发RLS；中枢神经系统多巴胺能神经递质传导障碍，也可引起RLS。由于多数尿毒症RLS患者在使用多巴胺激动剂后症状明显缓解，由此推断多巴胺能神经系统功能紊乱可能是尿毒症RLS的重要发病机制。

3. 缺铁性贫血及铁代谢异常

贫血及铁缺乏与RLS的关系存在争议。有研究提示RLS症状严重程度与血清铁蛋白水平呈负相关，研究发现重度RLS患者其缺铁性贫血的发生率是普通人群的9倍，一项系统评价也提出低水平的血清铁及血红蛋白可能是白种人透析患者发生RLS发生RLS的危险因素。此外，临床研究发现铁剂治疗可以改善透析患者RLS症状，提示缺铁可能是透析患者发生RLS的发病机制。但是，透析RLS患者是否如特发性RLS一样存在局部脑铁含量减少尚未见报道。另外，铁是机体合成多巴胺的关键酶（酪氨酸羟化酶）辅助因子，调节多巴胺的合成；铁还是多巴胺$D_2$受体的重要组分，调节多巴胺的释放。因而铁缺乏可通过影响多巴胺能神经系统导致RLS。一项研究发现，RLS患者脑组织铁染色、黑质神经元转铁蛋白受体以及细胞中铁蛋白染色均减弱，而转铁蛋白染色则增强，推测患者中枢神经铁代谢异常可致RLS。另一项针对腹膜透析患者的研究并未发现贫血及铁缺乏与RLS有相关性，一方面是因为研究的观察对象是腹膜透析患者，其他研究观察的是血液透析患者；另一方面尿毒症患者普遍存在肾性贫血，几乎所有患者都在应用红细胞生成素及铁剂治疗，这可能弱化了贫血或铁剂对RLS的影响。

4. 尿毒症毒素

已有研究证实某些中、大分子物质，如iPTH、$\beta_2$-MG在尿毒症患者体内积聚对周围神经有毒性作用，iPTH升高可致神经突触功能受损、信息加工和处理功能障碍，影响神经冲动传导的速度，可能也是促成RLS的重要因素。研究显示血液透析患者RLS与高磷血症和高甲状旁腺激素水平有关，且甲状旁腺激素是其独立危险因素。近年来，有研究发现终末期肾脏病患者丘脑的异常代谢产物与继发性甲状旁腺功能亢进密切相关。国外已有研究通过行甲状旁腺切除术缓解RLS症状，术后RLS症状明显缓解。这提示脑代谢的异常可能是高血磷及高甲状旁腺激素引起RLS的机制之一。钙磷及甲状旁腺激素的达标对RLS患者来说更为重要。而尿毒症RLS患者在肾移植后症状一般明显减轻甚至消失，但移植肾失去功能后，RLS症状常常再次出现，提示尿毒症毒素在RLS的发生中发挥了重要作用，但其具体作用成分及机制均有待深入探讨。

5. 透析对RLS发生的影响

目前已有部分研究探讨透析相关因素对RLS发生的影响，如透析方式、透析龄的长短、透析的充分性、一天中开始透析的时间等，得出的结论却不尽相同，透析相关因素与RLS发生之间的关系尚存在争议。Naini等人评估了伊朗HD及PD人群RLS发生率及相关危险因素，结果发现HD患者RLS发生率较PD患者高（35.5%vs17.7%，$P=0.048$），进一采用多因素回归分析发现，HD是透析患者发生RLS的危险因素（OR=15.973，95%CI：2.606~97.889）。然而，Anand等人却发现PD是透析患者RLS发生的危险因素（OR=1.62，95%CI：1.04~2.50）。Kim等人对比了韩国HD患者RLS阳性与RLS阴性患者的临床特点，发现两组透析龄的差异没有统计学意义，认为透析龄的长短不是RLS发生的危险因素。同样是亚洲人群中的HD患者，Lin等人采用多因素回归分析发现较长的透析时间是RLS发生的危险因素（OR=1.09，95%CI：1.03~1.14）。透析不充分也被报道与RLS的发生有关。尿素清除指数（Kt/V）是用来评价透析充分性的指标之一，Mucsi等人发现在调整了其他相关因素后，单室Kt/V（sp Kt/V）<1.2与HD患者RLS的发生有关（OR=2.215，95%CI：1.052~4.663），Ibrahim等人也证实了这一观点。但也有研究发现HD患者中RLS阳性与RLS阴性组的Kt/V差异无统计学意义。最近的研究表明，在一天中开始进行HD时间更晚的患者RLS发生率高于较早开始HD的患者（34.4%vs27.6%，$P=0.02$），在调整了年龄、糖尿病、并存的心血管疾病及每次透析时长等因素后，较晚开始HD独立与RLS发生风险增加有关（OR=1.35，95%CI：1.03~1.77）。所以，透析相关因素与RLS的发生之间的关系仍值得进一步探讨。

6. 氧化应激

大量研究发现RLS患者体内氧化应激状态明显增高，认为氧化应激、慢性炎症及免疫缺陷参与了RLS的发病，氧化应激可通过影响多巴胺的生成、铁的吸收和蓄积等，从而诱发RLS症状。而透析患者体内维生素C的缺乏及细胞内低水平的维生素E会加重机体氧化应激状态，这也是该类患者更易患RLS的原因之一。

7. 其他因素

如某些药物，如三环类抗抑郁药、某些抗组胺药、镇吐药、多巴胺受体阻滞剂，也可诱发和加重RLS。有研究表明抑郁与RLS相关且为其危险因素，有人认为可能是因为RLS通过干扰睡眠和周期性肢体运动使患者产生抑郁情绪。针对RLS患者，关注患者心理健康和及时进行心理疏导是有必要的。

（四）诊断

目前尚无专门关于透析患者RLS的相关指南，因此与特发性RLS一样，该病目前主要依据国际不宁腿综合征研究组制定的成人RLS的诊断标准进行诊治，透析患者RLS的临床诊断主要依据病史及临床症状。1995年IRLSSG制定了成人RLS的诊断标准，后于2003年、2014年再次补充和修订上述标准，2014年RLS诊断标准必须同时满足五项必需诊断标准：①常常但并非总是伴随或感到腿部不适和不愉悦感，从而产生活动下肢的冲动；②这种不适感和活动下肢的冲动，在休息时或不活动时（如卧床和端坐）出现或加重；③通过活动肢体（走路或伸展运动）可部分或完全缓解这种不适感和活动肢体的冲动；④想活动下肢的愿望及伴随的不适感仅发生于休息或不活动期间或者晚上或夜间症状比白天加重；⑤以上症状须排除其他内科行为学情况（比如肌痛、静脉曲张、下肢水肿、关节炎、腿抽搐、腿放至位置不适以及习惯性顿足等）。此外，当患者出现以下临床特征，尤其是在诊断不确定时，也支持RLS的诊断：在睡觉或清醒期间出现周期性腿部运动（PLMs）、对多巴胺能药物治疗有反应、一级亲属中有RLS阳性家族史及无明显的白天嗜睡症状。RLS的鉴别诊断已经体现在了上述诊断标准中的第五条必备诊断中，但需要注意的是，瘙痒作为RLS的主诉之一，也是透析患者较常见的症状之一，不同的是，RLS通常有昼夜节律，一般在夜间或晚上、休息或不活动期间出现，伴随的不舒服的感觉主要来自于下肢深部，而瘙痒通常局限于皮肤和下肢表面。RLS病情程度评估主要依据是IRLSSG制定的国际不宁腿量（International Restless Legs Scale，IRLS）。该量表包含10个问题（每项0~4分，总共0~40分），根据评分可将RLS分为轻度、中度、重度和极重度。RLS病程分级主要依据1990年美国睡眠障碍协会（ASDA）提出的标准：在2周内属于急性，2周至3个月为亚急性，3个月以上则为慢性。

### （五）临床表现

RLS患者在透析期间可能经历譬如蚁行、刺痛或疼痛的感觉症状，以及静坐不能、想要移动或伸展双腿的运动症状，使得近20%的患者提前终止透析治疗，且RLS严重程度独立与过早停止透析有关（RLS评分每增加分调整OR=1.59，95%CI：1.22~2.06）。此外，RLS也会对透析患者骨骼肌、心理健康、睡眠相关参数、心血管事件、生活质量、全因死亡等多方面产生负面影响。RLS可同时影响透析患者的睡眠数量及质量。RLS症状可使HD患者出现入睡困难、难以维持睡眠、早醒及白天嗜睡，从而减少总睡眠时间。研究发现，HD患者中RLS阳性患者匹兹堡睡眠质量指数（PSQI）高于RLS阴性患者，提示RLS阳性患者睡眠质量更差，并且RLS越严重，患者睡眠质量越差。睡眠质量的降低可能引起诸如生长激素、胰岛素样生长因子Ⅰ等合成代谢激素分泌及循环中浓度发生改变，最终影响患者的合成代谢和肌肉质量，出现肌肉萎缩。多导睡眠图显示近90%的透析RLS患者会出现PLMs，大量研究报道RLS/PLMs阳性的心血管事件的发生率较高。Araujo等人对400例HD患者进行横断面研究发现，在调整了阻塞性睡眠呼吸暂停风险后，高血压的发生与中重度RLS有关。在一项为期18个月的前瞻性观察研究中，RLS阳性的HD患者新发心血管事件高于RLS阴性患者（64.5%vs39.1%，$P$=0.019），并且新发心血管事件随着RLS的严重程度增加而增加。该研究中的心血管事件是指心肌梗死、脑卒中及外周动脉闭塞。在台湾一多中心平均随访3.7年的队列研究中也观察到RLS会增加HD患者心血管事件的发生（调整HR=2.82，95%CI：2.02~4.11）及中风风险（调整HR=2.41，95%CI：1.55~3.75），并且这种风险以剂量依赖性方式随着RLS严重程度增加而增加，但该研究的心血管事件仅仅指心肌梗死。一小样本研究也发现PLMs会增加HD患者心血管事件发生风险，包括心肌梗死、中风、因充血性心力衰竭住院、冠状动脉血运重建、缺血性坏疽截肢及心源性猝死。RLS可降低患者特别是尿毒症患者的生活质量，这与多方面因素有关，包括较差的睡眠质量、失眠、休息不充分、白天嗜睡、焦虑或抑郁、心血管疾病、骨骼肌萎缩等。但目前尚不清楚透析RLS患者生活质量的降低主要是由于生理健康下降还是心理健康下降所致。Giannaki等人认为心理健康及睡眠相关方面是RLS阳性患者生活质量下降的主要原因。相反，最近的一项研究却发现，RLS阳性的HD患者的心理健康评分及生理健康评分均低于RLS阴性患者。RLS与透析患者全因死亡风险之间的关系目前尚不明确。一纳入894例透析（包括HD及PD）患者平均随访2.5年的前瞻性队列研究发现，严重RLS会增加透析患者的全因死亡风险（调整HR=1.39，95%CI：1.08～1.79）。然而，最近的一项对前瞻性观察性研究的系统评价评估了RLS与HD患者不良预后间的关系，结果发现RLS与HD患者全因死亡率没有相关性（HR=1.649，95%CI：0.778～3.496）。值得注意的是，前一项研究纳入了HD及PD患者，对RLS的诊断采用的是CHEQ标准，而后一项研究仅纳入了HD患者，采用IRLSS标准诊断RLS，这可能是研究结论相反的原因之一。因此，需要进行更多大样本、纳入不同透析方式的研究以验证RLS与透析患者死亡风险之间的关系。

（六）治疗

透析患者RLS的治疗取决于RLS症状的频率及严重程度、患者伴随的疾病及治疗相应疾病使用的药物，以及RLS对睡眠及生活质量的影响，对于轻度病症的患者可考虑非药物治疗，如一般生活干预、运动锻炼、物理疗法等，而中、重度以上的患者则需考虑药物手段进行治疗，目前药物主要包括多巴胺能药物、抗癫痫药物、苯二氮䓬类药物、阿片类药物、铁剂和维生素等。某些患者由于生活或者工作需求，如看电影、旅游或者长时间站立者，需要药物治疗，另外一些中、重度RLS患者因症状已经严重影响到睡眠和生活质量，也必须给予药物治疗。许多透析患者可能同时存在其他疾病，如贫血、低钙血症、高磷血症、高PTH、高血压、代谢性酸中毒等，所以改善透析患者RLS症状首先应重新评估血液生化指标，包括与缺铁和贫血、矿物质和骨代谢相关的指标，因为这些指标的异常可能会诱发RLS症状，必要时可静脉注射铁剂和促红素治疗以纠正贫血和缺铁，行甲状旁腺切除术改善矿物质和骨代谢。同时也应该评估患者服用的药物，比如多巴胺拮抗剂、三环类抗抑郁药、选择性5-羟色胺摄取抑制剂和锂剂可能诱发或加重RLS症状，从而避免使用或替代使用这类药物。其次，透析RLS患者应该养成良好的睡眠习惯，包括进行运动训练，减少咖啡因、尼古丁、酒精的摄入，尤其是在睡前几小时内。这取决于症状发生的频率和严重程度。RLS治疗包括药物与非药物治疗。

1. 非药物治疗

①去除诱因。停用可诱发RLS的药物或食物，如：戒烟酒、慎用含咖啡因类的食物，停用抗组胺药物、多巴胺能阻滞剂、抗抑郁药物（如5-羟色胺再摄取抑制剂及三环类）等。②养成良好的睡眠习惯。规律的睡觉和起床，使用简单的行为干预，如休息或透析制动时看电视、玩游戏等转换注意力及按摩肢体等。③有氧运动。有氧运动可作为治疗尿毒症RLS的一种手段，美国神经病学学会（american academy of neurology，AAN）2016年成人RLS治疗指南中建议对继发于透析的RLS患者可考虑运动锻炼缓解RLS症状（级别C）。一项研究发现对尿毒症RLS患者分别进行运动训练和予以小剂量多巴胺受体激动剂可分别使RLS严重程度评分降低46%和56%。另有研究发现通过力量和平衡运动训练，透析患者跌倒风险明显下降，并且还发现运动可以降低心血管疾病的发生、提高生活质量和体能、降低抑郁症、肌肉疾病的发生，从而降低RLS的发病率。运动训练可以帮助HD患者减轻RLS症状，同时减轻抑郁和疲劳的严重程度。其机制可能与运动促进体内β-内啡肽释放、提高机体对疼痛的耐受，加快血流速度增加脑部供血、提高透析效率、增强基底核的可塑性、提高多巴胺能神经传导等有关，运动还可以增加机体肌肉组织，减少脂肪浸润，有氧运动可抗氧化应激，从而提高机体整体代谢层面和健康预后。研究认为至少运动6周以上才能使患者获益。不同的运动方式，对RLS病情改善程度不尽相同，而有氧的渐进式阻力训练较单纯的有氧运动能更加有效缓解患者症状。研究发现，改变透析模式及降低透析液温度也可能影响治疗效果。FREEDOM队列研究发现，每日短时血液透析（SDHD）12个月后，RLS患者的症状得到改善，报告RLS症

状的患者比例从35%下降至26%，中重度RLS患者比例从59%下降至43%。虽然这些研究结果表明随着时间的推移SDHD的确可改善RLS症状，但该研究并未将接受SDHD的患者与在同一透析中心接受普通透析治疗的患者进行比较。最近一项临床研究发现，与采用标准温度（37℃）透析液相比，采用低温（36℃）透析液进行HD可使RLS患者的运动症状减少36%~54%，感觉症状减少10%。提示冷透析可认为是一种安全的非药物治疗方法，可改善HD期间出现的RLS症状，可能会减少透析患者提前终止透析的比例。④物理疗法。AAN在2016年成人RLS治疗指南认为近红外线光谱仪、气压治疗、经颅电刺激、重复经颅磁刺激可能可以缓解原发性中、重度RLS患者症状，震动垫对于缓解症状可能无效但却能改善主观睡眠质量。故该指南推荐临床医师在对待期望使用非药物手段治疗的RLS患者，可以考虑在其RLS症状发生前使用气压治疗（级别B）、近红外线光谱仪或重复经颅磁刺激（级别C），对于有主观睡眠质量障碍者可考虑使用震动垫，但该治疗方法对RLS症状可能无缓解。⑤治疗原发病。尿毒症患者应尽早开始肾脏替代治疗，单纯的血液透析不能有效清除iPTH等中、大分子毒素，血液透析滤过通过对流能有效清除炎性介质，透析灌流通过吸附作用清除中、大分子毒素，故对于已经接受血液透析的患者，加强透析滤过及联合血液灌流能改善RLS症状。近来研究发现，调整透析时间至透析当日早晨以及每日短时血液透析也可缓解RLS症状。而有条件者可行肾移植，研究表明肾移植可有效清除血中的中、大分子毒素，半年后中分子毒素血浆浓度可降至正常、神经系统病变减轻、脑电图恢复正常，但当移植肾功能丧失后症状可再次出现。据文献报道，肾移植可能是透析患者RLS最有效的治疗方案。成功的肾移植使RLS症状得到改善甚至完全缓解，不成功的肾移植在重新开始透析后的10天到2个月内再次出现RLS症状。因此，即使并非所有患者都能完全治愈，HD患者至少可依赖于成功肾移植使RLS得到实质性改善。

2. 药物治疗

主要包括多巴胺能药物（如左旋多巴和多巴胺受体激动剂）、抗癫痫药物、苯二氮䓬类药物、阿片受体激动剂、补充铁剂和维生素：

（1）多巴胺类药物：该类药物是目前指南推荐治疗RLS的一线用药，如罗匹尼罗、普拉克索、罗替戈汀，此类药物已经被美国食品药物监督局（FDA）和欧洲药品管理局（EMEA）批准用于治疗RLS。左旋巴在20世纪90年代已被证明有确切疗效，但由于其严重的晨起反跳现象、症状恶化，限制了其使用，故目前左旋多巴类药物仅建议用于偶尔发病（如HD时）的RLS患者，可临时予以50～100 mg左旋多巴，该药半衰期短、起效速度快，故偶尔使用副作用较小。ANN认为左旋多巴（100～200 mg）可以改善患者RLS症状、主观睡眠感受和周期性腿动频率，对透析患者可以推荐使用，但推荐级别较弱（级别C）。IRLSSG也认为对于可以耐受该药并且无症状加重的24%～40%患者，治疗两年期间内药物疗效明确。多巴胺受体激动剂半衰期较长，目前已替代左旋多巴，成为治疗RLS的一线药物。该药可分为麦角类和非麦角类两类，前者包括卡麦角林和培高利特，由于可导致心瓣膜损害、肺组织纤维化等严重的安全问题，FDA已要求培高利特撤市。目前常用的非麦角类多巴胺受体激动剂有罗匹尼罗、普拉克索、罗替戈汀。严重RLS可显著损害患者的健康及生活质量，多巴胺激动剂如罗匹尼罗或普拉克索可作为一线治疗，但由于没有专门的多巴胺激动剂在ESRD人群中的应用指南，给药时应从最低剂量开始并严密监测药物的不良反应。在多巴胺激动剂治疗失败时加巴喷丁可作为替代治疗方案，以改善RLS症状及与RLS有关的疼痛。研究报道罗匹尼罗和加巴喷丁在改善RLS症状的同时也可提高透析患者的睡眠及生活质量。总的来说，有关透析患者RLS治疗的临床研究和数据有限，大多数已发表的研究报告治疗时间短，研究样本量较小，且比较不同类别的药物间的疗效及副作用的临床研究仍然缺乏。此外，有关药物治疗对透析患者生活质量、心血管健康及死亡的影响的研究仍十分缺乏。罗匹尼罗是首个被FDA批准用于治疗RLS的多巴胺受体激动剂，在一项随机双盲研究中，将并发RLS的血液透析患者被随机分为两组，分别予以罗匹尼罗（0.25～2 mg／d）或左旋多巴（2～200 mg／d）治疗14周，结果显示罗匹尼罗相对于左旋多巴更加有效。另一项为期6个月安慰剂对照的研究同样显示，罗匹尼罗能显著缓解尿毒症RLS的症状，RLS严重性评分下降了54%、睡眠质量提高、抑郁程度评分也降低。ANN认为对于继发于透析的RLS患者，可考虑使用罗匹尼罗（级别C）。普拉克索为新型非麦角类多巴胺受体激动剂，美国睡眠协会及ANN均强烈推荐普拉克索用于治疗中、重度RLS（级别A），欧洲神经科学协会联盟在RLS治疗指南也指出普拉克索短期治疗RLS有效、长期治疗可能有效。国内一项为期6周的随机双盲对照性研究显示，予以普拉克索治疗的患者其IRL评分下降了73.8%，患者临床总体印象评分改善幅度也达68.6%。罗替戈汀透皮贴膏为局部用药，副作用小，多表现为局部皮疹、疲倦、恶心、头痛，ANN认为罗替戈汀可以缓解中、重度RLS患者的症状，IRLSSG治疗指南通过评估目前较大量本试验后提出罗替戈汀在治疗RLS患者6个月内疗效确切，对于可以耐受该药的43%患者在治疗的5年期间内可能有效，美国一项为期6个月，505名RLS患者参与的随机、双盲、安慰剂对照研究中，罗替戈汀治疗组分为0.5 mg/d、1 mg/d、2 mg/d、3 mg/d，以及安慰剂组，对比IRLS评分及临床总体印象严重评分结果提示2 mg/d、3 mg/d罗替戈汀治疗组疗效优于安慰剂组。

（2）抗癫痫药物：2011年美国食品药物监督局（FDA）批准加巴喷丁用于治疗RLS，特别是伴有疼痛症状的RLS，暂未见使用后病情恶化报道，几项高质量临床试验提示加巴喷丁缓释片可显著降低患者IRLS评分、改善主观睡眠质量，可能可以改善客观睡眠参数和RLS患者生活质量和情绪状态。国内一项针对加巴喷丁治疗RLS的系统评价显示，加巴喷丁较安慰剂可显著改善RLS严重程度评分，而1 200 mg加巴喷丁治疗效果更佳，而该药不良反应多能耐受，主要包括嗜睡、头晕、疲劳感、鼻炎等。普瑞巴林（≥150 mg/d）可以降低IRLS评分、改善主观及客观睡眠质量，而增量至300 mg可能可以改善RLS患者生活质量。ANN强烈推荐使用巴喷丁缓释片治疗中、重度RLS（级别A），中等强度推荐普瑞巴林治疗该类患者（级别B）。

（3）苯二氮䓬类药物：对于睡眠质量受到了严重影响的RLS患者，可予以该类药物（如氯硝西泮0.5～2 mg/d）通过改善入睡情况从而缓解RLS症状。但需注意该类药物存在药物依赖性，并有白天嗜睡、疲倦、性功能受损等副作用，故并不作为一线用药。

（4）阿片类药物：有研究发现RLS患者脑内内源性阿片类物质释放增多，并且与RLS患者症状呈正相关，提示内源性阿片物质在RLS发病中起重要作用。阿片类药物可通过竞争性抑制内源性阿片类受体达到治疗目的。羟考酮缓释剂（1.96±15.0 mg）、纳诺酮缓释剂（11.0±7.5 mg）可以改善患者RLS症状、延长睡眠时间，但并不能改善患者总体生活质量。该类药物多用于伴有疼痛的RLS患者，芬太尼、美沙酮和二羟吗啡酮可以用于CKD患者，具体药物剂量需根据肾小球滤过率调整，目前IRLSG治疗指南中认为该类药物在治疗RLS中证据尚不充分，且由于其致瘾性，目前仅作为二线用药。

（5）铁剂：由于大部分继发性RLS都存在铁缺乏和贫血，因此一些临床研究发现尿毒症患者补充右旋糖酐铁及促红细胞生成素可改善RLS症状。对RLS患者使用每周单次高剂量静脉补铁（1 g）治疗两周后，RLS症状可得到改善，周期性腿动次数明显减少，睡眠时间延长。但也有少量研究认为，这些症状的缓解只是暂时的，在补充右旋糖酐铁的患者较安慰剂组在前两周症状缓解明显，但在治疗第四周两组差异不再有统计学意义。

（6）维生素治疗：维生素C和维生素E作为公认的抗氧化剂不仅能拮抗过多的氧化因子，还能诱导神经细胞产生酪氨酸羟化酶，增加多巴胺合成。维生素C还可促进口服铁在胃肠道的吸收、生物利用及转运。ANN指南推荐对于继发于透析的RLS患者，临床医师应该考虑补充维生素C和维生素E（级别B），若患者血清铁≤75 μg/L，可予以325 mg硫酸亚铁＋200 mg维生素Cbid缓解RLS症状（级别B）。近年来有研究发现维生素D可以影响黑质纹状体通路以及保护多巴胺能神经元。有研究提示维生素D缺乏的患者较正常水平的维生素D患者更易出现RLS症状，而对该类患者补充适量维生素D，3～8月可明显降低RLS评分。但是目前尚需大量本试验研究证实维生素治疗RLS的疗效及具体剂量。

不宁腿综合征是尿毒症患者常见的神经系统并发症，可严重影响尿毒症患者的睡眠质量、情绪状态、生活质量甚至生存率，由于起病隐匿，目前尚未得到足够的认识和重视。

## 二、失眠

### （一）概述

失眠通常指患者对睡眠时间和（或）质量不满足，并影响白天社会功能的一种主观体验。CKD患者生活质量的提高是医护人员永恒的话题，随着医疗技术的改善，好的社会适应和道德健康、心理健康是人类追寻的永恒话题，我国古代医学名著《金匮要略》就提到以神志恍惚、精神不定为主要表现的"百合病"，其描述与现代抑郁症的表述基本符合。睡眠是人体主动的行为，可以恢复身体机能和解除疲劳，人的一生之中1/3的时间都在睡眠中度过，睡眠是人体必需的过程，良好的睡眠是健康必不可少的组成部分。CKD患者面对着严格的限盐限水、狭小的社交范围、体力的下降、经济沉重的负担，疾病不仅给CKD患者带来肉体上的痛苦，也带来强大的心理压力。相较于正常人群，睡眠质量差、长期持续的抑郁情绪是CKD患者普遍面临的问题。睡眠质量和抑郁情绪对患者的预后也带来不良的影响，与患者住院率、腹膜炎发生率、死亡率密切相关。睡眠质量和抑郁情绪两者相互影响，互为因果，在发生发展过程中严重降低患者生活质量。多项研究指出睡眠质量和抑郁可能与CKD患者体内炎症因子水平、贫血、维生素D缺乏症、继发性甲状旁腺功能亢进、营养不良、性别、低收入、文化程度等可能相关，但不同的研究结果仍存在争议。并且目前对CKD人群应用药物及非药物治疗睡眠障碍和抑郁的效果及安全性仍待进一步探索。得益于HD患者定时来院透析，临床数据较易收集，但目前PD患者、透析前患者以及CKD1～4期患者睡眠质量和抑郁影响因素仍需扩大样本量和随访时间进一步研究。现缺乏分子水平的实验探索。需要学者们不断完善病例和实验明确其发生机制，为临床决策提供理论依据。

（二）流行病学

近年来，失眠引起了国内各界关注，有关媒体报道，在北京、上海、天津、广州等大城市有57%的人群有不同程度的失眠。也有国外学者报道，失眠在维持性腹膜透析患者中普遍存在，由多因素造成，是常见的睡眠问题。国内一项研究对113例CAPD患者的睡眠情况进行了调查采用的AIS是睡眠调查和临床实践中的一个重要评估工具。调查中，失眠患者占29.92%，而且所有失眠患者均出现睡眠质量问（PSQI＞5分）。失眠组的PSQI中7个评估项目得分都明显高于非失眠组。调查显示：影响失眠及睡眠质量最明显的因素是不宁腿综合征（spearman'srho分为0.372 9及0.373 2，P＜0.05）。113例患者中，不宁腿综合征8例（占7.08%），全部为失眠组患者。且有不宁腿综合征的患者AIS的评分为12.5±5.48，显著高于无不宁腿综合征症状的患者（3.85±4.24），睡眠质量也低。有不宁腿综合征症状的患PSQI的评分为15.38±3.62，显著高于无不宁腿综合征症状的患者（6.62±4.65）。

（三）发病机制

有学者报道，不宁腿综合征、入睡障碍、转铁蛋白水平是透析失败的独立危险因素，有不宁腿综合征症状的人在2.5年内的病死率上升。然而，并没有观察到不宁腿综合征与贫血、铁蛋白、透析不充分、钙磷代谢紊乱的相关性。临床上应重视不宁腿综合征患者的治疗与护理。营养与失眠也密切相关。调查中发现，失眠组患者的Alb明显低于非失眠组，而SGA的评估也可以看出，失眠组患者中营养不良明显多于非失眠组。而且在两组患者透析充分性差异无统计学意义（Kt/V及CCL差异无统计学意义）的情况下，非失眠组患者的尿素氮明显高于失眠组患者（P＜0.05），考虑可能与失眠组患者胃纳偏低有关。还有报道，年龄是造成失眠的另一个危险因素。而本次调查却发现，失眠组的平均年龄（55.06±13.63）岁，非失眠组的平均年龄（50.54±13.89）岁，两组差异虽无统计学意义，但失眠组年龄仍然偏大于非失眠组。也有文献报道，在PD中存在两种影响睡眠因子：类S样物质和白细胞介素–1。这种自然睡眠物质的变化可能是影响CAPD患者睡眠的原因。随着糖尿病、高血压等慢性疾病增加，慢性肾脏病的全球发病率已达10%，成为全球医疗卫生体系沉重的负担。近年来发现慢性睡眠障碍与患者海马体损伤及认知功能障碍密切相关，合并睡眠障碍与低睡眠质量和高死亡率相关已被多项研究证实，因此重要的是研究与睡眠障碍相关的危险因素并按相关性有序改善CKD患者的睡眠质量，从而提高患者的生活质量并尽可能降低相关死亡率。

### （四）临床表现

老年人的睡眠问题表现在：入睡更困难、睡眠时间减少、睡眠质量降低、睡眠中断次数增加，早睡早醒，以及白天嗜睡。据统计CKD患者睡眠障碍的发生率高达80%，抑郁发生率可达到正常人的3倍，严重影响患者的生活质量，且研究表明睡眠障碍和抑郁情绪与CKD患者感染、住院率、死亡率及心脑血管事件发生率密切相关。睡眠障碍与抑郁等不良情绪常合并存在，且相互影响。睡眠障碍是CKD随访中患者常见的症状，往往合并日间功能障碍、瘙痒、睡眠不安、抑郁、焦虑等不适感受，严重影响患者日常生活。

### （五）治疗

见情绪不良部分治疗。

## 三、情绪不良

### （一）概述

国外报道CKD患者抑郁发生率可达23%，即便所使用抑郁量表不同，我国统计数据与其类似，中国台湾一项研究显示透析前CKD患者抑郁粗估计率和年龄纠正后标准化率分别为22.6%和20.6%，在首选腹膜透析的香港，统计PD患者合并抑郁发病率为17.16%。国内一项研究纳入234例维持性血液透析患者，中重度抑郁的发病率为33.3%，严重影响患者透析后生活质量。

一项来自香港伊丽莎白女王医院的前瞻性研究收集了2012年9至2014年12月共132例PD患者，包含118例维持性腹膜透析患者（continuous ambulatory peritoneal dialysis，CAPD）和14例自动化腹膜透析患者（automated peritoneal dialysis，APD）。根据患者抑郁和焦虑积分分为高分组和低分组，得出结论抑郁焦虑高积分是PD患者腹膜炎的独立影响因素（OR=3.17，95%CI：1.27～7.93，*P*=0.01）。一项涉及1 500名HD患者的回顾性研究表明，抑郁与住院率的增加和住院时间的延长（延长30%以上）有关，且不受其他人口统计学因素和合并症的影响。受到中国传统文化影响，很多合并抑郁焦虑情绪的患者不主动选择心理门诊就诊。寻找抑郁可能的影响因素有助于临床早期鉴别诊断合并抑郁患者，积极分诊治疗，改善患者生活质量。

（二）流行病学

抑郁的发病与患者所处社会环境和本身易感性有关。多项研究发现低收入、高学历、低年龄、女性、无业、单身CKD人群抑郁患者比率较高。虽然目前国家医保覆盖了ESRD人群的透析及并发症治疗费用，但除了显性的治疗费用患者还要负担来往医疗机构的交通费用、时间消耗等隐形成本消费，且患病后患者大部分或完全丧失劳动能力，失去生活来源，故疾病给ESRD患者带来了沉重的经济负担。我国一项研究收集了280例HD患者的人口统计学资料，并对他们进行SDS量表抑郁评分。结果显示是否工作、收入情况、受教育程度、医保类型与患者抑郁相关，李钦君等调查了75名CAPD患者，发现医疗花费占家庭总支出比越高越容易合并抑郁焦虑情绪。有的研究认为女性天性敏感，是抑郁症的高发人群，多数女性PD或HD患者确诊后选择轻劳力或职业压力较小的职位，或者辞职居家生活。没有工作的女性在体力明显下降后往往自顾不暇，不能分担家务。自身不能承担社会角色的变换及家庭成员的抱怨给她们带来巨大的心理压力。人口统计学因素对睡眠障碍和抑郁的影响相关报道较多，但不同的研究存在种族、性别、群体差异，结论并不统一，我国人群结论仍待进一步探究。

### （三）发病机制

#### 1. 微炎症状态和营养不良

CKD患者肾功能衰竭导致包括晚期糖基化产物、氧化蛋白产物、肌酐、尿素氮等毒素在体内蓄积。毒素与体内单核巨噬细胞表面受体结合，从而激活核因子NF-κB，大量炎症因子如IL-1、IL-6、TNF-α、CRP等随之释放。肾脏对其清除能力不足导致这些炎症因子累积。对CKD1~4期及透析患者研究中得出体内微炎症状态水平与残肾功能成反比。PD患者因透析治疗的特殊性，如腹中长期留置塑料管道腹腔内间皮细胞与增塑剂直接接触、腹腔内长时间留存含葡萄糖透析液、反复发生的腹膜炎以及操作不当导致的隧道炎等原因普遍存在微炎症状态。一项比较了62例透析龄大于6个月的CAPD患者和31例正常人体内炎症因子水平，发现CAPD患者体内高迁移率组蛋白-1（high mobility group box protein-1，HMGB-1）、IL-6和TNF-α显著高于正常对照组。长期的微炎症状态与CAPD患者血脂、营养不良、心脏重构、脑血管硬化等疾病呈现密切相关，微炎症状态于患者营养不良状态密切相关。关于抑郁的研究也提出，抑郁症患者体内炎症因子也明显高于正常人群，且炎症水平越高，躯体疼痛等不适症状越重，其中IL-2受体水平可作为抑郁的预测因子，提示微炎症状态是抑郁可能的发病因素之一。抑郁与微炎症状态相辅相成，高抑郁量表得分患者炎症水平较高，且容易合并睡眠障碍。

#### 2. 残肾功能

相较于HD在透析治疗期间更快速的血液灌注变化和血压波动，PD在残肾功能保护上体现出现卓越的优势。一项针对2 211名美国透析患者的随机选择进行的全国性研究表明，PD患者接受治疗的第一年内，RRF完全丧失（尿量<200 ml/24h）的风险降低了65%。在调整诊断ESRD时的年龄、性别、合并症、高血压、药物和估计的GFR水平后，也得出了相同的结果。一项来自美国的初步研究得出33%的腹膜透析患者合并阻塞性睡眠呼吸暂停综合征，RRF与睡眠呼吸暂停—呼吸暂停指数呈负相关（*P*=-0.63，

$P=0.012$）。对CKD患者来说，丧失残肾功能后意味着更为严苛的限盐限水的生活方式，特别是PD患者常伴有腹膜转运模式改变，需更改透析处方采用更为频繁的透析方式来达到充分透析的目的，重复的操作增加了腹膜感染的风险，加重患者日常生活和工作负担，带来更大的心理压力。腹腔内透析液长期留存造成的容量过负荷、糖基化产物积累等均会增加患者并发心血管疾病的风险，残肾功能丧失会导致慢性炎症、贫血、营养不良、$\beta_2$—微球蛋白清除率降低、钙和磷酸盐代谢紊乱、脂质紊乱、水钠潴留、高血压、左心室肥大。保护残肾功能可降低腹膜炎发生率、CKD患者早期死亡率，改善患者抑郁焦虑状态及提高CKD患者生活质量。

### 3. 贫血

由于肾功能的下降，肾脏肾小管周围毛细血管和近曲小管周围的间质成纤维细胞分泌的促红细胞生成素（erythropoietin，EPO）减少或相对浓度减低，CKD患者普遍存在轻中度的贫血。其他原因包括：①患者体内铁调素水平增加，以及某些指控药物如含钙成分的磷结合剂等影响肠道内对铁的吸收。②血液透析患者使用抗凝剂，以及透析过程中造成的血液损耗。③容量过负荷导致的胃肠道淤血所引发的食欲下降，铁的摄入量明显减少。④长期住院患者定期采血造成的血液丢失。CKD患者贫血与患者不良预后密切相关，包括生活质量下降营养不良、心血管疾病发生率、住院率、认知障碍发生率和死亡率升高。在一项前瞻性研究中发现，PD患者抑郁评定分数与贫血程度密切相关，HD人群中也得出相似的结论。

### 4. 维生素D缺乏症

健康的肾脏通过调节肠吸收（通过将维生素D转化为骨化三醇）和肾小管排泄（在甲状旁腺激素的负反馈控制下）来严格调节血清钙和磷酸盐的浓度。随着CKD的发展，活性维生素D缺乏症越加明显，可导致低血钙症和继发性甲状旁腺功能亢进，从而刺激骨破骨细胞活性。维生素D可跨过血脑屏障，已在海马体中发现维生素D受体，故维生素D缺乏被认为可能是抑郁发展的原因之一，但其机制还未明确，故维生素D与抑郁症状关系尚存在争议。浙江大学附属医院的一项研究里收集了484例透析患者（102例PD患者和382例HD患者），结果显示合并抑郁的透析患者体内hs—CRP水平较非抑郁患者高，体内维生素D水平（维生素$D_2$和维生素$D_3$总和）较低。患者每日口服0.5 μg骨化三醇，一年后随访结果显示患者体内hs—CRP及维生素D水平较前有所改善，但抑郁症状未见明显改善，在延长随访期后可能会出现阳性结果。

### （四）治疗

#### 1. 药物治疗

一项研究筛选了380名合并抑郁的PD患者，50%的患者在精神科医生的建议下接受为期12周的抗抑郁药物治疗（舍曲林，西酞普兰，帕罗西汀，安非他酮和奈法唑酮）后，抑郁评分明显降低。另外一项研究等收集了124名PD患者抑郁评分，25.8%患者诊断为抑郁，使用舍曲林治疗后患者抑郁评分明显改善。但上述研究均观察周期较短，无法评价药物不良反应以及何时终止服用药物的评价标准。抗抑郁药物本身带来的不良结局也限制了其在CKD人群的应用。有研究指出，使用三环类抗抑郁药和选择性5-羟色胺再摄取抑制剂治疗的老年疗养院患者跌倒率增加。此外，相关研究还观察到接受三环类抗抑郁药的患者发生不良心脏事件的风险增加。苯二氮䓬类药物作为中枢类镇静催眠药广泛应用于睡眠障碍和抗焦虑。因其主要经肝脏代谢，ESRD人群应用相对安全，很多肾内科医生也建议ESRD患者用短效苯二氮䓬类药物治疗睡眠障碍。但苯二氮䓬类药物需要精神类药品处方，且存在过量服用导致中毒的风险。褪黑素是人体松果体分泌的一种内源性睡眠调节激素，褪黑素作为一种低危险性、价格便宜、方便易得的睡眠调节剂，适合在CKD人群中推广应用，有研究表明褪黑素可能会改善HD患者的主观及客观的睡眠参数，可明显改善患者睡眠发作潜伏期、睡眠效率和实际睡眠时间。

#### 2. 非药物治疗

CKD患者因疾病本身及并发症常每天服用多类药物，对CKD人群的用药临床上总是格外小心。因此为了改善患者的睡眠质量，调节患者情绪，很多研究专注于非药物疗法。Bro等比较分析了CAPD患者和APD患者睡眠质量，发现两者并无差异。史文洁研究显示日间非卧床腹膜透析（daytime ambulatory peritoneal dialysis，DAPD）睡眠潜伏期较CAPD长，但两者主观睡眠参数未见明显差异。有四项研究探索了血液透析或待肾移植患者睡眠质量评分，干预措施包括呼吸放松、引导的呼吸训练、冥想等放松治疗，并对他们进行了中位数为8周的随访观察，结果得出放松训练对患者睡眠质量改善的证据等级较低。有研究比较分析了血液透析患者有氧运动、瑜伽与对照组的睡眠质量和抑郁评分，发现运动干预对睡眠质量的影响不确切。运动干预组与对照之间的总睡眠时间、睡眠效率网、睡眠障碍、焦虑或疼痛评分没有差异。但是锻炼可能会减轻患者日间疲劳感，并且可能会减轻抑郁症状。而且发现在所有的研究中发现运动干预组很少出现不良事件。提示适度的锻炼可能对睡眠质量和抑郁症状有改善作用。有学者探究了穴位按摩对CKD患者睡眠质量的影响。结果得出穴位按摩可能稍改善患者睡眠潜伏期、增加患者睡眠时间、改善患者日间疲劳。但因证据等级不足尚不能得出可改善睡眠质量，且减轻抑郁症状效果不明确。穴位按摩作为一种非侵入性操作，且不良反应较少，在未来可能在改善睡眠质量和抑郁的治疗上扮演重要角色。有研究分析表明血液透析患者在血液透析期间或睡眠时行音乐疗法，能改善患者睡眠质量、睡眠潜伏期、总睡眠时间和睡眠障碍。另有研究比较了认知行为疗法（cognitive-behavioral therapy，CBT）和没有干预措施的对照组。中位随访时间为13.3周。CBT可以改善睡眠质量，睡眠潜伏期，总睡眠时间，睡眠效率，抑郁、焦虑和生活质量，但全因死亡率没有显著差异。认知行为疗法是通过会谈、社会支持等方式改变患者对疾病的认知，改变其思维模式，纠正不正确的认知从而达到改善抑郁焦虑等情绪的方法。这种疗法需要患者主动接受心理治疗，定期至心理门诊接受会谈治疗。目前在我国普及度以及大众接受度不高，特别是CKD群本身就面临经济压力，很难接受和承担心理治疗花费，但在未来CBT有着广阔的前景。

（尹清华）

第三部分

# 腹膜透析相关并发症护理要点

# 第一章

# 腹膜透析并发胸腹瘘的护理要点

随着腹膜透析患者的增加，腹膜透析相关并发症也逐渐增多，胸腹瘘是腹膜透析患者严重的并发症之一，1967年国外学者首次报道了腹膜透析相关性胸腹瘘，是由腹膜腔内的液体经胸膜瘘进入胸腔引起胸腔积液，临床主要表现为透析液超滤量减少伴渐进性呼吸困难，其发生率约为1.6%~6%，女性多于男性，好发生于右侧。通过临床表现、查体、X线平片等发现胸腔积液，对胸腹瘘或胸腹交通的诊断多通过胸水葡萄糖浓度测定、亚甲蓝试验、核素检查、CT或MRI腹腔造影、吲哚菁绿荧光显影试验等检查。治疗方法包括手术修复，改行血液透析，使用自动化腹膜透析（automated peritoneal dialysis，APD）进行小剂量透析。

## 一、案例分享

### （一）病历资料

患者女，41岁，因"维持性腹膜透析2+月，活动后胸闷、气促15+天"入院。既往诊断"慢性肾脏病（CKD5期）、肾性贫血、肾性骨病、维持性腹膜透析、银屑病、不宁腿综合征"。透析方案为持续性非卧床腹膜透析，采用1.5%腹膜透析液2 000 ml经腹腔灌注，3次/天，超滤量500 ml/d，尿量500 ml/d。15天前患者出现胸闷、气促，血压175～185/102～110 mmHg，尿量减少约300 ml/d，超滤量减少至200～300 ml/d。

### （二）入院查体

体温36.5 ℃，脉搏105次/分，呼吸21次/分，血压165/94 mmHg，慢性病容，贫血貌，双肺呼吸音减弱，叩诊呈浊音，心界正常，各瓣膜区未闻及明显杂音，腹部平坦，腹膜透析管位置正常，导管出口处未见渗血渗液，颜面及双下肢轻度水肿。

### （三）辅助检查

血红蛋白93 g/L，白细胞计数 7.47×$10^9$/L；尿钠素＞35 000 ng/L；甲状旁腺素21.74 pmol/L；铁蛋白70.70 ng/ml，总铁结合力42.60 μmol/L；白蛋白27.40 g/L，尿素26.00 mmol/L，肌酐1 360 μmol/L，葡萄糖3.68 mmol/L，钙2.06 mmol/L，无机磷2.67 mmol/L，估算肾小球滤过率2.59 ml/（min·1.73 m²）。

常规超声心动图示左房增大，二尖瓣反流（轻度），左室收缩功能测值正常，心包积液（少量）；CT平扫示双侧胸腔积液，心包积液；胸腔彩超示双侧胸腔积液（见图3-1-1）；行胸腔穿刺置管引流术并留置胸腔引流管，胸水生化示胸水葡萄糖5.94 mmol/L，同时血糖4.93 mmol/L，不除外胸腹漏可能；在2 L透析液中加入亚甲蓝20 mg灌入腹腔平卧2小时后，经胸腔引流出淡蓝色胸水（见图3-1-2），诊断为腹膜透析相关性胸腹瘘。

### （四）治疗方法及转归

入院时透析方案1.5%腹膜透析液2 000 ml一天4次，超滤量500 ml，尿量300 ml，化验结果示尿钠素＞35 000ng/L，暂停持续不卧床腹膜透析（continuous ambulatory peritoneal dialysis，CAPD），立即遵医嘱予APD治疗1.5%透析液4 000 ml＋2.5%透析液4 000 ml，1 000 ml/留腹60分钟/共7个循环，最末留腹500 ml（留腹4小时后放出），平均每日尿量200～300 ml，超滤700～900 ml。三天后CT平扫示双侧胸腔积液，行右侧胸腔穿刺术抽取胸腔积液并留置胸腔引流管，持续留置胸腔引流管3天引流出胸水约846 ml。治疗7天后尿量100 ml，超滤1 047 ml，遵医嘱在原透析方案基础上减少透析总剂量2 000 ml，继续关注尿量及超滤变化；入院后11天患者胸闷气促缓解明显，予安排出院，居家APD治疗，持续门诊跟踪随访。一月后门诊随访CT扫描显示右侧胸腔积液减少（见图3-1-3）。一年后患者门诊随访CT扫描显示右侧胸腔积液较前基本吸收（见图3-1-4），超滤量波动在400～800 ml/d，小便200～300 ml/d，无心慌胸闷等不适。

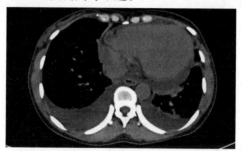

图3-1-1　入院第三天 CT扫描显示双侧胸腔积液明显

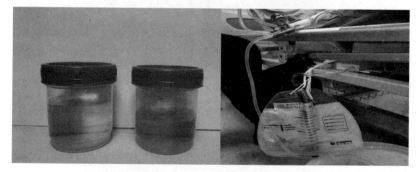

图3-1-2　入院第三天亚甲蓝试验胸腔引流出淡蓝色胸水

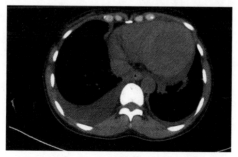

图3-1-3　出院一月后 CT扫描显示右侧胸腔积液减少

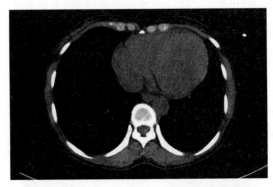

图3-1-4　出院一年后CT扫描显示右侧胸腔积液较前基本吸收

## 二、护理思考

问题1：胸腹瘘患者调整方案后如何关注透析效果？

问题2：胸腔穿刺引流液生化检查指导临床护理？

问题3：胸腹瘘患者亚甲蓝试验后需要关注的护理要点？

问题4：胸腹瘘患者APD治疗过程中的护理要点？

## 三、护理要点

### （一）一般护理

当患者发生胸腹瘘时，暂停常规的CAPD，调整为小剂量半卧位透析或者使用APD设置小剂量的透析模式。由于胸腹瘘影响患者的心肺功能，导致胸闷气短、呼吸困难，遵医嘱给予患者低流量吸氧，缓解呼吸道症状；使用利尿剂促进液体排出体外，减轻胸腔积液症状。密切监测患者生命体征，关注超滤、尿量、临床生化及电解质的变化。病情稳定1月后返院行充分性检测，根据结果调整腹膜透析方案。

### （二）胸腔引流护理要点

胸腔穿刺引流放液是迅速改善胸腹瘘患者临床症状的重要措施。临床中患者的胸水为漏出液，且葡萄糖浓度显著升高，胸水葡萄糖与同期血糖的比值大于1时，胸腹瘘的可能性非常大。采用胸水葡萄糖水平与同期血糖水平比较的方法来诊断胸腹瘘具有快速、准确、简便、易行、价格低廉等优点，基层医院也可实施且诊断明确后可及早干预，减少了患者痛苦，值得临床推广运用。

采用亚甲蓝试验明确患者胸腹瘘诊断。亚甲蓝试验操作简单，创伤小，费用低，一般腹腔注入一定剂量的亚甲蓝，嘱患者平卧位留腹2~6小时观察胸腔引流液颜色，如为蓝色或淡蓝色，则可确诊。患者使用亚甲蓝常出现明显腹痛不适，部分患者甚至会出现亚甲蓝诱导的化学性腹膜炎，亚甲蓝试验后予温凉的透析液反复冲洗腹腔直至透出液颜色清亮为止，密切关注透出液常规结果。

观察患者生命体征和胸闷气促有无改善；记录24小时胸腔引流液的性状、颜色和量，并遵医嘱送实验室检查；观察局部皮肤有无感染，及时更换引流管局部敷料；指导患者勿牵拉、反折管路，妥善固定，防止管路滑脱。

## （三）胸腹瘘 APD 治疗的护理

暂停常规透析模式，小剂量半卧位透析。当患者确诊胸腹瘘后暂停常规的CAPD，调整为小剂量半卧位透析，减小腹腔压力并减少透析液继续进入腹腔的可能。胸腹瘘患者临床推荐使用APD治疗，传统小剂量透析模式患者常常将透析液1 000 ml放入腹腔2~3小时放出，临床弊端存在腹膜透析管路一直与腹膜透析短管相连接，易出现导管牵拉且患者活动不便。

APD透析操作的简易性是居家便利性的前提。对于胸腹瘘患者，可个性化设定小剂量腹膜透析入量透析，根据腹膜透析充分性评估和患者残余肾功设置留腹时间，在家里由患者自己或家人进行床旁操作，白天患者和家属均可不受约束地安排日常活动或参加力所能及的工作，促进社会回归和康复，白天干腹可降低腹内压并有助于膈肌修复。胸腹瘘患者在实施APD治疗过程中，依据运行程序进行相应的操作，避免管路打折，关注引流及灌入过程是否顺利，关注有无腹痛等不适，准确记录透析方案及超滤量。依据院感要求将一次性治疗管路及透析液袋进行处置。APD具有完整的检测报警系统，在出现报警后能自动中止工作保障患者透析安全。

（四）强化患者培训，定期随访

强化置管术后患者的培训，居家透析时出现腹膜透析超滤量不明原因减少、咳嗽、胸闷、呼吸困难、不能平卧、伴有不同程度的双下肢浮肿等临床症状体征时，及时联系腹膜透析护士给予相应指导。确诊胸腹瘘患者按医嘱规范透析，定期随访复查生化指标、透析充分性及CT。

## 四、小结

胸腹瘘是一种少见但有潜在巨大风险的腹膜透析并发症，胸腹瘘不仅影响腹膜透析患者的透析效果，还会影响患者的心肺功能甚至危及生命，因此应加强出院宣教与随访，做好临床观察，早期发现、准确诊断及时治疗胸腹瘘，制定护理计划，完善护理措施，促进康复。

（马登艳　周雪丽）

# 第二章

# 腹膜透析并发腹壁疝的护理要点

　　疝，即人体组织或器官一部分离开了原来的部位，通过人体间隙、缺损或薄弱部位进入另一部位，俗称"小肠串气"。腹壁疝是腹膜透析患者常见的并发症，是患者退出腹膜透析的重要原因之一。文献报道腹膜透析腹壁疝患病率为9%～32%，发病率为0.05～0.08次/患者年。多数文献报道脐疝是腹膜透析患者最常见腹壁疝类型，所占比例为40.0%～61.5%，其次为腹股沟疝，所占比例为26.9%～36.0%。有指南建议在腹膜透析置管之前或者在透析期间进行疝的修补，减少术后并发症如透析液漏液、局部肿胀疼痛和嵌顿的发生。腹壁疝可通过临床表现、查体、浅表组织彩超、腹部CT、亚甲蓝试验等确诊。腹壁疝的治疗一般需要外科手术修补，过渡期的透析改行血液透析、手工持续非卧床腹膜透析（continuous ambulatory peritoneal dialysis，CAPD）或自动化腹膜透析（automated peritoneal dialysis，APD）。

## 一、案例分享

### （一）病历资料

　　男，75岁，因"发现肌酐升高7+年，维持性腹膜透析5+月"入院，既往诊断"慢性肾脏病（CKD5期）、肾性贫血、肾性骨病、高血压3级很高危、维持性腹膜透析、左侧腹股沟疝。腹膜透析处方为持续性非卧床腹膜透析：1.5%腹膜透析液2 000 ml，一天3次，每日超滤200 ml左右，尿量1 500 ml左右。

（二）入院查体

体温36.5 ℃，脉搏80次/分，呼吸20次/分，血压155/83 mmHg，慢性病容，贫血貌，腹部平软，右侧腹部可见腹膜透析管，出口处无红肿，无渗血渗液，左侧腹股沟处可见一5 cm×6 cm大小肿块突出，囊性，活动度好，无压痛，肝肾区无叩痛，双下肢无水肿。

（三）辅助检查

肌酐667 μmol/L，尿素19.7 mmol/L，估算肾小球滤过率6.37 ml/（min·1.73 m$^2$），血红蛋白 113 g/L，红细胞计数3.32×10$^{12}$/L，白细胞计数6.23×10$^9$/L，无机磷 1.39 mmol/L。一月前行浅表组织彩超：左侧腹股沟疝伴积液（见图3-2-1）。

（四）治疗方法及转归

入院后请胃肠外科医疗会诊示患者左侧腹股沟疝诊断明确，有手术指征，拟行手术。入院第二天行腹部CT检查（见图3-2-2），第三天在局麻下行左侧腹股沟疝无张力修补术，术中见疝囊位于腹壁下动脉内侧，疝囊大小6 cm×5 cm，疝环口直径4 cm，包块可还纳，无嵌顿，未坠入阴囊。手术顺利，术后诊断为：左侧腹股沟直疝。

术后第五天开始APD治疗，选择夜间间歇腹膜透析（nocturnal intermittent peritoneal dialysis，NIPD）模式，1.5%腹膜透析液6 000 ml，750 ml/留腹80分钟，共7个循环，最末循环留腹200 ml，超滤量为200～300 ml/d，尿量1 300～1 400 ml/d。

术后第十天患者出院，居家透析模式为手工间歇性腹膜透析（intermittent peritoneal dialysis，IPD）：1.5%腹膜透析液2 000 ml一天三次，每次1 000 ml放入保留2～3小时。电话随访患者超滤量为300～400 ml/d，尿量1 200～1 400 ml/d。术后第三周，透析模式调整为连续非卧床腹膜透析（CAPD）治疗：1.5%腹膜透析液2 000 ml一天三次（夜间留腹），超滤100～200 ml/d，尿量1 600 ml/d左右。

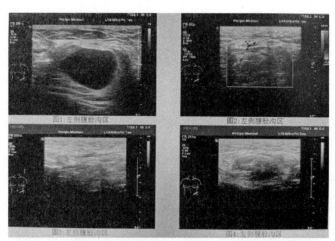

图3-2-1　入院前一月浅表组织彩超：左侧腹股沟疝伴积液

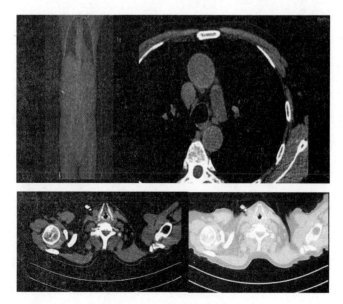

图3-2-2　入院第二天全腹部CT平扫左侧腹股沟疝，疝内容物为脂肪及系膜组织

### 三、护理思考

问题1：腹膜透析患者疝术后护理要点？

问题2：腹膜透析患者疝术后选择透析方式的护理？

问题3：使用亚甲蓝试验的护理要点？

### 四、护理要点

#### （一）一般护理

1. 术前指导

针对准备行疝修补术的患者，建议避免咳嗽、喷嚏、用力过度、用力排便等，保证充足的睡眠。指导患者术前 1天以半流质饮食为主，避免牛奶、豆类等产气类食物的摄入，减少术后腹胀的发生。术前禁食禁饮8小时。

2. 术后指导

腹壁疝术后外科医生建议避免咳嗽、便秘及做增加腹压的动作。观察疝修补处伤口情况，保持局部敷料清洁干燥。根据患者残余肾功能情况评估透析时机，初始小剂量卧床透析，评估是否存在透析不充分及容量负荷过多的表现，关注电解质、超滤和尿量。手术后规律透析1月后行充分性检测，根据结果调整腹膜透析方案。

#### （二）透析方式的护理

1. 手工IPD治疗腹壁疝术后的护理

腹壁疝术后可以暂停CAPD改为临行血液透析治疗，或者行小剂量IPD透析模式，避免液体进入腹腔以减轻腹腔压力，术后第3～4周起恢复术前透析方案。临床持续小剂量IPD透析模式中腹膜透析液双联系统与短管常常一直连接，阻碍患者活动且容易牵拉导管导致出口处渗血，出口处局部发生炎症。

2. APD治疗腹壁疝术后的护理

既往为降低腹腔内压力、促进切口愈合，腹壁疝修补术后常采用临时中心静脉置管行血液透析作为过渡期的透析方式。然而使用临时中心静脉导管是透析患者发生感染、脓毒血症和血栓的重要危险因素，增加患者再次入院、退出透析和死亡的风险。APD具有血流动力学稳定、无须抗凝、操作简便、避免行临时中心静脉置管导致感染和血栓的风险等优势，尤其适用于一般情况较差、操作困难、不能耐受过高腹腔内压力的腹壁疝修补术后患者。APD能够精确控制腹腔内腹膜透析液流量，同时患者采用仰卧位透析，保证透析充分性的同时最大程度减少腹腔内压力，疝修补术后常常使用NIPD模式。术后APD治疗，第3~4周起恢复术前透析方案。记录患者术后1月、6月、12月内发生疝复发、腹膜炎等并发症的情况。

（三）定期随访

腹壁疝术后医嘱规范透析，定期随访复查生化指标、透析充分性。居家透析如果出现腹膜透析超滤量不明原因减少、双下肢水肿及会阴水肿等临床症状体征时，及时联系腹膜透析护士给予相应指导，避免长期做增加腹压的动作。

（四）使用亚甲蓝需注意

在临床中维持性腹膜透析患者常常通过临床表现、查体、浅表组织彩超确诊患者的腹壁疝。不能明确疝部位及大小时，可采用亚甲蓝试验，亚甲蓝试验操作简单，创伤小，费用低，一般腹腔注入一定剂量的亚甲蓝，腹膜透析液造影后腹部CT检查，则可确诊。患者使用亚甲蓝常出现明显腹痛不适，部分患者甚至会出现亚甲蓝诱导的化学性腹膜炎，予温凉的透析液反复冲洗腹腔直至透出液颜色清亮为止，观察患者生命体征和腹痛情况有无改善，关注透出液常规结果。

## 四、小结

疝是腹膜透析中常见的并发症，多数在透析后半年内发生。腹膜透析患者一旦发现疝，以手术修补为主，做好患者围手术期的护理，采用APD作为腹膜透析患者腹壁疝修补术后过渡期的透析方式，能在保证透析充分性的同时，有效减少腹壁疝复发、切口相关并发症、渗漏等并发症的发生率，具有良好的应用前景。

（刘　霞）

第三章
# 腹膜透析导管移位患者的护理要点

良好的腹膜透析导管功能是腹膜透析能够顺利进行的关键，在腹膜透析治疗过程中，腹膜透析导管移位的发生率高达20%，移位多见于置管术后1~2周内或肠道感染后。理想的腹膜透析导管末端应放置于真骨盆内，即膀胱直肠窝（男）和子宫直肠窝（女）。移位是指腹膜透析管移出真骨盆腔，俗称漂管。当腹膜透析导管出现腹膜透析液灌注正常、引流不畅的单向引流障碍时，临床表现为腹膜透出液量减少、流速减慢或停止。立位腹部平片显示腹膜透析导管末端不在真骨盆内，即可诊断为腹膜透析导管移位。腹膜透析导管移位一般可分为两种情况：一种是单纯性移位，腹膜透析导管未被大网膜包裹缠绕，第二种是导管被大网膜包裹缠绕移位，后者占57%~92%。常见的非手术原因有：术前准备不充分，便秘或腹泻等肠蠕动异常，术后长时间卧床，下床活动少，反复咳嗽呕吐，不良的坐姿、卧床姿势，伤口愈合前反复牵拉导管等。导管移位后可采用改变体位，加压冲洗管道，入液时加压灌注，同时在腹部沿着腹膜透析管的走向行逆行按压，走楼梯、踮脚使移位的腹膜透析管在向下重力的作用下，复位到腹腔的低处等保守治疗方式。若经过上述各种方法的处理，仍未得到改善，则需行网膜松解和导管复位术。伴严重导管功能障碍经相关导管复位无效者甚至被迫退出腹膜透析。

## 一、案例分享

### （一）病例资料

患者女，54岁，因"发现肌酐升高3+年，维持性腹膜透析1+月"入院。诊断为"慢性肾脏病、肾性贫血、肾性骨病、肾性高血压、维持性腹膜透析"。入院时，透析方案为持续性非卧床腹膜透析：1.5%腹膜透析液2 000 ml，1天3次，超滤：400~500 ml/d，尿量：500 ml/d。

### （二）入院查体

体温：36.5℃，脉搏：75次/分，呼吸：21次/分，血压：110/68 mmHg，慢性病容，贫血貌，双肺未闻及干湿啰音，心界向左扩大，心率齐，各瓣膜区未闻及杂音，腹部平坦，软，无压痛、肌紧张及反跳痛，腹膜透析管固定通畅，透出液清亮，导管出口处皮肤无红肿渗液及分泌物。

### （三）辅助检查

血红蛋白106 g/L，白细胞计数$2.71 \times 10^9$/L，肌酐902 μmol/L，尿素18.7 mmol/L，无机磷2.11 mmol/L，尿钠素2 755 ng/L，总铁结合力68.2 μmol/L，甲状旁腺素23.59 pmol/L；铁蛋白20.10 ng/ml，估算肾小球滤过率3.86 ml/（min·1.73 m$^2$）。超声心动图示：左心增大；左室壁整体运动不协调；左室收缩功能测值减低；心包积液（微量）。颈动脉彩超示：左侧颈总动脉分叉处粥样硬化斑。

### （四）治疗方法及转归

入院后第三日下午腹膜透析进液通畅，放液欠通畅，进出液时均出现上腹部至胸骨下轻微疼痛不适，腹膜透析超滤为450 ml，嘱患者放液过程中适当变换体位（左侧卧位，右侧卧位与站立位交替），进食富含纤维素食物，保持大便通畅，并予0.9%生理盐水50 ml快速、加压推入腹膜透析导管。晚间腹膜透析时仍进液通畅，放液时欠通畅，予0.9%氯化钠注射液10 ml +注射液尿激酶10万U封管。行腹部平片示腹膜透析管移位，如图3-3-1。

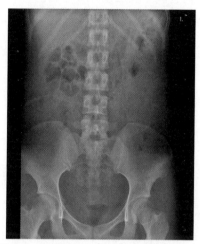

图3-3-1　腹部平片示腹膜透析管移位

入院第四日暂停腹膜透析。增加活动量，交替使用踮脚法和下楼梯法，尿激酶10万U每日封管。入院第五日尝试继续腹膜透析，透析液留腹以后，行手法复位法，坚持运动复位，入液顺利，出液较前通畅。入院第七日腹膜透析灌入、引流均通畅，无疼痛不适，超滤550 ml，尿量500 ml。行腹部平片示腹膜透析管复位后患者出院（见图3-3-2）。

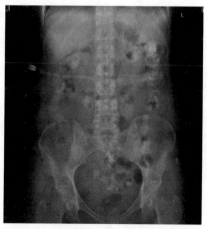

图3-3-2　腹部平片示腹膜透析管复位

## 二、护理思考

问题1：置管后如何有效护理避免导管移位？

问题2：导管移位后如何建立系统有效的非手术护理干预措施？

问题3：导管复位后患者如何护理可降低再次移位风险？

## 三、护理要点

### （一）置管术后常规护理

1. 密切监测患者生命体征，关注尿量、体重、临床生化及电解质的变化。

2. 当患者开始行腹膜透析时，从小剂量开始，一次灌入量不超过1 000 ml，用计时器准确记录腹膜透析的灌入、引流时间，同时认真记录腹膜透析液的出入量，并统计24小时超滤量。

3. 保持大便通畅，及时排尿。指导患者正确的饮食习惯，适当多吃水果蔬菜，易于消化的五谷杂粮，少吃胀气的食物，如豆类、萝卜，养成良好的少吃多餐的习惯，纠正不良生活习惯，避免熬夜，饮酒及食用不健康的食物，保持大便通畅。

4. 反复教育督促患者下床活动，尽量参加体育锻炼，进行身体力行的体力活动。传统观点认为腹膜透析置管术后患者需卧床24小时后再下床活动，但有研究报道术后卧床4小时可有效降低导管移位率，且不增加其他相关并发症的发生。

5. 避免肠蠕动异常：关注电解质变化，据现有文献报道腹膜透析患者低钾血症的发生率高达58%。低钾血症可导致食欲不振、恶心、呕吐、便秘、腹胀、麻痹性肠梗阻等胃肠道并发症，从而易发生腹膜透析导管移位。应积极治疗慢性肠炎，及时纠正肠功能紊乱。

6. 避免导致腹腔压力增高的因素，如长时间下蹲；保暖预防感冒，避免剧烈咳嗽、喷嚏等。

7. 妥善固定保护导管，避免透析管道受压、扭曲、折叠，勿反复牵拉腹膜透析管。

8. 避免过于剧烈的运动。注意良好坐姿，不跷二郎腿。夜间休息时，尽量不屈腿，防止腹膜透析管在腹腔内游动。

## （二）导管移位后非手术复位护理措施

1. 当发生导管移位时，暂停腹膜透析，避免由于透析液的浮力使腹膜透析管漂浮于液面而无法复位。

2. 保持大便通畅，给予便秘或排便不畅的患者通便药促进肠蠕动，必要时给予清洁灌肠，排除宿便，减轻盆腔内的压力使导管回落到盆腔。可直接帮助复位或加快复位效果。

3. 加压推注法：使用50 ml注射器从腹膜透析导管外口处快速加压注入生理盐水或肝素盐水，无须回抽，利用强大的冲击力冲开包裹的网膜，使管道落回盆腔。

4. 重力复位法：采用立位灌注法，抬高入液面，观察液体流入速度及患者有无腹痛等不适，灌入500 ml左右透析液后，在患者无不适情况下可适度加压灌注，利用透析液快速灌入的重力作用使导管末端回落到盆腔。

5. 运动复位法

（1）踮脚法：穿平底鞋下床，手扶床头站立，双腿站直抬起双足跟，前脚掌着地，双足跟同时快速落下，连续30~40次为1组，每天4~5组。

（2）下楼梯法：乘电梯上10楼，然后从楼梯以后脚跟先落地下楼，循环多次，每次5个循环，1天3次。

6. 手法复位法：无网膜包裹患者，透析液留腹以后，嘱患者取平卧位，放松腹肌，根据腹部立位平片显示导管末端位置，使用患者能耐受且不会对切口造成损害的力度，在患者右侧，双手重叠，右手在下，双手随患者的深呼吸而逐渐用力触摸腹膜透析管，并向左下腹波动。然后右手4指并拢，与腹壁呈45° 置于腹膜透析管的右侧，间歇冲击腹壁，将腹膜透析管往左下腹震动。两种方式交替使用，1次10 分钟，1天3～5次，使导管末端离开原来位置落回盆腔方向。

### （三）心理护理

出现导管移位后，患者容易出现恐惧及害怕的心理，担心影响治疗效果，针对此类现象，护理人员除了及时采取导管复位措施外，还需要多与患者沟通，注意患者的情绪变化情况，安慰及鼓励患者，让患者感觉到医护人员的重视及关心，拉近与患者之间的距离，提高患者的信任度，从而提高治疗的依从性。根据患者的文化程度，向患者讲解腹膜透析的目的及导管出现移位的并发症情况，耐心向患者及其家属解释，使用通俗易懂的语言，提高患者的认知能力，取得患者及家属的理解，有利于后续工作的顺利开展。

## 四、小结

腹膜透析管移位是腹膜透析早期的常见并发症，腹膜透析管移位主要在于预防，实施有效的护理干预能减少、及时纠正导管移位情况，护理人员应重点加强患者腹膜透析的教育和监督，指导患者尽量避免发生导管移位。术前要做好充分准备、术中重视细节、术后注意护理、预防相关感染。当发现有不良征兆时，及时根据患者的病情和个体情况做到早诊断、早干预，运用标准化的护理操作流程，分析原因，尽量采用非手术方法，既效果好，又经济无创伤，利于维持导管的正常功能，避免患者再次手术的痛苦，增强患者治疗的信心。

（李　阔）

# 第四章

# 腹膜透析导管出口处龋齿放线菌感染的护理要点

龋齿放线菌呈V和Y形，可从牙齿和唾液中分离出，属于革兰氏阳性或阴性菌，是类白喉棒状杆菌状的一种放线菌。腹膜透析患者出口处发生龋齿放线菌感染较为少见。2004年，国外Siu YP等研究者首次报道，在腹膜透析患者导管出口处分泌物中分离出龋齿放线菌。该菌可导致腹膜炎、脑脓肿和肺疾病等全身性感染，严重威胁患者的疾病预后和生活质量。

## 一、案例分享

### （一）病历资料

患者男，38岁，因"血压增高6+年，维持性腹膜透析2+年，导管出口红肿2月"入院。既往诊断：①慢性肾脏病5期肾性贫血肾性骨病肾性高血压；②维持性腹膜透析；③主动脉夹层动脉瘤（Stanford B型）主动脉夹层腹膜支架修复术+左锁骨下动脉覆膜支架置入术后；④腹膜透析导管出口感染。采取腹膜透析方案为2.5%腹膜透析2 L一天4次；超滤量为900~1 000 ml/d，小便约100 ml/d。患者因2月前不明诱因出现腹膜透析导管出口处红肿、疼痛，出口硬结伴皮肤破溃，有脓性分泌物；无发热、畏寒、无腹痛。院外先后使用口服莫西沙星400 mg 每日一次或盐酸左氧氟沙星500 mg 每日一次，共2月，每天换药一次，用药期间导管出口处脓性分泌物时有减少时有增加，腹膜透析导管出口红肿无明显缓解。

（二）入院后查体

体温36.3℃，脉搏73次/分，呼吸 20次/分，血压142/86 mmHg；慢性病面容，腹膜透析导管在位，导管出口红肿1 cm×2 cm、硬结1 cm×2 cm，有脓性分泌物（见图3-4-2）。

（三）辅助检查

血肌酐1 302 μmol/L、尿素38.1 mmol/L、血红蛋白97 g/L、钙2.55 mmol/L、无机磷2.11 mmol/L、红细胞计数3.13×10$^{12}$/L、白细胞计数6.07×10$^9$/L、高敏C-反应蛋白 34.50 mg/L、甲状旁腺素39.80 pmol/L、尿钠素18 742 ng/L。浅表组织彩超结果如图3-4-1所示。

（四）治疗方案及转归

采取腹膜透析方案为2.5%腹膜透析2 L一天4次，腹膜透析液进出腹腔顺利，透析液清亮，无浑浊，24小时超滤量为1 300～1 500 ml，无尿。入院后进行导管出口处分泌物脓液培养，经验性予"哌拉西林钠舒巴坦钠1.5g"全身抗感染治疗，局部予每天换药2次，莫匹罗星出口处外用，隧道周围皮肤每天外敷中成药物（六合丹）6小时，保持局部清洁干燥。

5天后局部红肿减轻，分泌物明显减少且转清亮，分泌物再次培养示病原微生物阴性，感染好转考虑与使用敏感抗生素有关。因放线菌培养比较困难，厌氧或微需氧，所以等待培养时间较长。入院7天后分泌物培养结果显示龋齿放线菌，显示对环丙沙星耐药，对克林霉素、利奈唑胺、美洛培南、万古霉素敏感；浅表组织彩超结果如图3-4-3所示。因前期选用抗生素治疗后患者临床症状明显好转，予维持原方案继续使用，继续导管出口换药并予莫匹罗星局部外用每日2次，导管出口处情况如图3-4-4所示；经三周有效的局部护理及静脉抗生素治疗，导管出口处没有分泌物，红肿消退，予安排出院，出院后头孢克洛胶囊（希刻劳）0.25 g口服一天三次，口服一周；出口处换药一天一次。

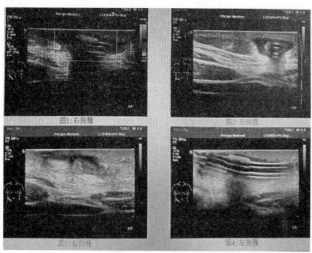

图3-4-1　入院第1天浅表组织彩超示：右侧腹置管周围低回声区：积液

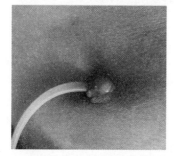

图3-4-2　入院第1天腹膜透析导管出口处局部

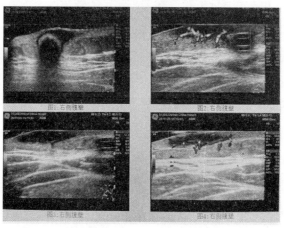

图3-4-3　入院第7天浅表组织彩超示：右侧腹膜透析管周围低回声区：炎症

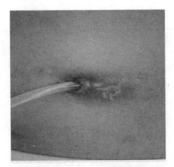

图3-4-4    入院第7天腹膜透析导管出口处局部

## 二、护理思考

问题1：导管出口处感染龋齿放线菌的主要原因？

问题2：治疗龋齿放线菌感染的方案？

问题3：龋齿放线菌感染导管出口处的护理要点？

## 三、护理要点

### （一）导管出口处感染龋齿放线主要原因

1. 个人口腔卫生

龋齿放线菌是牙菌斑主要放线菌种类，多数情况下为寄生在人口腔、生殖道的正常菌群之中，当有口腔疾病或行口腔操作如龋齿、牙周炎、牙髓炎、扁桃体炎、口腔手术等，甚至是口腔不良的卫生习惯都容易使致病菌侵入到组织，引起颌面部结节、脓肿，从而通血行播散可导致眼部、口腔、肺部、腹腔、伤口的慢性肉芽肿性疾病。追问病史得知患者在3个月之前因牙痛曾在牙科门诊检查，发现大牙牙根发育不良；患者日常生活中每日刷牙两次，每次两分钟，偶尔会有遗忘的情况；偶有打喷嚏、咳嗽时手捂口鼻，然后未洗手触碰导管出口的历史，这些可能是该患者感染龋齿放线菌的重要因素。有研究表明成年人群的龋病和牙周病的患病率均居高，而常见口腔疾病的治疗率却很低。多数龋齿在初期很少有明显的症状，容易被人们忽视，在经过口腔专科医师的检查才有可能发现，而大部分牙髓炎、根尖周炎都来源于龋齿，大多数患者在日常生活中不重视口腔卫生，没有实施早晚刷牙、刷牙方式不正确、饭后没有及时漱口等现象。对此我们应在宣教中强调注意个人卫生特别是口腔卫生，科普宣教时重视其重要性。

2. 忽视无菌观念

该病例患者在自行换药期间未戴口罩；未遵照无菌操作技术；患者的无菌观念淡薄，出口处皮肤的环境较差。长时间腹膜透析患者往往忽视无菌操作，存在操作时不戴口罩、洗手不规范、不注重无菌、家里操作环境不达标等问题。研究显示，腹膜透析患者在日常生活中对透析液换药、药物治疗等依从性差，这些行为可能增加了导管出口发生感染的可能性；因此在定期随访时，我们要对患者的换药、换液操作等进行考核，从中纠错，使患者自觉性和无菌观念加强。

## （二）导管出口处护理要点

导管出口处护理是为了预防腹膜透析管相关感染，例如腹膜炎、隧道炎等，避免感染严重导致的拔管风险。患者们在日常生活中应保持出口处干燥，出口处周围皮肤清洁。

1. 换药前准备

居家导管出口护理一定要遵照无菌原则提前做好物品准备：0.9%无菌生理盐水、0.5%碘伏溶液、无菌棉签、无菌敷料、无菌口罩、胶布。操作者戴上口罩，用肥皂或者抗菌成分的洗手液按七步洗手法洗手，在紫外线灯消毒后的房间进行出口的护理。

2. 出口处评估与护理

在明亮的光线下按"五步法"评估出口情况：一看，二按，三挤压，四擦拭，五观察。一看：出口处敷料、有无压迫出口处、钛接头与短管连接状况、腹膜透析管固定是否妥善、打开敷料查看出口处和隧道内；二按：沿皮下隧道走行方向，从内向外轻柔按压，询问患者有无隧道移行压痛，看出口处及隧道有无分泌物溢出；三挤压：沿皮下隧道走行方向，从内向外以拇指、食指及中指轻柔按压管道，询问患者有无隧道移行压痛，看出口处及隧道有无分泌物溢出；四擦拭：向上掀起腹膜透析管，暴露隧道，以无菌棉签擦拭隧道深部，看有无分泌物；五观察：隧道内上皮的覆盖情况。如隧道较深，可用光源放大镜查看。在发现出口感染时需及时就医并遵医嘱用药和护理。规范的操作能预防导管出口处及皮下隧道感染，是预防腹膜透析相关腹膜炎的关键。

出口处护理方法：良好外口应使用无菌生理盐水清洗伤口，然后用无菌棉签轻轻吸干或晾干后，用温和、无刺激0.5%碘伏溶液，以出口处为圆心，由里向外环形擦洗。注意不要让碘伏溶液进入出口处。顺应导管自然走行固定。用柔软、透气性良好的敷料覆盖。距离出口6 cm以外蝶形胶布固定导管再调转管方向。外口愈合良好后（一般 2～3 月）可不用覆盖。规范出口处护理要点需注意：①规范的流程：准备、消毒、清洗和覆盖；②妥善固定腹膜透析管；③避免出口处局部压迫；④保证合适的护理频率；⑤定期评估检查与再培训。

3. 出口处感染的护理

观察并检查外出口有无感染。外出口感染表现为：皮肤发红、肿胀、疼痛、有脓性分泌物。若伴隧道感染则会出现皮肤充血、沿隧道触痛，隧道周围有蜂窝组织炎，超声波检查确诊是否存在隧道感染。使用抗生素前及时留取分泌物病原微生物培养，治疗上经验性治疗方案是在局部没有触痛，分泌物和水肿情况下可加强换药频率和局部用抗生素软膏。如果感染严重，遵医嘱静脉使用抗生素。

本案例出口处使用莫匹罗星软膏和隧道外皮肤中药六合丹外敷可能不能直接杀灭病原菌。莫匹罗星软膏是一种外用抗生素软膏，中药六合丹主要成分为大黄、白芷和乌梅等具有活血祛瘀、解毒、止血、除湿退黄的功效，大黄对某些革兰氏阴性菌或革兰氏阳性菌有抗菌作用。两者使用可能有助于防止继发性细菌感染，外敷中药有助于炎症吸收，缩短病程。

患者入院后脓液引流较为通畅，未查见脓肿。如果有脓肿形成，应切开引流，但应注意避免伤及腹膜透析管。如炎症进一步发展合并隧道炎和腹膜炎，常需拔除腹膜透析管。本例使用合理抗生素，结合局部护理等保守治疗，隧道和腹腔无感染，透出液清亮，腹膜透析进出通畅，避免了患者拔管的问题。

## 四、总结

该例患者为出口处龋齿放线菌感染，通过使用敏感抗生素和合理局部护理等综合保守治疗，得到良好的临床效果，避免了患者拔管的风险。在日常宣教中要强调个人卫生特别是口腔卫生，严格无菌操作的必要性，特别是对有口腔疾病和行口腔操作的患者，以减少感染并发症的发生，改善患者的生活质量和预后。

（刘　霞）

# 第五章

# 腹膜透析患者并发ERCP术后急性胰腺炎的护理要点

腹膜透析（peritoneal dialysis，PD）在终末期肾脏病患者的替代治疗中发挥着重要的作用，但是腹膜透析可合并多种并发症，如腹膜透析合并胆囊炎、胆囊结石等，长期规律透析患者胆囊结石患病率为23.5%，ERCP是临床上治疗胆道胰腺的手术治疗方式，而术后最常见的并发症是急性胰腺炎（acute pancreatitis，AP）。1985年首次报告了PD患者并发急性胰腺炎，报道显示长期PD的患者中胰腺炎的年发病率为0.46%～4.3%。目前原因尚不清楚，可能与尿毒症毒素水平升高、继发性甲状旁腺功能亢进以及酒精性胆道疾病等诱发因素有关。临床可通过突然发作的上腹部疼痛伴背部区域辐射，血清淀粉酶或脂肪酶升高3倍于正常范围，以及CT或MRI等影像学检查中的胰腺炎证据来诊断。保守治疗如补液、肠道休息和抗生素是急性胰腺炎的主要治疗方法。

## 一、案例分享

### （一）病历资料

患者女，57岁，发现肌酐升高10+年，维持性腹膜透析6+年，于2020年

5月8日行腹膜平衡试验入院。近1+年以来，患者曾发生两次腹膜炎，均住院治疗好转。既往诊断"慢性肾脏病（CKD5期）、肾性贫血、肾性骨病、继发性甲状旁腺功能亢进、胆囊炎、维持性腹膜透析"，腹膜透析处方为持续性非卧床腹膜透析（CAPD）：采用青山利康腹膜透析液（钙离子浓度为1.75 mmol／L）1.5%腹膜透析液2 000 ml，经腹腔灌注，4次/天，腹膜透析全天超滤400～600 ml，尿量300～400 ml/d。

### （二）入院查体

体温36.3 ℃，脉搏85次/分，呼吸20次/分，血压116/66 mmHg，慢性病容，贫血貌，全身皮肤及巩膜无黄染，心肺查体无特殊，右下腹腹膜透析管固定稳妥，导管出口处未见渗血渗液，全腹软，无压痛、反跳痛及肌紧张，肝脾肋下未及，肝肾区无叩痛，双下肢无水肿。入院后第5天患者出现恶心、呕吐，伴右上腹疼痛，可放射至背心，早餐后尤为明显。查体：腹软，上腹部轻度压痛，无反跳痛及肌紧张。

### （三）辅助检查

血红蛋白115 g/L，白细胞计数$6.82 \times 10^9$/L，血小板计数$175 \times 10^9$/L。血生化：白蛋白：40.0 g/L，肌酐560 μmol/L，估算的肾小球滤过率6.73 ml/（min·1.73 m²），甘油三酯4.45 mmol/L，钾3.43 mmol/L，钙2.34 mmol/L，磷1.20 mmol/L，总胆红素9.5 μmol/L，直接胆红素2.9 μmol/L，间接胆红素6.6 μmol/L，尿钠素5 667 ng/L，甲状旁腺激素3.10 pmol/L。

腹部超声提示：肝脏囊肿、胆囊缩小；肝外胆管扩张，双肾缩小，双肾实质损害声像图，双肾囊肿。上腹部增强MRI：肝脏多发小囊肿；胆总管多发小结石；双肾萎缩（图3-5-1）。

### （四）治疗方法及转归

入院后完善相关检查，予以心电监护仪，入院第11天经消化内科会诊后行ERCP（图3-5-2），术后出现剧烈腹痛，急查血：脂肪酶 7 781 IU/L，淀粉酶 2 342 IU/L（图3-5-3），考虑ERCP术后急性胰腺炎。予以禁食，禁饮，解痉止痛，适当补液、抗炎等对症治疗，次日患者出现反复发热，伴畏寒、寒战，腹痛明显。多次请消化内科、感染科、中西医结合科、营养科等相关科室会诊，并给予患者腹膜透析联合血液透析（hemodialysis，HD）治疗。入院第14天，透出液常规结果显示：脓细胞 +/HP，有核细胞最多达12 100×10⁶/L，多个核细胞 99%（表3-5-1），诊断腹膜相关性腹膜炎，反复血培养，透出液培养阴性，根据实验室检查，及时调整静脉及腹腔抗生素（表3-5-2），辅以补液、退热、营养等支持治疗。余数天抗感染治疗后，脂肪酶、淀粉酶指标恢复正常，透出液常规结果正常，患者发热、腹痛症状缓解，予以拔除鼻胆管，停血液透析，恢复腹膜透析。入院第40天，患者一般情况明显改善，食欲可，好转出院。

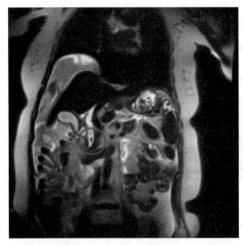

图3-5-1　上腹部增强MRI：显示胆总管多发小结石

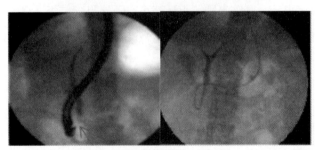

图3-5-2　左图：ERCP可见胆总管中数枚充盈缺损影；右图：术后复查，胆管未见确切充盈缺损影，呈椭圆形，最大约0.3 cm×0.5 cm

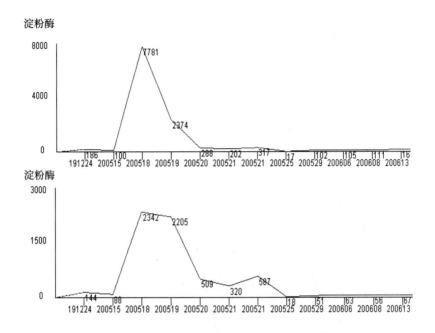

图3-5-3 ERCP术后（入院第八天）脂肪酶、淀粉酶升高

表3-5-1 入院第14天腹膜透析液常规：有核细胞数升高

| 检验项目 | 结果 | 单位 | 年龄 | 日期 |
|---|---|---|---|---|
| 有核细胞 | 0 | $10^6/L$ | 57岁 | 20200617 |
| 有核细胞 | 30 | $10^6/L$ | 57岁 | 20200611 |
| 有核细胞 | 60 | $10^6/L$ | 57岁 | 20200603 |
| 有核细胞 | 920 | $10^6/L$ | 57岁 | 20200525 |
| 有核细胞 | 12 100 | $10^6/L$ | 57岁 | 20200522 |
| 有核细胞 | 8 100 | $10^6/L$ | 57岁 | 20200522 |
| 有核细胞 | 100 | $10^6/L$ | 57岁 | 20200519 |
| 有核细胞 | 0 | $10^6/L$ | 57岁 | 20200509 |

表3-5-2　抗生素使用情况

| 抗感染治疗情况： |
| --- |
| 18/5　拜复乐注射剂400 mg iv qd +生长抑素6 mg微量泵入 |
| 19/5　拜复乐注射剂400 mg iv qd+生长抑素6 mg微量泵入+耐信注射剂40 mg iv qd+停腹膜透转血液透析 |
| 20/5　停拜复乐注射剂，美罗培南注射剂1 000 mg iv Q8 h |
| 21/5　调整美罗培南注射剂500 mg iv Q12 h 行床旁CRRT治疗 |
| 22/5　美罗培南注射剂500 mg iv Q12 h+拜复乐注射剂400 mg iv qd |
| 25/5　停拜复乐注射剂，美罗培南注射剂500 mg iv Q12 h+1.5%腹膜透析液2 L+头孢他啶0.25 g+头孢唑林250 mg ip Tid |
| 29/5　美罗培南注射剂500 mg iv Q12 h+1.5%腹膜透析液2 L+头孢他啶0.25 g+头孢唑林250 mg ip Tid+伏立康唑注射剂200 mg iv Q12 h |
| 2/6　停美罗培南注射剂，1.5%腹膜透析液2 L+头孢他啶0.25 g+头孢唑林250 mg ip Tid+伏立康唑注射剂200 mg iv Q12 h+舒普深注射剂3 g iv Q12 h |
| 9/6　停用伏立康唑注射剂200 mg iv Q12 h，头孢他啶0.25 g+头孢唑林250 mg ip Tid+舒普深注射剂3 g iv Q12 h |
| 12/6　停用1.5%腹膜透析液2 L+头孢他啶0.25 g+头孢唑林250 mg ip Tid，舒普深注射剂3 g iv Q12 h |
| 16/6　停用舒普深注射剂3 g iv Q12 h |

## 二、护理思考

问题1：如何规范化护理腹膜透析患者合并胰腺炎的护理?

问题2：腹膜透析相关腹膜炎的护理?

问题3：针对腹膜透析胰腺炎的患者，如何预防腹膜炎的发生?

问题4：如何鉴别腹膜炎与胰腺炎?

## 三、护理要点

### （一）一般护理

1. 基础护理

（1）密切观察病情变化，每30～60分钟观察患者生命体征及神志变化，准确记录24小时出入量（小便、超滤、输液量）、腹部体征（腹痛程度、性质及范围），关注体温变化，给予物理及药物降温，补充适量液体；同时监测电解质和血、尿淀粉酶、血气，必要时行胸部X线、CT或超声检查。

（2）禁食或胃肠减压护理：禁食期间，根据病情予以相应饮食或肠内外营养支持，以保证营养需要量的摄入，好转时逐渐清淡流质、半流质饮食，并做好口腔护理；胃肠减压期间观察引流管是否固定稳妥，防止引流管受压、曲折、堵塞，记录引流液的颜色、量、性质，定期评估胃肠减压的效果。

（3）体位与休息：绝对卧床休息，指导和协助患者弯腰、屈膝侧卧位，有助于缓解疼痛，注意保暖及给予氧气吸入，鼓励患者多翻身，有效咳嗽和排痰，安置气垫床，预防压疮，病情许可后鼓励下床活动，注意安全，防止跌倒。

（4）腹膜透析导管护理：佩戴腹膜透析专用腰带，松紧适宜，将腹膜透析导管固定于腰带内，避免牵拉、反折，观察钛接头是否连接紧密，同时避免用尖锐的利器损害管路，保护管路的完整性。

2. 用药护理

输液期间遵医嘱合理使用抗生素，根据药物时效性准时给药，注意观察药物的反应和副作用；给予肠外营养液时，保证静脉通道的安全，防止药物外渗；使用生长抑素类胰酶抑制时应保证给药的连续性和有效剂量，该药应现配现用；口服药服用，根据要求在规定时间段发放，特殊药物按照服药到口原则，协助患者服药，确保所有口服药均准确服；腹腔加药，严格消毒加药口2次后再加药，每次加药完毕再推入适量空气至加药口中，并充分摇匀，以保证剂量的准确性；外用药六合丹，有解毒清热、消肿止痛功效，均匀抹于青叶菜上外敷于腹胀明显处，保持6小时洗净皮肤备用，次日继续。用药期间观察药物疗效及不良反应，及时评估效果。

3. 心理护理

患者首次发生急性胰腺炎，对相关知识缺乏了解，加之各项检查增多、治疗费用的增加，伴随自理能力下降，担心腹膜透析可持续性、并发症等，难免产生紧张、焦虑情绪，护理过程中耐心听取患者主诉，理解其心理状态，不断安慰鼓励患者，稳定患者的心态，动员家属和朋友提供物质和精神上的支持，帮助患者树立对胰腺炎治疗的信心；针对不同个体，采取及时有效的个体化护理，如向患者讲解治疗的最新进展，介绍疾病的可治愈性及治愈成功的案例，提高患者对疾病的认知，以消除患者的恐惧和焦虑；提供安静舒适的环境或独立房间，避免人多混杂，以保证治疗顺利进行；伴有疼痛时，可以采用播放轻音乐、按摩等方式转移其注意力；通过心理疗法，保证患者能够积极配合医护人员一起治疗疾病，进而强化患者对疾病抗争的勇气。

### （二）腹膜透析相关腹膜炎的护理

1. 应立即取透出液标本送检（以首袋出现浑浊的透出液最佳）进行细胞计数分类、革兰氏染色和微生物培养，留取过程中注意避免污染。若不能立即送检，透出液袋应存放于冰箱中冷藏，而已行标本接种的血培养瓶应保存在室温或37℃下。

2. 使用温凉透析液反复冲洗，直至透出液相对澄清。

3. 一旦腹膜透析相关腹膜炎诊断明确应立即开始遵医嘱给予经验性抗感染治疗。抗生素的选择：腹膜透析相关腹膜炎经验性治疗所选择的抗生素应覆盖革兰氏阳性菌和革兰氏阴性菌，并根据本地区常见的致病菌谱和药物敏感情况，结合患者既往腹膜炎病史选择药物，腹膜炎时推荐腹腔内使用抗生素，可采用连续给药（每次腹膜透析液交换时均加药）或间歇给药（每天或每间隔若干天仅在1次腹膜透析液交换时加药）的方式，加药时注意无菌操作，一定遵循医嘱。

4. 观察超滤及引流情况，若引流不畅，应遵医嘱在透析液中加入适量肝素。

5. 后续治疗：在获得透出液微生物培养和药敏试验结果后，应立即遵医嘱据此调整抗生素的使用，抗感染疗程至少需要2周，重症或特殊感染需要3周甚至更长时间。

### （三）腹膜透析相关腹膜炎的预防

腹膜透析相关腹膜炎是腹膜透析患者最常见的并发症，在治疗胰腺炎期间更要关注腹膜炎的发生，在患者自理能力下降时，由腹膜透析护士完成患者的换液操作。首先，病房做好消毒以及通风，腹膜透析护士做好自身的消毒工作，洗手戴口罩，按要求检查透析液质量，严格无菌操作，在灌注期间注意透析液温度及排尽空气，以免增加患者疼痛感，操作结束关注腹膜透析超滤量，认真检查透出液颜色及性质变化，准确记录尿量、血压等治疗相关数据；按要求进行透析导管出口护理，隔日换药一次，避免导管出口处感染引起腹膜炎；密切关注排便情况，如有便秘，给予缓泻剂，腹泻时，细菌从肠道进入腹腔，易引起腹膜炎，需立即对症治疗；及时关注胰腺炎治疗进展，观察患者腹痛性质；监测体温变化，注意保暖，预防感冒，呼吸道感染也是腹膜炎感染来源，同时做好口腔护理；协助患者做好个人卫生，勤换衣被，勤剪指甲，加强患者营养情况，增加抵抗力；在特殊情况下如：手术、侵入性操作、内镜（胃镜、肠镜）等操作时可选择预防性抗生素以防止医源性腹膜炎的发生。

### 四、正确鉴别胰腺炎与腹膜炎的区别

### （一）诊断标准

1. 腹膜炎诊断标准：腹膜透析相关腹膜炎是指患者在腹膜透析过程中由于接触污染、胃肠道炎症、导管相关感染等原因造成致病原体侵入腹腔引起的腹腔内急性感染性炎症，腹膜透析患者具备以下3项中的2项或以上即可诊断腹膜炎：

①腹痛、腹水浑浊，伴或不伴发热；

②透出液中白细胞计数$>100 \times 10^6/L$，中性粒细胞比例$>50\%$；

③透出液中培养有病原微生物生长。

2. 胰腺炎的诊断标准（临床上符合上述3项标准中的2项，即可诊断为AP）：

①急性、突发、持续、剧烈的上腹部疼痛，可向背部放射；

②血清淀粉酶和（或）脂肪酶活性至少高于正常上限值3倍；

②增强CT/MRI呈AP典型影像学改变。

慢性肾脏病患者胰腺炎的临床特征与一般人群无差异，唯一的例外是腹膜炎和胰腺炎并存，临床上很难鉴别。PD并发急性胰腺炎的诊断标准设定为血淀粉酶水平为正常值的2～3倍，腹腔引流液淀粉酶水平＞100 IU/L，而腹膜炎的血浆和透出液淀粉酶水平无明显改变可鉴别。

在有些病例中，由于胰腺炎与腹膜炎的症状相似以及部分患者血清淀粉酶在正常范围内，往往存在误诊和延迟诊断，PD患者并发胰腺炎的诊断时患者出现的腹痛，特别是腹腔培养阴性或培养液阳性当没有适当的抗生素治疗而症状迅速缓解时，应怀疑胰腺炎的可能，并结合血清淀粉酶或脂肪酶升高3倍于正常范围，以及CT或MRI等影像学检查。腹痛易于忽略胰腺炎，在PD患者出现腹痛的鉴别诊断中需要考虑AP的发生，特别对于腹膜炎治疗效果不理想的患者，必须采取积极的早期诊断方法。正确的鉴别可以避免延误病情，错过最佳治疗时机，造成严重后果。

## 五、小结

腹膜透析患者ERCP术后并发急性胰腺炎，治疗过程中再发生腹膜炎，临床诊断困难，也是治疗难点。虽然急性胰腺炎在腹膜透析患者中发病率低，但危害性比较高，可能发生在严重、复杂的过程中，是一种罕见而严重的并发症。因此，正确预防、早期诊断急性胰腺炎可以延长腹膜透析患者的生存期，对提高腹膜透析患者的生活质量有着重要的意义。对应的护理人员应采用有效的护理措施，减少患者的不适感，提升护理质量。

（何学勤）

第六章

# 血友病患者行腹膜透析置管术围手术期的护理要点

血友病是一种X染色体连锁的隐性遗传性出血性疾病，可分为血友病A和血友病B两种。前者为凝血因子Ⅷ（FⅧ）缺乏，后者为凝血因子Ⅸ（FⅨ）缺乏，分别由相应的凝血因子基因突变所致。在男性人群中，血友病A的发病率为1/5 000，血友病B的发病率约为1/25 000。所有血友病患者中，A型占80%～85%，B型占15%～20%。血友病患者肾功能衰竭的主要原因有糖尿病、高血压、冠心病以及乙型肝炎和人类免疫缺陷病毒所致的相关性肾病。近年研究显示，血友病患者肾脏疾病的发生率有上升趋势，急性肾病和慢性肾病的发生率分别为3.4‰和4.7‰，但发展为肾衰竭尿毒症期的患者仍较为少见。腹膜透析作为肾脏替代治疗方法的一种，是目前终末期肾衰竭的有效治疗方法之一，但血友病患者行腹膜透析置管术和透析的出血风险大，目前国内外仅有散在的个案报道。

## 一、案例分享

### （一）病历资料

患者男，62岁，因"发现肾功能异常5年余，恶心、呕吐1月"入院。5

年前患者在当地医院检查发现血肌酐约300 μmol/L，具体诊治不详，1月前患者出现恶心、呕吐，至外院就诊，查血肌酐升至700 μmol/L，遂行股静脉管临时置管，行无肝素透析1次，因1小时内3次堵管遂下机停透，并出现四肢抽搐、双眼上翻、咬舌症状，遂来我院急诊，急诊予枸橼酸抗凝行血液透析2次后收入病房，诊断"慢性肾功能不全 CKD5期、肾性贫血、C型血友病（XI因子缺乏）"。

### （二）入院查体

体温36.5℃，脉搏81次/分，呼吸20次/分，血压106/72 mmHg，贫血貌，全身皮肤黏膜无明显出血点，心肺查体未见明显异常，双下肢轻度凹陷性水肿。

### （三）实验室检查

白细胞$6.7 \times 10^9$/L，红细胞$3.1 \times 10^{12}$/L，血红蛋白98 g/L，血小板$284 \times 10^9$/L，活化部分凝血活酶时间（APTT）68 s，纤维蛋白原（FIB）4.69 g/L，凝血因子VIII活性测定219.00%；凝血因子IX活性测定177.00%；血浆凝血因子XI活性测定12.00%。腹部普通彩超：双肾缩小、实质损害声像图；左肾囊肿。常规超声心动图：左房稍大二尖瓣反流（轻度）左室收缩功能测值正常。颈动脉彩超：双侧颈动脉粥样硬化斑。CT冠状动脉钙化积分普通扫描平扫：左前降支、左旋支见钙化灶，左主干、右冠状动脉未见确切钙化灶。CT胸部普通扫描：双肺散在小肺大泡，主动脉及左冠状动脉钙化，扫及腹腔积液。

### （四）既往史

5年前在当地医院发现有"血友病"，具体不详。2年前因"胃溃疡，消化道出血"在外院行"胃大部分切除"手术，术后愈合好，无上腹痛。有"肾结石"病史，具体不详。

### （五）治疗方法及转归

入院后考虑该患者血友病，建议行腹膜透析，给予输注新鲜冰冻血浆，并在多科联合会诊后行腹腔镜下腹膜透析置管术，术前术后共输注血浆1 150 ml，术中及术后无明显出血，过程顺利，好转出院，出院后长期居家行腹膜透析，透析至今未发生腹膜透析相关性出血。

## 二、护理思考

问题1：透析方案选择前的护理要点？

问题2：腹膜透析置管围手术期护理？

问题3：腹膜透析透析方案设定后的护理要点？

## 三、护理要点

### （一）透析方案选择前的护理

终末期肾衰竭会进一步显著增加血友病患者的出血风险，因此及时进行肾脏替代治疗对预防肾衰竭患者凝血功能异常至关重要。需要肾脏替代治疗的血友病患者有不同的选择，包括腹膜透析（PD）和血液透析（HD）。而每种技术都有其优缺点，透析方式的选择不仅要考虑到临床方面，而且要考虑到其他因素，如患者的流动性、工作、家庭活动和家庭环境等。很多作者都证明了腹膜透析的安全性，腹膜透析与血液透析相比有以下几个优势：首先，与HD不同，血液透析在每次治疗结束后都需要定期置换因子，腹膜透析不需要定期灌注因子，只在围手术期给予。第二，腹膜透析相对安全，可以在家里进行。一般在无凝血障碍的患者中，置入腹膜透析导管很少出现出血相关并发症。

本案例患者为轻型血友病A型，平素无明显自发出血，考虑动静脉造瘘、内瘘血管反复穿刺出血风险大，穿刺部位易形成血肿导致内瘘闭塞，且患者经济情况不支持长期凝血因子Ⅷ替代治疗，未予凝血因子替代治疗的血友病患者是血液透析的禁忌证。经评估患者无腹膜透析禁忌证，术前将凝血因子Ⅷ活性提高至50%以上，于腹膜透析置管术，手术顺利。

### （二）腹膜透析置管围术期护理

#### 1. 术前护理

《血友病诊断与治疗中国专家共识》（2017年版）指出，血友病患者应尽量避免各种手术，必须手术时需进行充分的替代治疗。腹膜透析置管术属于小型手术，应按计划术前输注冰冻血浆，以防手术引起出血或伤口不愈合。在输注冷沉淀时应严格无菌操作，遵循解冻后立即快速输入的原则，并观察输注后有无发热等不良反应。此外，国际腹膜透析协会指出导管口和导管相关感染是腹膜透析患者腹膜炎最常见的诱发因素。因此，建议术前预防性使用抗生素以防术后感染或者腹膜炎的发生。

#### 2. 术后护理

在患者病情允许的情况下，建议术后2周开始腹膜透析治疗，以利于手术伤口愈合。血友病患者有出血倾向，故手术前予以血浆替代治疗，以减少出血可能，同时监测凝血因子活性至术后7天以保证腹膜透析治疗安全进行。术后予1.5%腹膜透析液小剂量、低速放入腹腔，嘱患者多卧床，少活动。每次透析治疗前应将腹膜透析液放置恒温箱加热至37摄氏度，避免温度过高或过低影响透析效果；透析过程中注意观察引流出的透析液颜色，如为血性液体，应立即制动，绝对卧床休息，静脉用止血药并给予凝血因子替代治疗，并使用透析液即进即出冲洗腹腔，直至透出液颜色变淡至消失。日常生活中嘱患者应保持大便通畅，避免腹腔内高压，减少出血可能，平躺时勿屈膝，坐位时避免盘腿、勿跷二郎腿等，预防导管移位。

同时医务人员应重视血友病患者透析导管的日常维护，在术前做好患者评估，术后应予无菌敷料覆盖隧道出口处及手术切口，妥善固定导管，活动时用手按压住伤口避免牵拉。视情况定期更换，如伤口有渗血，予及时更换敷料，必要时予加压止血，若伤口有血痂切不可强行撕扯。

每次应观察引流出的透析液是否清亮，如发现透析液浑浊、腹痛、伴或不伴发热等症状，应立即留取透出液标本化验。一旦发生腹膜炎应配合临床尽早治疗。

本案例的血友病患者在透析初期引流出少量血色透出液，在补充凝血因子治疗后未再出现。

### （三）腹膜透析置管后透析方案设定后的护理要点

事实上，血友病腹膜透析患者不需要特别的处方，因为在透析过程中不需要血液凝血因子。持续不卧床腹膜透析（CAPD）和自动化腹膜透析（APD）都是适合血友病患者的选择，可以根据患者的经济条件、作息时间进行安排，同时要注意可能发生的腹膜炎和腹膜腔积血。

## 四、小结

血友病合并慢性肾功能衰竭行腹膜透析极为罕见，因血友病为出血性疾病，为腹膜透析增加了护理难度。腹膜透析团队在腹膜透析护理的各个环节中，为患者制定了有效的护理管理方案，以预防腹膜透析置管术及透析过程中的出血问题，患者最终顺利完成透析治疗。本组患者均实现了血友病和腹膜透析的家庭治疗，为处理血友病合并慢性肾衰竭行腹膜透析治疗提供了参考护理方案。

（蒲　俐）

# 参考文献

[1] Szeto CC，Li PK，Johnson DW，et al. ISPD Catheter-Related Infection Recommenda-
tions：2017 Update[J]. Perit Dial Int，2017，37（2）：141-154.

[2] Hayat A，Collins J，Saweirs W. Study of early complications associated with peritoneal
dialysis catheters：an analysis of the New Zealand Peritoneal Dialysis Registry data[J]. Int
Urol Nephrol，2021.

[3] Diepen AT，Tomlinson GA，Jassal SV. The association between exit site infection and
subsequent peritonitis among peritoneal dialysis patients[J]. Clin J Am Soc Nephrol，
2012，7（8）.

[4] Lloyd A，Tangri N，Shafer LA，et al. The risk of peritonitis after an exit site infection：a
time-matched，case-control study[J]. Nephrol Dial Transplant，2013，28（7）.

[5] 李红波、李耶，丁艳琼，等 . 单中心腹膜透析导管相关感染病原菌及耐药性分析
[J]. 中华肾脏病杂志，2019（02）：139-141.

[6] Wang HH，Huang CH，Kuo MC，et al. Microbiology of peritoneal dialysis-related
infection and factors of refractory peritoneal dialysis related peritonitis：A ten-year single-
center study in Taiwan[J]. J Microbiol Immunol Infect，2019.

[7] Li PK，Szeto CC，Piraino B，et al. ISPD peritonitis recommendations：2016 update on
prevention and treatment[J]. Perit Dial Int，2016，36：481-508.

[8] Szeto CC，Li PK. Peritoneal Dialysis-Associated Peritonitis[J]. Clin J Am Soc Nephrol，

2019, 14（7）: 1100-1105.

[9] Perl J, Fuller DS, Bieber BA et al. Peritoneal Dialysis-Related Infection Rates and Outcomes: Results From the Peritoneal Dialysis Outcomes and Practice Patterns Study （PDOPPS）[J]. Am J Kidney Dis, 2020, 76（1）: 42-53.

[10] Hu S, Ming P, Qureshi AR, et al. Peritonitis: Episode Sequence, Microbiological Variation, Risk Factors and Clinical Outcomes in a North China Peritoneal Dialysis Center[J]. Kidney Blood Press Res, 2018, 43（5）: 1573-1584.

[11] Fan X, Huang R, Wang J, et al. Risk factors for the first episode of peritonitis in Southern Chinese continuous ambulatory peritoneal dialysis patients. PLoS ONE, 2014, 9（9）: e107485.

[12] Dossin T, Goffin E. When the color of peritoneal dialysis effluent can be used as a diagnostic tool[J]. Semin Dial, 2019, 32（1）: 72-79.

[13] Demoulin N, Goffin E. Intraperitoneal urokinase and oral rifampicin for persisting asymptomatic dialysate infection following acute coagulase- negative Staphylococcus peritonitis[J]. Perit Dial Int, 2009, 29: 548 - 553.

[14] Bilgic A, Sezer S, Ozdemir FN, et al. Clinical outcome after transfer from peritoneal dialysis to hemodialysis[J]. Adv Perit Dial, 2006, 22: 94-98.

[15] Chang MS, Chen NC, Hsu CY, et al. . Clinical risk factors and outcomes of massive ascites accumulation after discontinuation of peritoneal dialysis[J]. Ren Fail, 2020, 42 （1）: 1-9.

[16] Cameron JS. Host defences in continuous ambulatory peritoneal dialysis and the genesis of peritonitis[J]. Pediatr Nephrol, 1995, 9（5）: 647-662.

[17] Ersoy FF, Sezer T, Ozcan S, et al. . Effectiveness of low-dose, intraperitoneal human gamma globulin in the treatment of refractory CAPD peritonitis[J]. Perit Dial Int, 1996, 16（3）: 328-329.

[18] Liao CT, Andrews R, Wallace LE, et al. . Peritoneal macrophage heterogeneity is associated with different peritoneal dialysis outcomes[J]. Kidney Int, 2017, 91（5）: 1088-1103.

[19] Eklund B, Honkanen E, Kyllönen L, et al. Peritoneal dialysis access: prospective randomized comparison of single-cuff and double-cuff straight Tenckhoff catheters[J].

Nephrol Dial Transplant, 1997, 12（12）: 2664-2666.

[20] Li PK, Szeto CC, Piraino B, et al. ISPD Peritonitis Recommendations: 2016 Update on Prevention and Treatment[J].Perit Dial Int, 2016, 36（5）: 481-508.

[21] 中国腹膜透析置管专家组.中国腹膜透析置管指南[J].中华肾脏病杂志, 2016, 32（11）: 867-871.

[22] Poortvliet W, Selten HP, Raasveld MH et al. CAPD peritonitis after colonoscopy: follow the guidelines[J]. Neth J Med, 2010.

[23] Chaudhry RI, Chopra T, Fissell R, et al. Strategies to Prevent Peritonitis after Procedures: Our Opinions[J].Perit Dial Int, 2019, 39（4）.

[24] Clarke WT, Satyam VR, Fudman DI, et al. Antibiotic prophylaxis and infectious complications in patients on peritoneal dialysis undergoing lower gastrointestinal endoscopy[J].Gastroenterol Rep（Oxf）, 2020, 8（5）.

[25] Fan PY, Chan MJ, Lin SH, et al. Prophylactic Antibiotic Reduces the Risk of Peritonitis after Invasive Gynecologic Procedures[J].Perit Dial Int, 2019, 39（4）.

[26] Chow KM, Szeto CC, Law MC, et al. Influence of peritoneal dialysis training nurses' experience on peritonitis rates[J].Clin J Am Soc Nephrol, 2007, 2（4）.

[27] Lo WK, Chan CY, Cheng SW, et al. A prospective randomized control study of oral nystatin prophylaxis for Candida peritonitis complicating continuous ambulatory peritoneal dialysis[J].Am J Kidney Dis, 1996, 28（4）.

[28] Restrepo C, Chacon J, Manjarres G. Fungal peritonitis in peritoneal dialysis patients: successful prophylaxis with fluconazole, as demonstrated by prospective randomized control trial[J].Perit Dial Int, 2010, 30（6）.

[29] Strippoli GFM, Tong A, Johnson D, et al. Antimicrobial agents to prevent peritonitis in peritoneal dialysis: a systematic review of randomized controlled trials[J]. Am J Kidney Dis, 2004, 44: 591-603.

[30] Rudnicki M, Kerschbaum J, Hausdorfer J, et al. Risk factors for peritoneal dialysis-associated peritonitis: the role of oral active vitamin D[J]. Perit Dial Int, 2010, 30.

[31] Nataatmadja M, Cho Y, Johnson DW. Continuous Quality Improvement Initiatives to Sustainably Reduce Peritoneal Dialysis-Related Infections in Australia and New Zealand[J].Perit Dial Int, 2016, 36（5）.

[32] 余学清. 腹膜透析治疗学 [M]. 北京：科技文献出版社，2007.

[33] Kaoutar Flayou，Naima Ouzeddoun，Rabia Bayahia，et al. Mechanical Complications of Continuous Ambulatory Peritoneal Dialysis: Experience at the Ibn Sina University Hospital[J]. Saudi J Kidney Dis Transpl，2016，27（1）：107–110.

[34] Marwa Miftah，Mohammed Asseban，Aicha Bezzaz，et al. Mechanical Complications of Peritoneal Dialysis[J]. Open Journal of Nephrology，2014，4，103–109.

[35] Attaluri V，Lebeis C，Brethauer S，etal. Advanced laparoscopic techniques significantly improve function of peritoneal dialysis catheters[J]. J Am Coll Surg，2010，211：699–704.

[36] Zakaria HM. Laparoscopic management of malfunctioning peritoneal dialysis catheters[J]. Oman Med J，2011，26.

[37] Chanliau，J. and Kessler，M. Peritoneal Dialysis for ESRD Patients: Financial Aspects[J]. N é phrologie & Th é rapeutique，2011，7，32–37.

[38] George Kosmadakis Julie Albaret Enrique da Costa Correia，et al. Gastrointestinal Disorders in Peritoneal Dialysis Patients[J]. Am J Nephrol，2018，48：319–325 .

[39] Dabbas N，Adams K，Pearson K，et al. Frequency of abdominal wall hernias: is classical teaching out of date?[J]. JRSm Short Rep，2011，2：5.

[40] Tangri N，Ansell D，Naimark D. Predicting technique survival in peritoneal dialysis patients: comparing artificial neural networks and logistic regression[J]. nephrol Dial Transplant，2008，23.

[41] Dejardin A，Robert A，Goffin E. Intraperitoneal pressure in PD patients: relationship to intraperitoneal volume，body size and PD–related complications[J]. nephrol Dial Transplant，2007，22.

[42] Nace G，George A，Stone W. Haemoperitoneum: a red flag in continuous ambulatory peritoneal dialysis[J].Perit Dial Perit Dial Bull，1985，5：42–44.

[43] Greenberg A ，Bernardini J ，Piraino B M ，et al. Hemoperitoneum complicating chronic peritoneal dialysis: single–center experience and literature review[J]. American Journal of Kidney Diseases，1992，19（3）：252–256.

[44] Kanagasundaram N S ，Macdougall I C ，Turney J H . Massive haemoperitoneum due to rupture of splenic infarct during CAPD[J]. Nephrology，dialysis，transplantation：

official publication of the European Dialysis and Transplant Association – European
Renal Association, 1998, 13（9）: 2380.

[45] Merc è Borr à s, Valdivielso J M, Ram ó n Egido, et al. Haemoperitoneum caused
by bilateral renal cyst rupture in an ACKD peritoneal dialysis patient[J]. Nephrol. Dial.
Transplant, 2006.

[46] Lew S Q. Persistent hemoperitoneum in a pregnant patient receiving peritoneal dialysis[J].
Perit Dial Int, 2006, 26（1）: 108–110.

[47] Piraino B, Bailie G R, Bernardini J, et al. Peritoneal dialysis–related infections
recommendations: 2005 update[J]. perit dial int, 2010, 30（4）: 393–423.

[48] Huang CH, Chen HS, Chen YM, et al. Fibroadhesive form of tuberculous peritonitis:
chyloperitoneum in a patient undergoing automated peritoneal dialysis[J]. Nephron,
1996, 72: 708–11.

[49] Jain S, Cropper L, Rutherford P. Chylous ascites due to bile duct tumour in a patient
receiving automated peritoneal dialysis[J]. Nephrol Dial Transplant, 2003, 18: 224.

[50] Garcia FT, Rodriguez–Carmona A, Perez FM, et al. Complications of permanent
catheter implantation for peritoneal dialysis: incidence and risk factors[J]. Adv Perit
Dial, 1994, 10.

[51] Leibovitch I, Mor Y, Golomb J, et al. The diagnosis and management of postoperative
chylous ascites[J]. J Urol, 2002, 167.

[52] Hashim SA, Roholt HB, Babayan VK, et al. Treatment of chyluria and chylothorax
with medium–chain triglyceride[J]. N Engl J Med, 1964, 270.

[53] Ulibarri JI, Sanz Y, Fuentes C, et al. Reduction of lymphorrhagia from ruptured
thoracic duct by somatostatin[J]. Lancet, 1990, 336: 258.

[54] Szeto C, Chow K, Kwan BC, et al. New–Onset Hyperglycemia in Nondiabetic Chinese
Patients Started on Peritoneal Dialysis[J]. American Journal of Kidney Diseases, 2007,
49（4）: 524–532.

[55] 刘伏友, 彭佑铭. 腹膜透析 [J]. 北京: 人民卫生出版社, 2011.

[56] Sarafidis PA, Persu A, Agarwal R, et al. Hypertension in dialysis patients:
a consensus document by the European Renal and Cardiovascular Medicine
（EURECA–m） working group of the European Renal Association – European

Dialysis and Transplant Association （ERA-EDTA） and the Hypertension and the Kidney working group of the European Society of Hypertension （ESH） [J]. Journal of Hypertension, 2017, 35（4）: 657-676.

[57] Tentori F, Blayney MJ, Albert JM, et al. Mortality risk for dialysis patients with different levels of serum calcium, phosphorus, and PTH: the Dialysis Outcomes and Practice Patterns Study （DOPPS） [J]. Am J Kidney Dis, 2008, 52（3）: 519-530.

[58] Palmer SC, Hayen A, Macaskill P, et al. Serum levels of phosphorus, parathyroid hormone, and calcium and risks of death and cardiovascular disease in individuals with chronic kidney disease: a systematic review and meta-analysis[J]. JAMA, 2011, 305 （11）: 1119-1127.

[59] Moe SM, Zidehsarai MP, Chambers MA, et al. Vegetarian compared with meat dietary protein source and phosphorus homeostasis in chronic kidney disease[J]. Clin J Am Soc Nephrol, 2011, 6（2）: 257-264.

[60] Ravel VA, Streja E, Mehrotra R, et al. Serum sodium and mortality in a national peritoneal dialysis cohort[J]. Nephrology Dialysis Transplantation, 2016.

[61] Xu R, Pi HC, Xiong ZY, et al. Hyponatremia and Cognitive Impairment in Patients Treated with Peritoneal Dialysis[J]. Clin J Am Soc Nephrol, 2015, 10（10）: 1806-1813.

[62] Ayus JC, Fuentes NA, Negri AL, et al. Mild prolonged chronic hyponatremia and risk of hip fracture in the elderly[J]. Nephrol Dial Transplant, 2016, 31（10）: 1662-1669.

[63] Kawaguchi Y, Kawanishi H, Mujais S, et al. Encapsulating peritoneal sclerosis: definition, etiology, diagnosis, and treatment. International Society for Peritoneal Dialysis Ad Hoc Committee on Ultrafiltration Management in Peritoneal Dialysis[J]. Perit Dial Int, 2000, 20 Suppl 4: 43-55.

[64] Augustine T, Brown PW, Davies SD, et al. Encapsulating peritoneal sclerosis: clinical significance and implications[J]. Nephron Clin Pract. 2009, 111（2）.

[65] Nakamoto, H. Encapsulating peritoneal sclerosis-a clinician's approach to diagnosis and medical treatment[J]. Perit Dial Int, 2005, 25（4）, 30-38.

[66] Nakayama M, Miyazaki M, Honda K, et al.. Encapsulating peritoneal sclerosis in the

era of a multi-disciplinary approach based on biocompatible solutions: the NEXT-PD study[J]. Perit Dial Int, 2014, 34: 766-774.

[67] Brown EA, Bargman J, van Biesen W, et al. Length of Time on Peritoneal Dialysis and Encapsulating Peritoneal Sclerosis – Position Paper for ISPD: 2017 Update[J]. Perit Dial Int, 2017, 37（4）: 362-374.

[68] Franco, M.R.G., et al., Incident elderly patients on peritoneal dialysis: Epidemiological characteristics and modality impact on survival time[J]. Saudi J Kidney Dis Transpl, 2017. 28（4）: 782-791.

[69] Wilson, J.A., et al., Comparison of intensive versus standard hemodialysis central venous catheter dysfunction protocol using rt-PA: a quality assurance initiative[J]. J Vasc Access, 2016, 17（2）.

[70] Kawaguchi, Y., et al., Issues affecting the longevity of the continuous peritoneal dialysis therapy[J]. Kidney Int Suppl, 1997, 62.

[71] Heimbürger, O., et al., Peritoneal transport in CAPD patients with permanent loss of ultrafiltration capacity[J]. Kidney Int, 1990, 38（3）: 495-506.

[72] Mujais, S., et al., Evaluation and management of ultrafiltration problems in peritoneal dialysis. International Society for Peritoneal Dialysis Ad Hoc Committee on Ultrafiltration Management in Peritoneal Dialysis[J]. Perit Dial Int, 2000.

[73] Smit, W., et al., Analysis of the prevalence and causes of ultrafiltration failure during long-term peritoneal dialysis: a cross-sectional study[J]. Perit Dial Int, 2004, 24（6）.

[74] Flessner, M.F., The transport barrier in intraperitoneal therapy[J]. Am J Physiol Renal Physiol, 2005, 288（3）.

[75] Parikova, A., et al., The contribution of free water transport and small pore transport to the total fluid removal in peritoneal dialysis[J]. Kidney Int, 2005, 68（4）.

[76] Parikova, A., et al., Analysis of fluid transport pathways and their determinants in peritoneal dialysis patients with ultrafiltration failure[J]. Kidney Int, 2006, 70（11）.

[77] Ni, J., et al., Aquaporin-1 plays an essential role in water permeability and ultrafiltration during peritoneal dialysis[J]. Kidney Int, 2006, 69（9）.

[78] Fouque D, Kalantar-Zadeh K, Kopple J, et al. A proposed nomenclature and

diagnostic criteria for protein —energy wasting in acute and chronic kidney disease[J]. Kidney Int, 2008, 73（4）: 391–398.

[79] Siriopol D, Hogas S, Veisa G, et al. Tissue advanced glycation end products （AGEs）, measured by skin autofluorescence, predict mortality in peritoneal dialysis[J]. Int Urol Nephrol, 2015, 47（3）: 563–569.

[80] 宁雅娴. 腹膜透析患者营养不良的诊断及治疗 [J]. 肾脏病与透析肾移植杂志, 2013, 22（1）: 86–89.

[81] Li PK, Kwong VW.Current Challenges and Opportunities in PD[J].Seminars in Nephrology, 2017, 37（1）: 2–9.

[82] Carrera–Jim é nez D, Miranda–Alatriste P, Atilano–Carsi X, et al. Relationship between Nutritional Status and Gastrointesti–nal Symptoms in GeriatricPatients with End–Stage Renal Dis–ease on Dialysis[J]. Nutrients, 2018, 10（4）.

[83] 关思博, 刘敏, 赵巧. 腹膜透析患者蛋白质能量消耗的病因与治疗进展 [J]. 中国中西医结合肾病杂志, 2019, 20（2）: 185–188.

[84] Stegmayr B.Dialysis Procedures Alter Metabolic Conditions[J]. Nutrients, 2017.

[85] Artunc F, Schleicher E, Weigert C, et al. The impact of insulin resistance on the kidney and vasculature[J].Nat Rev Nephrol, 2016, 12（12）: 721–737.

[86] Carrera–Jim é nez D, Miranda–Alatriste P, Atilano–Carsi X, et al.Relationship between Nutritional Status and Gastrointesti–nal Symptoms in GeriatricPatients with End–Stage Renal Dis–ease on Dialysis[J].Nutrients, 2018, 10（4）.

[87] Otero Alonso P, P é rez Font á n M, L ó pez Iglesias A, et al. High rates of protein intake are associated with an accelerated rate of decline of residual kidney function in incident peritoneal dialysis patients[J]. Nephrol Dial Transplant, 2019, 4: 874 – 881.

[88] Stegmayr B. Dialysis Procedures Alter Metabolic Conditions[J]. Nutrients, 2017, 279 （6）.

[89] 左然, 梁望群, 张春秀, 等. 腹膜透析患者葡萄糖吸收与蛋白丢失及残余肾功能的相关性研究 [J]. 华中科技大学学报（医学版）, 2018, 47（3）: 329–344.

[90] Zhang L, Wang F, Wang L, et al. Prevalence of chronic kidney disease in China: a cross–sectional survey[J]. Lancet, 2012, 379（9818）: 815–822.

[91] 水光兴, 万毅刚. 腹膜透析患者好发急性胰腺炎的病理机制研究 [J]. 中国血液净

化，2012，2，（11）：92-94.

[92] Manga F，Lim Cs，Mangena L，et al. Acute pancreatitis in peritoneal dialysis：a case report with literature review[J]. EUR J Gastroenterol Hepatol，2012，24（1）：95-101.

[93] Cheol HM .Amyloidosis in CAPD[J].Nephrology Dialysis Transplant，1997，12（4）.

[94] 中华医学会消化病学分会胃肠动力学组，中华医学会外科学分会结直肠肛门外科学组 [J]. 中国慢性便秘诊治指南（2013，武汉）. 中华消化杂志，2013，33（5）：605-612.

[95] Ketteler M，Block GA，Evenepoel P，et al. Executive summary of the 2017 KDIGO chronic kidney disease –mineral and bone disorder（CKD –MBD）guideline update：what's changed and why it matters[J]. Kidney Int，2017，92（1）：26 –36.

[96] Evenepoel P，Meijers BK，Bammens B，et al. Phosphorus metabolism in peritoneal dialysisand haemodialysistreated patients[J]. Nephrol Dial Transplant，2016，31（9）：1508-1514.

[97] Hoshino J，Yamagata K，Nishi S，et al. Significance of the decreased risk of dialysis-related amyloidosis now proven by results from Japanese nationwide surveys in 1998 and 2010[J]. Nephrol Dial Transplant，2016，31（4）：595-602.

[98] Hou FF，Jiang JP，Guo JQ，et al. Receptor for advanced glycation end products on human synovial fibroblasts：role in the pathogenesis of dialysis-related amyloidosis[J]. J Am Soc Nephrol，2002，13（5）：1296-1306.

[99] Wang AY，Wang M，Woo J，et al. Inflammation，Residual Kidney Function，and Cardiac Hypertrophy Are Interrelated and Combine Adversely to Enhance Mortality and Cardiovascular Death Risk of Peritoneal Dialysis Patients Journal of the American Society of Nephrology[J]. JASN，2004，15（8）：2186-2194.

[100] Al-Jabi S W，Sous A，Jorf F，et al. Depression in patients treated with haemodialysis：a cross-sectional study[J]. Lancet，2018.

[101] Lee JY，Yang JW，Choi SO，et al. Utility of indocyanine green for diagnosing peritoneal dialysis-related hydrothorax[J]. Kidney research and clinical practice，2018，37（4），423.

[102] 田秀娟，赵丽娟，何丽洁，等 . 腹膜透析并发胸腹瘘的诊治进展 [J]. 肾脏病与透

析肾移植杂志，2017，26（01）：81-84.

[103] 陈芳，董骏武，李红波，等.不同置管方法对于腹膜透析患者渗漏并发症的影响探讨 [J]. 中华临床医师杂志：2011，5（7）：2085-2087.

[104] 何佩佩，王薇，张晓辉，等.居家腹膜透析并发胸腹漏 12 例的护理体会 [J]. 护理与康复，2014，13（02）：130-131.

[105] Yang C，Liu J，Gong N，et al. Automated peritoneal dialysis could rapidly improve left heart failure by increasing peritoneal dialysis ultrafiltration：a single-center observational clinical study[J]. Clin Nephrol. 2018，89（6）：422-430.

[106] 包佩玲，谢赛，李涛，等.放射性核素显像在诊断腹膜透析患者胸腹瘘中的应用 [J]. 临床肾脏病杂志，2020，20（07）：591-593.

[107] 倪兆慧，金海姣.自动化腹膜透析的新应用 [J]. 中华肾病研究电子杂志，2015，4（1）：10-13.

[108] Li X，Xu H，Chen，N，et al. The Effect of Automated Versus Continuous Ambulatory Peritoneal Dialysis on Mortality Risk In China[J]. Perit Dial Int，2018，12（38）：25-35.

[109] 白娇，刘荣波，钟慧 .CT 腹膜腔造影在诊断持续非卧床腹膜透析合并胸腔积液中的价值 [J]. 中国血液净化，2017，16（2）：117-120.

[110] 马华林，张欣洲，王康，等.腹膜透析患者并发胸腹瘘 5 例分析 [J]. 疑难病杂志，2015，14（1）：39-41.

[111] Boyer A，Bonnamy C，Lanot A，et al. How to manage abdominal hernia on peritoneal dialysis[J]. Nephrol Ther. 2020，16（3）：164-170.

[112] Chi Q，Shi Z，Zhang Z，et al. Inguinal hernias in patients on continuous ambulatory peritoneal dialysis：is tension-free mesh repair feasible? [J].BMC Surg，2020，20（1）：310.

[113] Thomas JD，Fafaj A，Zolin SJ，et al. Watchful waiting is an appropriate option for peritoneal dialysis candidates with an asymptomatic ventral hernia[J]. Hernia. 2020，15.

[114] Santos Alonso C，Cabrita da Silva A，Ossorio González M，et al.Morgagni hernia in incremental peritoneal dialysis：Is it possible to continue with the technique?[J]. Nefrologia，2020，3.

[115] Luk Y，Li JYY，Law TT，et al. Tension-free mesh repair of inguinal  hernia in

patients on continuous ambulatory peritoneal dialysis[J]. Perit Dial Int. 2020，40
（1）：62-66.

[116] Horvath P，Königsrainer A，M ühlbacher T，et al. Hernia repair and simultaneous
continuous ambulatory peritoneal dialysis（CAPD）catheter implantation：feasibility
and outcome[J]. Hernia，2020，24（4）：867-872.

[117] 刘雪 .1 例腹膜透析置管术合并腹股沟疝修补术后患者的护理体会 [J]. 中外医学
研究，2010，08（30）：113.

[118] 19 例腹膜透析患者腹股沟疝修补术前术后护理 [J]. 护理学报，2013（15）：43-
44.

[119] 闵宝妹，吴恋，杨小娟，等 . 腹膜透析患者中腹壁疝的发病及治疗 [J]. 医药前
沿，2015，（16）：84-85.

[120] 翟征英 . 综合护理干预在疝气手术护理中的应用效果观察 [J]. 中国冶金工业医学
杂志，2020，37（06）：723.

[121] 冯珍珍，杨淑彬，张娇，等 .10 例腹膜透析患者漂管原因分析及护理 [J]. 实用临
床护理学电子杂志，2018，3（18）：26.

[122] 丁发贤，赵贵玲，邱金凤，等 . 腹膜透析导管移位的回顾性分析及非手术复位的
护理体会 [J]. 甘肃科技，2016，32（07）：102-104.

[123] 王娟，张苗，童薇，等 . 改善早期腹膜透析导管功能障碍的护理干预 [J]. 解放军
护理杂志，2016，33（04）：57-60.

[124] 张月，黄晓益 . 腹膜透析并发症防治的研究进展 [J]. 全科护理，2018，16
（31）：3863-3866.

[125] Reddy YS，Manjusha Y，Kishore CK，et al. Spontaneous cure of migrated peritoneal
catheter[J]. Perit Dial Int. 2012，32（1）：107-108.

[126] 陈彬 . 腹膜透析导管移位非手术复位的护理体会 [J]. 医学理论与实践，2015，28
（20）：2844-2845.

[127] Asif A，Tawakol J，Khan T，et al. Modification of the peritoneoscopic technique
of peritoneal dialysis catheter insertion：experience of an interventional nephrology
program[J]. Semin Dial，2004，17（2）：171-173.

[128] 周婷婷，王青尔，李韬彧，等 . 腹膜透析患者术后下床时间对置管效果的影响
[J]. 解放军护理杂志，2012，29（14）：70-71.

[129] Guo A，Mujais S. Patient and technique survival on peritoneal dialysis in the United States：evaluation in large incident cohorts[J]. Kidney Int Suppl. 2003，（88）：3-12.

[130] 毕礼明，陈英兰.腹膜透析导管功能不良处理策略 [J]. 中国中西医结合肾病杂志，2015，16（08）：717-719.

[131] Siu YP，Tong MK，Lee MK，et al. Exit-site infection caused by Actinomyces odontolyticus in a CAPD patient[J]. Perit Dial Int，2004，24（6）：602-603.

[132] 王蔚莎，刘素玲，黄爱伟，等.龋齿放线菌感染 1 例报道并文献复习 [J]. 中国感染与化疗杂志，2019，19（04）：357-362.

[133] 李继霞，公衍文.血培养分离出龋齿放线菌 1 例 [J]. 国际检验医学杂志，2019，40（07）：895-896.

[134] 慕童，杨淑丽，江燕军，等.口腔门诊疾病构成调查与分析 [J]. 中国病案，2017，18（03）：73-75.

[135] 张丽妮，胡凤莲.牙周炎患者基础治疗后口腔卫生宣教 [J]. 全科口腔医学电子杂志，2018，5（22）：19-21.

[136] 徐邱婷，程霞，赵黎，等.腹膜透析患者隧道口感染的护理对策 [J]. 中国中西医结合肾病杂志，2018，19（05）：443-444.

[137] 刘利梅，何旭，肖政祥，等.注射用他唑巴坦钠 / 哌拉西林钠和青霉素 G 钠治疗新生儿感染的效果比较 [J]. 华夏医学，2016，29（01）：80-82.

[138] 许莹，骆素平，王兰，等.腹膜透析患者正常和感染外出口的评估与护理 [J]. 中国血液净化，2008，（04）：224-226.

[139] 付平，刁永书，钟慧等.腹膜透析患者的自我管理 [M]. 四川：四川科学技术出版社.2019.

[140] 蔡琦，刘友娟.六合丹联合百多邦软膏治疗疖肿病 56 例 [J]. 中医药导报，2013，19（08）：107-108.

[141] 张艳玲，张列梅，刘亚，等.透析患者胆囊结石患病率及其危险因素分析 [J]. 华西医学，2014，29（01）：15-18.

[142] Pitrone F，Pellegrino E，Mileto G，et al. May pancreatitis represent a CAPD complication Report of two cases with a rapidly evolution to death[J]. Int J Artif Organs，1985，8（4）：235.

[143] Bruno MJ，van Westerloo DJ，van Dorp WT，et al. Acute pancreatitis in peritoneal dialysis and haemodialysis：risk，clinical course，outcome，and possible aetiology[J]. Gut，2000，46（3）：385–9.

[144] Bruno MJ，van Westerloo DJ，van Dorp WT，et al. Acute pancreatitis in peritoneal dialysis and haemodialysis：risk，clinical course，outcome，and possible aetiology[J]. Gut，2000，46：385–389.

[145] 梁翠云，蔡蔚. 中医护理干预对 ERCP 术后胰腺炎及高淀粉酶血症中的效果观察 [J]. 医药前沿，2020，10（10）：167–168.

[146] 肖红英. 重症急性胰腺炎中西医结合治疗的护理体会 [J]. 内蒙古中医药，2011，30（15）：144–145.

[147] 付平. 刁永书. 腹膜透析的自我管理 [M]. 四川：四川科学技术出版社，2019.

[148] 陈香美. 腹膜透析标准操作规程 [M]. 北京：人民军医出版社，2010.

[149] 刘华清. 腹膜透析液淀粉酶水平测定的临床价值 [J]. 泰山医学院学报，2014（10）：1016–1018.

[150] Hamrahian M，F ü löp T，Mollaee M，et al. Recurrent acute pancreatitis in a patient on peritoneal dialysis using 7.5% icodextrin[J]. Perit Dial Int，2012，32（5）.

[151] 杨仁池. 血友病诊断与治疗中国专家共识（2017 年版）[J]. 中华血液学杂志，2017，38（05）：364–370.

[152] Blanchette VS，Key NS，Ljung LR，et al.Definitions in hemophilia：communication from the SSC of the ISTH[J]. J Thromb Haemost，2014，12（11）：1935–1939.

[153] Srivastava A，Brewer AK，Mauser–Bunschoten EP，et al. Guidelines for the management of hemophilia[J].Haemophilia，2013，19（1）.

[154] Canaro M，Goranova–Marinova V，Berntorp E. The ageing patient with haemophilia[J]. Eur J Haematol，2015，94（Suppl 77）：17–22.

[155] Bieber SD，Mehrotra R. Patient and technique survival of older adults with ESRD treated with peritoneal dialysis[J]. Perit Dial Int，2015，35（6）：612–617.

[156] Wong B，Venturato L，Oliver MJ，et al.Selection of peritoneal dialysis among older eligible patients with endstage renal disease[J]. Nephrol Dial Transplant，2017，32（2）：384–392.

[157] Ravani P，Palmer SC，Oliver MJ，Quinn RR，MacRae JM，Tai DJ，et al.

Associations between hemodialysis access type and clinical outcomes: a systematic review[J]. J Am Soc Nephrol，2013，24（3）：465–473.

[158] 周敏，徐鸣. 血友病的治疗进展 [J]. 华西医学，2012，27（2）：206–209.

[159] 杨仁池，王鸿利，赵永强，等. 血友病 [M]. 上海：上海科学技术出版社，2007：40–41.

[160] Lambing A，Kuriakose P，Lanzon J，et al. Dialysis in the haemophilia patient: a practical approach to care[J].Haemophilia 2009，15：33–42.

[161] Mital S，Fried LF，Piraino B. Bleeding complications associated with peritoneal dialysis catheter insertion[J]. Perit Dial Int，2004，24：478‑480.